中国古医籍整理丛书

脉义简摩

清·周学海　撰

胡　玲　张琳叶　焦振廉
陈志蓉　栾新爱　陈　琳　校注

中国中医药出版社

·北　京·

图书在版编目（CIP）数据

脉义简摩/（清）周学海撰；胡玲等校注.—北京：中国中医药出版社，2016.11

（中国古医籍整理丛书）

ISBN 978－7－5132－3283－8

Ⅰ.①脉… Ⅱ.①周… ②胡… Ⅲ.①脉学－中国－清代 Ⅳ.①R241.1

中国版本图书馆CIP数据核字（2016）第081511号

中国中医药出版社出版

北京市朝阳区北三环东路28号易亨大厦16层

邮政编码 100013

传真 010 64405750

保定市中画美凯印刷有限公司印刷

各地新华书店经销

*

开本 710×1000 1/16 印张 23.5 字数 202千字

2016年11月第1版 2016年11月第1次印刷

书 号 ISBN 978－7－5132－3283－8

*

定价 68.00元

网址 www.cptcm.com

如有印装质量问题请与本社出版部调换

社长热线 010 64405720

购书热线 010 64065415 010 64065413

微信服务号 zgzyycbs

书店网址 csln.net/qksd/

官方微博 http://e.weibo.com/cptcm

淘宝天猫网址 http://zgzyycbs.tmall.com

国家中医药管理局
中医药古籍保护与利用能力建设项目
组织工作委员会

主 任 委 员 王国强

副主任委员 王志勇　李大宁

执行主任委员 曹洪欣　苏钢强　王国辰　欧阳兵

执行副主任委员 李　昱　武　东　李秀明　张成博

委　　员

各省市项目组分管领导和主要专家

（山东省）武继彪　欧阳兵　张成博　贾青顺

（江苏省）吴勉华　周仲瑛　段金廒　胡　烈

（上海市）张怀琼　季　光　严世芸　段逸山

（福建省）阮诗玮　陈立典　李灿东　纪立金

（浙江省）徐伟伟　范永升　柴可群　盛增秀

（陕西省）黄立勋　呼　燕　魏少阳　苏荣彪

（河南省）夏祖昌　刘文第　韩新峰　许敬生

（辽宁省）杨关林　康廷国　石　岩　李德新

（四川省）杨殿兴　梁繁荣　余曙光　张　毅

各项目组负责人

王振国（山东省）　王旭东（江苏省）　张如青（上海市）

李灿东（福建省）　陈勇毅（浙江省）　焦振廉（陕西省）

蔡永敏（河南省）　鞠宝兆（辽宁省）　和中浚（四川省）

项目专家组

顾　问　马继兴　张灿玾　李经纬

组　长　余瀛鳌

成　员　李致忠　钱超尘　段逸山　严世芸　鲁兆麟
郑金生　林端宜　欧阳兵　高文柱　柳长华
王振国　王旭东　崔　蒙　严季澜　黄龙祥
陈勇毅　张志清

项目办公室（组织工作委员会办公室）

主　任　王振国　王思成

副主任　王振宇　刘群峰　陈榕虎　杨振宁　朱毓梅
刘更生　华中健

成　员　陈丽娜　邱　岳　王　庆　王　鹏　王春燕
郭瑞华　宋咏梅　周　扬　范　磊　张永泰
罗海鹰　王　爽　王　捷　贺晓路　熊智波

秘　书　张丰聪

前言

中医药古籍是传承中华优秀文化的重要载体，也是中医学传承数千年的知识宝库，凝聚着中华民族特有的精神价值、思维方法、生命理论和医疗经验，不仅对于传承中医学术具有重要的历史价值，更是现代中医药科技创新和学术进步的源头和根基。保护和利用好中医药古籍，是弘扬中国优秀传统文化、传承中医学术的必由之路，事关中医药事业发展全局。

1949 年以来，在政府的大力支持和推动下，开展了系统的中医药古籍整理研究。1958 年，国务院科学规划委员会古籍整理出版规划小组在北京成立，负责指导全国的古籍整理出版工作。1982 年，国务院古籍整理出版规划小组召开全国古籍整理出版规划会议，制定了《古籍整理出版规划（1982—1990）》，卫生部先后下达了两批 200 余种中医古籍整理任务，掀起了中医古籍整理研究的新高潮，对中医文化与学术的弘扬、传承和发展，发挥了极其重要的作用，产生了不可估量的深远影响。

2007 年《国务院办公厅关于进一步加强古籍保护工作的意见》明确提出进一步加强古籍整理、出版和研究利用，以及

“保护为主、抢救第一、合理利用、加强管理”的方针。2009年《国务院关于扶持和促进中医药事业发展的若干意见》指出，要“开展中医药古籍普查登记，建立综合信息数据库和珍贵古籍名录，加强整理、出版、研究和利用”。《中医药创新发展规划纲要（2006—2020）》强调继承与创新并重，推动中医药传承与创新发展。

2003~2010年，国家财政多次立项支持中国中医科学院开展针对性中医药古籍抢救保护工作，在中国中医科学院图书馆设立全国唯一的行业古籍保护中心，影印抢救濒危珍本、孤本中医古籍1640余种；整理发布《中国中医古籍总目》；遴选351种孤本收入《中医古籍孤本大全》影印出版；开展了海外中医古籍目录调研和孤本回归工作，收集了11个国家和2个地区137个图书馆的240余种书目，基本摸清流失海外的中医古籍现状，确定国内失传的中医药古籍共有220种，复制出版海外所藏中医药古籍133种。2010年，国家财政部、国家中医药管理局设立“中医药古籍保护与利用能力建设项目”，资助整理400余种中医药古籍，并着眼于加强中医药古籍保护和研究机构建设，培养中医古籍整理研究的后备人才，全面提高中医药古籍保护与利用能力。

在此，国家中医药管理局成立了中医药古籍保护和利用专家组和项目办公室，专家组负责项目指导、咨询、质量把关，项目办公室负责实施过程的统筹协调。专家组成员对古籍整理研究具有丰富的经验，有的专家从事古籍整理研究长达70余年，深知中医药古籍整理研究的重要性、艰巨性与复杂性，履行职责认真务实。专家组从书目确定、版本选择、点校、注释等各方面，为项目实施提供了强有力的专业指导。老一辈专家的学术水平和智慧，是项目成功的重要保证。项目承担单位山东中医药大学、南京中医药大学、上海中医药大学、福建中医药大学、浙江省中医药研究院、陕西省中医药研究院、河南省中医药研究院、辽宁中医药大学、成都中医药大学及所在省市中医药管理部门精心组织，充分发挥区域间互补协作的优势，并得到承担项目出版工作的中国中医药出版社大力配合，全面推进中医药古籍保护与利用网络体系的构建和人才队伍建设，使一批有志于中医学术传承与古籍整理工作的人才凝聚在一起，研究队伍日益壮大，研究水平不断提高。

本着“抢救、保护、发掘、利用”的理念，该项目重点选择近60年未曾出版的重要古医籍，综合考虑所选古籍的保护价值、学术价值和实用价值。400余种中医药古籍涵盖了医经、基础理论、诊法、伤寒金匮、温病、本草、方书、内科、外科、女科、儿科、伤科、眼科、咽喉口齿、针灸推拿、养生、医案医话医论、医史、临证综合等门类，跨越唐、宋、金元、明以迄清末。全部古籍均按照项目办公室组织完成的行业标准《中医古籍整理规范》及《中医药古籍整理细则》进行整理校注，绝大多数中医药古籍是第一次校注出版，一批孤本、稿本、抄本更是首次整理面世。对一些重要学术问题的研究成果，则集中收录于各书的“校注说明”或“校注后记”中。

“既出书又出人”是本项目追求的目标。近年来，中医药古籍整理工作形势严峻，老一辈逐渐退出，新一代普遍存在整理研究古籍的经验不足、专业思想不坚定等问题，使中医古籍整理面临人才流失严重、青黄不接的局面。通过本项目实施，搭建平台，完善机制，培养队伍，提升能力，经过近5年的建设，锻炼了一批优秀人才，老中青三代齐聚一堂，有效地稳定了研究队伍，为中医药古籍整理工作的开展和中医文化与学术的传承提供必备的知识和人才储备。

本项目的实施与《中国古医籍整理丛书》的出版，对于加强中医药古籍文献研究队伍建设、建立古籍研究平台，提高古籍整理水平均具有积极的推动作用，对弘扬我国优秀传统文化，推进中医药继承创新，进一步发挥中医药服务民众的养生保健与防病治病作用将产生深远影响。

第九届、第十届全国人大常委会副委员长许嘉璐先生，国家卫生计生委副主任、国家中医药管理局局长、中华中医药学会会长王国强先生，我国著名医史文献专家、中国中医科学院马继兴先生在百忙之中为丛书作序，我们深表敬意和感谢。

由于参与校注整理工作的人员较多，水平不一，诸多方面尚未臻完善，希望专家、读者不吝赐教。

国家中医药管理局中医药古籍保护与利用能力建设项目办公室

二〇一四年十二月

许 序

“中医”之名立，迄今不逾百年，所以冠以“中”字者，以别于“洋”与“西”也。慎思之，明辨之，斯名之出，无奈耳，或亦时人不甘泯没而特标其犹在之举也。

前此，祖传医术（今世方称为“学”）绵延数千载，救民无数；华夏屡遭时疫，皆仰之以度困厄。中华民族之未如印第安遭染殖民者所携疾病而族灭者，中医之功也。

医兴则国兴，国强则医强。百年运衰，岂但国土肢解，五千年文明亦不得全，非遭泯灭，即蒙冤扭曲。西方医学以其捷便速效，始则为传教之利器，继则以“科学”之冕畅行于中华。中医虽为内外所夹击，斥之为蒙昧，为伪医，然四亿同胞衣食不保，得获西医之益者甚寡，中医犹为人民之所赖。虽然，中国医学日益陵替，乃不可免，势使之然也。呜呼！覆巢之下安有完卵？

嗣后，国家新生，中医旋即得以重振，与西医并举，探寻结合之路。今也，中华诸多文化，自民俗、礼仪、工艺、戏曲、历史、文学，以至伦理、信仰，皆渐复起，中国医学之兴乃属必然。

迄今中医犹为国家医疗系统之辅，城市尤甚。何哉？盖一则西医赖声、光、电技术而于20世纪发展极速，中医则难见其进。二则国人惊羡西医之“立竿见影”，遂以为其事事胜于中医。然西医已自觉将入绝境：其若干医法正负效应相若，甚或负远逾于正；研究医理者，渐知人乃一整体，心、身非如中世纪所认定为二对立物，且人体亦非宇宙之中心，仅为其一小单位，与宇宙万象万物息息相关。认识至此，其已向中国医学之理念“靠拢”矣，虽彼未必知中国医学何如也。唯其不知中国医理何如，纯由其实践而有所悟，益以证中国之认识人体不为伪，亦不为玄虚。然国人知此趋向者，几人？

国医欲再现宋明清高峰，成国中主流医学，则一须继承，一须创新。继承则必深研原典，激清汰浊，复吸纳西医及我藏、蒙、维、回、苗、彝诸民族医术之精华；创新之道，在于今之科技，既用其器，亦参照其道，反思己之医理，审问之，笃行之，深化之，普及之，于普及中认知人体及环境古今之异，以建成当代国医理论。欲达于斯境，或需百年欤？予恐西医既已醒悟，若加力吸收中医精粹，促中医西医深度结合，形成21世纪之新医学，届时“制高点”将在何方？国人于此转折之机，能不忧虑而奋力乎？

予所谓深研之原典，非指一二习见之书、千古权威之作；就医界整体言之，所传所承自应为医籍之全部。盖后世名医所著，乃其秉诸前人所述，总结终生行医用药经验所得，自当已成今世、后世之要籍。

盛世修典，信然。盖典籍得修，方可言传言承。虽前此50余载已启医籍整理、出版之役，惜旋即中辍。阅20载再兴整理、出版之潮，世所罕见之要籍千余部陆续问世，洋洋大观。

今复有“中医药古籍保护与利用能力建设”之工程，集九省市专家，历经五载，董理出版自唐迄清医籍，都400余种，凡中医之基础医理、伤寒、温病及各科诊治、医案医话、推拿本草，俱涵盖之。

噫！璐既知此，能不胜其悦乎？汇集刻印医籍，自古有之，然孰与今世之盛且精也！自今而后，中国医家及患者，得览斯典，当于前人益敬而畏之矣。中华民族之屡经灾难而益蕃，乃至未来之永续，端赖之也，自今以往岂可不后出转精乎？典籍既蜂出矣，余则有望于来者。

谨序。

第九届、十届全国人大常委会副委员长

許嘉璐

二〇一四年冬

王 序

中医学是中华民族在长期生产生活实践中，在与疾病作斗争中逐步形成并不断丰富发展的医学科学，是中国古代科学的瑰宝，为中华民族的繁衍昌盛作出了巨大贡献，对世界文明进步产生了积极影响。时至今日，中医学作为我国医学的特色和重要医药卫生资源，与西医学相互补充、相互促进、协调发展，共同担负着维护和促进人民健康的任务，已成为我国医药卫生事业的重要特征和显著优势。

中医药古籍在存世的中华古籍中占有相当重要的比重，不仅是中医学术传承数千年最为重要的知识载体，也是中医为中华民族繁衍昌盛发挥重要作用的历史见证。中医药典籍不仅承载着中医的学术经验，而且蕴含着中华民族优秀的思想文化，凝聚着中华民族的聪明智慧，是祖先留给我们的宝贵物质财富和精神财富。加强对中医药古籍的保护与利用，既是中医学发展的需要，也是传承中华文化的迫切要求，更是历史赋予我们的责任。

2010年，国家中医药管理局启动了中医药古籍保护与利用能力建设项目。这既是传承中医药的重要工程，也是弘扬优秀民族文化的重要举措，不仅能够全面推进中医药的有效继承和创新发展，为维护人民健康做出贡献，也能够彰显中华民族的璀璨文化，为实现中华民族伟大复兴的中国梦作出贡献。

相信这项工作一定能造福当今，嘉惠后世，福泽绵长。

国家卫生和计划生育委员会副主任

国家中医药管理局局长

中华中医药学会会长

王国强

二〇一四年十二月

马 序

新中国成立以来，党和国家高度重视中医药事业发展，重视古籍的保护、整理和研究工作。自1958年始，国务院先后成立了三届古籍整理出版规划小组，分别由齐燕铭、李一氓、匡亚明担任组长，主持制订了《整理和出版古籍十年规划（1962—1972）》《古籍整理出版规划（1982—1990）》《中国古籍整理出版十年规划和“八五”计划（1991—2000）》等，而第三次规划中医药古籍整理即纳入其中。1982年9月，卫生部下发《1982—1990年中医古籍整理出版规划》，1983年1月，中医古籍整理出版办公室正式成立，保证了中医古籍整理出版规划的实施。2002年2月，《国家古籍整理出版“十五”（2001—2005）重点规划》经新闻出版署和全国古籍整理出版规划领导小组批准，颁布实施。其后，又陆续制定了国家古籍整理出版“十一五”和“十二五”重点规划。国家财政多次立项支持中国中医科学院开展针对性中医药古籍抢救保护工作，文化部在中国中医科学院图书馆专门设立全国唯一的行业古籍保护中心，国家先后投入中医药古籍保护专项经费超过3000万元，影印抢救濒危珍、善、孤本中医古籍1640余种，开展了海外中医古籍目录调研和孤本回归工作。2010年，国家财政部、国家中医药管理局安排国家公共卫生专项资金，设立了“中医药古籍保护与利用能力建设项目”，这是继1982~1986年第一批、第二批重要中医药古籍整理之后的又一次大规模古籍整理工程，重点整理新中国成立后未曾出版的重要古籍，目标是形成并普及规范的通行本、传世本。

为保证项目的顺利实施，项目组特别成立了专家组，承担咨询和技术指导，以及古籍出版之前的审定工作。专家组中的许多成员虽逾古稀之年，但老骥伏枥，孜孜不倦，不仅对项目进行宏观指导和质量把关，更重要的是通过古籍整理，以老带新，言传身教，培养一批中医药古籍整理研究的后备人才，促进了中医药古籍保护和研究机构建设，全面提升了我国中医药古籍保护与利用能力。

作为项目组顾问之一，我深感中医药古籍保护、抢救与整理工作的重要性和紧迫性，也深知传承中医药古籍整理经验任重而道远。令人欣慰的是，在项目实施过程中，我看到了老中青三代的紧密衔接，看到了大家的坚持和努力，看到了年轻一代的成长。相信中医药古籍整理工作的将来会越来越好，中医药学的发展会越来越好。

欣喜之余，以是为序。

中国中医科学院研究员

马继兴

二〇一四年十二月

校注说明

《脉义简摩》八卷，清·周学海撰，诊法脉学类著作。

周学海（1856—1906），字澄之，清代医学家，安徽省池州府建德县人。早年潜学儒学，清光绪十八年（1892）中进士，授内阁中书，又出任浙江候补道。周学海体弱多病，一生淡泊功名，唯好读书，尤喜钻研医学，后来潜心研究医学，博览众家医书，广采各家之长，对于诊法理论体会最为深刻，尤其是论述脉诊内容最为详尽，是清代末期有名的中医临床实践家和中医临床理论家。由于《濒湖脉学》过于简略，于脉理无所发明，于是参阅《脉经》《诊家枢要》《诊宗三昧》等有关文献五六十种，并结合个人心得撰成此书。

《脉义简摩》成书于清光绪十八年（1892），刊行于清光绪二十二年（1896）。本次整理以清光绪二十二年丙申（1896）池阳周学海刻《周氏医学丛书》本为底本，以清宣统三年辛亥（1911）池阳周氏福慧双修馆刻本（简称“宣统本”）为主校本，参用本校、他校，谨慎使用理校。他校以本书所引文献之通行本为校本。校注原则如下：

1. 采用现代标点方法，对原书进行标点。

2. 原书中繁体字改为规范简化字。

3. 原书中一般笔画之误，如“己”“巳”不分等，予以径改，不出校。

4. 原书中异体字、俗写字，以规范简化字律齐，不出注。

5. 原书中通假字、古体字，保留原字，于首见处出注说明。

6. 原书中倒错，有本校或他校资料可据者，据本校或他校资料乙正，无本校或他校资料可据者，据文义乙正。

7. 原书字词无误而他校资料义胜或有参考意义者，酌情出校。

8. 原书中文字有疑义，无本校或他校资料可据，难定是非者，出校存疑。

9. 原书中字词疑难或生疏者，予以简注。

10. 原书中明引前代文献，简注说明。其中引用与原文无差者，用“语出”；引用与原文有出入者，用“语本”；称引自某书而某书不见反见于他书者，用“语见”。

11. 原书每卷题下有“皖南建德周学海潜初甫撰辑”题署，今一并删去。

12. 原书许兴文序无标题，补“许序”为题。

13. “凡例”正文段落前原有提示符“—”，今一并删去。

14. 原书中“右”“左”等作方位词“上”“下”义者，统一改为“上”“下”。

15. 原目录前无“目录”二字，今据体例加。原目录较繁琐，今据正文重新整理。

16. 原文小字，根据内容应为大字的调整为大字。

许　序

澄之前辈同年[1]，既汇刻《脉经》《本草经》《难经》诸书，表章[2]遗籍，嘉惠来学，俾医有绳尺，病无夭枉，卓然盛心[3]已。顷复示所箸[4]《脉简》若干卷，命兴文叙之。夫医之为道最尊，其术至难不易，三品之药，金石草木之性，能生人，亦能杀人，医操生杀之权，莫尊于是。自轩岐以逮汉晋隋唐，医学家方书汗牛充栋，文字之渊奥与治法之微眇[5]，浅儒肤学，开卷瞢然[6]，莫难于是。至所藉以行其道而施其术者，独有切脉一端。病状万殊，呼吸千变，欲其手与心合，气与神通，即脉以审证，随方以奏效，非夫精研古籍，神明[7]于古人之法，安所执以为定衡[8]耶？世徒以医卜星相并称，而医之尊者贱；业医者不识古书，随俗臆决，而医之难者易。《内经》之言曰下工切而知之[9]，今世果能切脉以知病，则固俨然上工也。《脉经》废而脉理不明，《脉诀》[10]《脉学》[11]行而脉理愈晦，前辈

---

① 同年：科举时代同榜录取者互称“同年”。
② 表章：义同“表彰”，彰显。
③ 卓然盛心：深厚美好之情。
④ 箸：同“著”。
⑤ 微眇：精微而高远。眇，高远。
⑥ 瞢（méng 盟）然：糊涂貌。
⑦ 神明：触类旁通而自有心得。典出《周易·系辞上》。
⑧ 定衡：确定不移的标准。衡，秤杆，引为标准。
⑨ 下工切而知之：语本《难经·六十一难》。
⑩ 脉诀：指六朝高阳生所著《王叔和脉诀》。
⑪ 脉学：指明代李时珍所著《濒湖脉学》。

《脉经》之刻[1]，信古人功臣矣，《脉简》之作，其殆今世导师乎？曩[2]者先大人[3]善以医术济人，生平持脉精审，一以古经为断。兴文谫陋[4]，愧不能承家学。前辈以名进士[5]来官河上，雅好博古，乃复启扃洞[6]，窔[7]于医门。是编即寿身之益，溥[8]为寿世之资，意在执简以驭繁，非世之所为因陋就简者。兴文虽不克明言其所以然，要其综古法而择之精，本心得而言之有当，脉理之谬，兹可扫荡廓清[9]矣。艰辞不文[10]，敬书简端[11]以复。

光绪十八年壬辰孟秋歙年侍[12]许兴文拜序

---

① 前辈脉经之刻：周学海于清光绪十七年（1891）校刻《周氏医学丛书》初集，包括《脉经》《神农本草经》等十二种医书。前辈，对周学海的尊称。

② 曩（nǎng 囊）：从前。

③ 先大人：古时向别人称自己去世的父亲为“先大人”。

④ 谫（jiǎn 剪）陋：浅薄。

⑤ 名进士：周学海于清光绪十八年（1892）殿试获三甲第三十九名，授内阁中书。

⑥ 扃（jiǒng 窘）洞：门径。

⑦ 窔（yào 要）：（境界）深奥。

⑧ 溥：广大。

⑨ 廓清：肃清。

⑩ 艰辞不文：拙于言辞，没有文采。

⑪ 简端：书前。简，古书有简册时代，后因称“书”为“简”。

⑫ 年侍：科举时代一般同年登科者来往中的自称。

王　序

昔人谓脉之理，微如窥深渊而迎浮云①，诊之道不诚难矣哉？轩岐仓扁、仲景元化诸圣，发明脉理，虽散见于诸书，而迄无专帙②以昭示来许③，亦医林中大缺陷也。晋太医叔和王氏独出手眼，著《脉经》十卷，条分缕析，洵④为医学津梁。讵⑤六朝高阳生⑥托名叔和，著为《脉诀》，由是家弦户诵，只知伪诀⑦，而叔和真本遂晦。明代李濒湖因复著《脉学》，其大旨本之《脉经》，参以己见，编成诗歌，以便记诵，亦未始非济世之苦心。第其所载褊浅⑧简略，遗漏颇多，童年习之，又几只知有《脉学》，不知有《脉经》，而叔和真本愈晦。非斯世斯民之厄运乎？步蟾壮年搜辑叔和佚书，手录数过，即思付梓行世，奈未窥全豹，加以阮囊羞涩⑨，心长力短，迄今墓木已拱⑩，壮

---

① 窥深渊而迎浮云：典出《素问·六微旨大论》。

② 专帙（zhì 志）：专书。帙，书衣，亦指书。

③ 来许：后学。典出《诗经·大雅·下武》。

④ 洵：确实。

⑤ 讵：岂知。

⑥ 高阳生：《王叔和脉诀》的作者。宋代陈言《三因极一病证方论》卷一称“六朝有高阳生者，剽窃作歌诀”，后世有认为其为五代或北宋中期以前人者。

⑦ 伪诀：指《王叔和脉诀》。

⑧ 褊（biǎn 扁）浅：狭隘浅薄。褊，衣服窄小，引申为狭隘。

⑨ 阮囊羞涩：经济窘迫。典出宋代阴时夫《韵正群玉·一钱囊》。

⑩ 墓木已拱：原为形容人死已久，典出《左传·僖公三十二年》。

志愈堕①，自分②此生无复余望。壬辰秋末，路过袁江，获睹澄之司马于官寓，喜谈医理，而尤精于脉，滔滔汩汩③，口若悬河，于羲轩④后数百家言，如指诸掌。既不惜重赀⑤，将叔和《脉经》原本，暨唐宋元诸名家医籍世无传本者，次第付梓，公诸海内矣，又复撷前贤数十家脉学之精华，参以己所阅历者，细心讨论，辑成《脉简》八卷，穷源竟委，无美不臻，索隐钩深，无疑不析。盖其藏书既富，而精神学力又足以赴之，其以一片婆心⑥而为渡世之慈舫⑦。公殆叔和之后身⑧欤？夫公以阀阅⑨世家，少年高第⑩，文章名贵，台阁风裁⑪，世俗风尘一毫不染，而独究心于医。每遇大证，群医束手，辄一二剂起死回生，孙真人、狄梁公⑫一流人物，今何幸及身见之？异日调和

---

① 堕：通“惰”。《文选·七发》李善注引引郭璞《方言注》：“堕，懈堕也。”

② 自分：自料。

③ 汩汩：义同“滔滔”，形容说话连续。

④ 羲轩：伏羲氏与轩辕氏的合称。

⑤ 赀：通“资”。《说文通训定声·屯部》：“赀，假借为‘资’。”

⑥ 婆心：仁慈之心。

⑦ 渡世之慈舫：佛教称佛、菩萨以慈悲之心救度众生脱离苦海，有如舟航，因称“渡世之慈舫”。慈舫，也作“慈航”。

⑧ 后身：佛教有“三世”之说，称某人转世之身为“后身”。

⑨ 阀阅：功勋世家。

⑩ 高第：科举时代称考试中试为“高第”。

⑪ 台阁风裁：谓有台阁之臣的神采风度。台阁，东汉初置尚书台，为皇帝秘书机构，实际辅佐皇帝处理政务，因其官署在宫禁之内，因称“台阁”。风裁，风度神采。

⑫ 狄梁公：即狄仁杰，唐代大臣，其死后曾追封“梁国公”，因称。唐代薛用弱《集异记》载有狄仁杰用针法治愈疣赘事。

鼎鼐①，燮理阴阳②，其痌瘝乃身③之心，臻一世④于太和⑤，所谓上医活国⑥者，将为公预卜焉？步蟾鸿爪印泥⑦，行李⑧匆匆，聊弁里言⑨，以志钦慕之忱云尔。

光绪壬辰秋九月下浣⑩海盐懒闲居士秋圃王步蟾拜识时年七十有三

---

① 调和鼎鼐（nài 奈）：于鼎鼐中调味，喻处理国家大事，多指行使宰相职责。鼎，烹饪器。鼐，一种大鼎。

② 燮（xiè 谢）理阴阳：典出《尚书·周官》。辅佐天子治理国事。燮，调和。

③ 痌瘝（tōngguān 通关）乃身：语出《尚书·康诰》，也作“恫瘝”。表示对民间疾苦的关怀。

④ 一世：普天下之人。

⑤ 太和：太平。

⑥ 上医活国：语本《国语·晋语八》。

⑦ 鸿爪印泥：大雁在雪泥中留下的爪印，喻往事遗留的痕迹，此喻对周学海学术了解肤浅。

⑧ 行李：行程。

⑨ 聊弁里言：只得姑且以俚俗之言为之作序。弁，作序。里言，俚俗之言。

⑩ 下浣：古时官员十日一次休息沐浴，每月因分为上浣、中浣、下浣。浣，洗衣沐浴。

自　叙

濒湖李氏著《脉学歌诀》，其书于脉理何所发明？而天下争奉之为圭臬[①]者，徒以其简而已。简者，便于省记，不待思索，已若有得，不烦博考，已若有余。然自是以来，讲脉者无劳心苦思之功，而脉法中少心得之士矣，故吾谓《脉学》出而脉法坏也。虽然，《大易》[②]之言曰简则易从，易从则有功[③]，简顾可忽乎哉？与其繁而横决，支离无当，毋宁简而空疏，意象虚涵，犹可任有志者之深思而自得也。且天下人心风气日趋便捷矣，而独持其繁且拙者，龂龂焉[④]以号于世，不亦傎[⑤]乎？故居今日而欲挽回天下之积习，以反[⑥]于大中至正之路，非导之以简不为功，医特其一端也。李氏之书其太简矣，吾之书以简治简，所谓从治者也。夫斯简也，其原出于《内经》《难经》《伤寒论》《金匮方论》《脉经》《甲乙经》《千金方》《翼方》，及宋元以来至于近世名贤，与夫日本、泰西[⑦]诸国著述，参阅者五六十种，凡四百余卷，撮而记之，而后乃成斯简者也。考之于古而有所本，反之于身而有可信，征之于人而无不合，斯施之于病而无不明矣，夫是之谓简。

光绪壬辰新秋澄之自记

---

① 圭臬：古时测日影的工具为“圭”，测水平的工具为“臬”，喻准则。

② 大易：指《周易》。

③ 简则易从……有功：语出《周易·系词上》。

④ 龂龂（yínyín 银银）焉：争辩貌。

⑤ 傎（diān 巅）：错乱失次。

⑥ 反：通“返”。《论语·子罕》：“吾自卫反鲁，然后乐正，《雅》《颂》各得其所。”

⑦ 泰西：指西方。

凡　例

自古阐论脉法、脉理之书，自以《脉经》为得正传而具大观，诊家宝笈，无逾于此。后世脉书，惟婴宁《枢要》①、石顽《三昧》② 二书发挥精透，次则士材《正眼》③、景岳《脉神》④尚有可观。兹集采自《内经》以下，博观约取，必期字字句句皆协于心而适于用。其相因之肤词，无据之僻语，一概不录。

是书专论切脉，其望闻问三诊未暇详及，他日当别为一书，以备四诊大法。惟妇人、小儿兼收察色问证之文，因二科文本无多，且脉难专恃，故聚之以便观览。

脉学先求脉体，脉体既得，进求脉理，则于脉之源流无不了彻，而各脉主病无待烦言，自能应于无穷矣。故此集于各脉主病稍略，而卷四、卷五诸文亦自可观，神而明之，存乎其人⑤。

每篇正文引用经文及前贤名论皆顶书，其下一格及夹杂小注则拙注也。独补义二卷，全出臆撰，因前贤书中俱无此种议

---

① 婴宁枢要：指元代滑寿所撰《诊家枢要》。婴宁，当是“撄宁”，滑寿字伯仁，晚号撄宁生。

② 石顽三昧：指清代张璐所撰《诊宗三昧》。张璐，清代医家，长州（今苏州）人，字路玉，晚号石顽老人，著有《张氏医通》《千金方衍义》等。

③ 士材正眼：指清代李中梓所撰《诊家正眼》。李中梓，明代医家，字士材，号念莪，华亭（今属上海）人，著有《内经知要》《医宗必读》等。

④ 景岳脉神：指明代张介宾所撰《景岳全书》卷四之“脉神章”。张介宾，明代医家，字会卿，号景岳，著有《景岳全书》《类经》等。

⑤ 神而明之……其人：典出《周易·系辞上》。

论，即有之而亦未畅，不得不独出手眼，将平日读书、临证管窥所及略抒于此，以质①海内。

凡前贤名论，脍炙人口而揆之事理不能确信者，必叙出所以难信之故，不敢随声附和，甘受古人之欺而自欺以欺世也。若夫有意掊击，以炫新奇，此经生②浮薄之习也，妄诋前贤，定遭天谴。

有一说而义理彼此相通者，势不能处处皆录其说，以致繁复，故详略互见者，必然之势也。果统观全书而融会之，自无憾于阙略矣。

读书固不可死于句下，然初学入门，却须字字句句求其着落，征之人事，确有实际，方可渐期深造自得。若开口便海阔天空，自矜融会，谈理有余，征事不足，于心无得，于事无济，名士欺世之术，岂有当于太医司命之业耶？故此书于翻衍③、河洛④、八卦之说，概不阑入。

医以养亲为急，古来明医多出于此，故《寿亲养老》⑤《儒门事亲》诸书，君子重其义矣。洋烟乃近时之通患，无古法之可师。疮疽亦苦海之难堪，宜救援之有术。故第六卷名论汇编独详三者。

是书当分四截看：前五卷援先哲名言，佐以诠释，由浅入

---

① 质：评断。

② 经生：研治经学的书生。

③ 翻衍：指虞翻与邹衍之学。虞翻，三国时吴国人，精通筮法，著作有《易注》。邹衍，战国时齐国人，为阴阳家代表人物，倡导“大九州说”与“五德终始说”。

④ 河洛：河图与洛书的合称。

⑤ 寿亲养老：宋代陈直撰《养老奉亲书》一卷，元代邹铉增补三卷，成《奉亲养老新书》四卷。

深，有条不紊，为第一截；第六卷摭拾名论，以补前五卷所未备也，为第二截；七卷妇科，八卷儿科，以证为题，与前六卷体例稍别，为第三截；补义二卷，或推畅旧论，或抒发新思，又以补前八卷之大义者也，为第四截。此书如层峦叠嶂，得其脉络，自堪引人入胜，非如一丘半壑，一览而尽。

是书于古今脉法略已采摭无余，惟痘疹、疮疽仅见端绪，微示吉凶。然脉法已具于诸篇，义理自可以一贯。况是书本为切脉，其病证治宜本难备录。昔喻嘉言犹议叔和《脉经》之芜漏[①]而不纯全也，小子[②]其[③]能免于指摘与？尚冀高明匡余不逮。

① 芜漏：杂乱而多遗漏。
② 小子：自称的谦辞。
③ 其：岂。

目　录

卷五　主病类

卷六　名论汇编

卷七　妇科诊略

卷八　儿科诊略

卷一　部位类

寸　口

十二经皆有动脉，独取寸口，以决五藏[1]六府[2]死生吉凶之法，何谓也？然。寸口者，脉之大会，手太阴之脉动也。人一呼脉行三寸，一吸脉行三寸，呼吸定息，脉行六寸，一日一夜一万三千五百息，漏[3]水下百刻，荣卫行阳二十五度，行阴亦二十五度，为一周也，故五十度而复大会于手太阴矣。寸口者，五藏六府之所终始，故取法于寸口也。《难经》

此越人发明《内经》诊脉之正法也。《内经》诊法，有专取寸口者，有兼取人迎者，有遍取身之上中下者。至仲景书，则趺阳、寸口并重，而又间称少阴，少阴者，太溪也。人迎、趺阳以候胃气，太溪以候肾气，不似寸口能决五藏六府之吉凶也。后世或议越人独取寸口之法为违《内经》之旨，亦未之思也。此寸口统寸、关、尺三部言，一曰气口，一曰脉口，亦有径称寸、称寸脉者，均与关前同名。荣卫行度，详见《灵枢·脉度》篇、《五十营》篇、

① 藏：同“脏”。
② 府：同“腑”。
③ 漏：漏壶，古时滴水计时的仪器。

《卫气行》篇。《素问·经脉别论》发明气口成寸，以决死生，即太阴为脉大会之义也，文繁不录。

《难经·八难》曰：寸口脉平而死。徐灵胎诋之曰：如此则寸口何以决五藏六府之吉凶哉？不知其形虽平，其神必败，此正教人察脉贵在察神，不可泥形也。如《十八难》曰：假令外有痼疾，脉不浮结，内有积聚，脉不结伏，脉不应病，是为死病也。张石顽曰：常有变证多端，而脉见小弱，指下微和，似有可愈之机，此元气与病气俱脱，反无病象发见，此脉不应病之候，非小则病退之比。慎柔和尚[1]曰：凡久病人，脉大小洪细，浮沉弦滑，或寸浮尺沉，或寸沉尺浮，但有病脉，反属可治。如久病，浮中沉俱和缓，体倦者，决死。诸家之论，皆与经旨相发，徐氏特未致思耳。至于所以察神之法，则滑氏所谓上下去来至止六字[2]者得之矣，详见后篇。开章即揭出神字，为全书宗旨。

寸关尺

脉有尺寸，何谓也？然。尺寸者，脉之大要会也。从关至尺，是尺内，阴之所治也；从关至鱼际，是寸口内，阳之所治也。故分寸为尺，分尺为寸，阴得尺内一寸，阳

---

① 慎柔和尚：即胡慎柔，明末医僧，法名释住想，毗陵（今江苏常州）人。初师从查了吾，后从学于周慎斋，归而行医，好施清贫。晚年将其手札及著述付于石震，刊为《慎柔五书》。

② 上下去来至止六字：见《诊家枢要·诊脉之道》。

得寸内九分，尺寸终始，一寸九分，故曰尺寸也。《难经》

寸后尺前，名曰关。阳出阴入，以关为界。阳出三分，阴入三分，故曰三阴三阳。阳生于尺，动于寸；阴生于寸，动于尺。《脉经》

鱼际至高骨为一寸，内取九分，高骨至尺泽为一尺，内取一寸，凡一寸九分，寸关尺三部各得六分，其一分则关之极中，阴阳之界也。或曰关前左为人迎，右为气口者即此。鱼际者，掌后横约纹；尺泽者，肘曲横约纹也。王启玄①谓三世脉法皆以三寸为寸关尺之部，盖古者布指知寸，三寸正当三指也，与一寸九分之法言异而数实同。三世，旧谓《神农本草》《黄帝针灸》《素女脉诀》也。

三部九候

三部者，寸关尺也；九候者，浮中沉也。《难经》

此亦发明《内经》诊脉之正法也。《脉要精微论》略见此义而未明言者，盖当时相习以为常法，不待缕叙，而又其时重在针刺，故著《三部九候论》，以人身分上中下三部，每部分天地人三候，以明针刺察病取穴之法，非以明诊脉之法也。后世乃执此以诋越人，试思《内经》察脉决病，用《三部九候论》之法者有几耶？况人迎、趺阳、太溪，要脉之必诊者也，而不列于其中，抑又何

---

① 王启玄：即王冰，号启玄子，中唐人，曾为《素问》作注。

耶？寸关尺三部，每部有浮中沉三候，三而三之，故曰九候。《刊误》[1] 曰浮以候府，沉以候藏，中以候胃气，又有谓浮候经，中候府，沉候藏者，皆不必拘。大概寸关尺候身之上中下，浮中沉候经络藏府之表里，而上下去来候阴阳血气之升降嘘吸[2]者也。详见第二卷阴阳、藏府两篇。

三部分配藏府

肝心出左，脾肺出右，肾与命门，俱出尺部。《脉经》

玩肾与命门俱出尺部，是两尺俱候肾，俱候命门矣。盖命门为元阳与真精所聚，水火同居，浑一太极[3]也。火之体阴，其在下也，动于右；水之体阳，其在下也，动于左。故《难经》曰右为命门，又曰其气与肾通。

心部，在左手关前寸口是也，手少阴经也，与手太阳为表里，以小肠合为府，合于上焦。肝部，在左手关上是也，足厥阴经也，与足少阳为表里，以胆合为府，合于中焦。肾部，在左手关后尺中是也，足少阴经也，与足太阳为表里，以膀胱合为府，合于下焦，在关元左。肺部，在右手关前寸口是也，手太阴经也，与手阳明为表里，以大肠合为府，合于上焦。脾部，在右手关上是也，足太阴经

① 刊误：即《脉诀刊误》，又名《脉诀刊误集解》，二卷，元代戴起宗撰。

② 嘘吸：气之吐纳为“嘘吸”。

③ 太极：混沌。

也，与足阳明为表里，以胃合为府，合于中焦。肾部，在右手关后尺中是也，足少阴经也，与足太阳为表里，以膀胱合为府，合于下焦。在关元右，左属肾，右为子户，名曰三焦。《脉经》

此藏府分配不易之定法也。三焦既分配于两手之三部矣，复于右尺名曰三焦者，盖三焦有府有经，候府于三部，候经于右尺也。经候右尺者，以其禀气于命门，候手少阳之经气，实候命门之原气也。详见命门三焦说。两尺以形之虚实候肾水，以势之盛衰候命火，此至精至确，圣人复起而不易者也。

《内经》分配藏府见陈修园《医学实在易》

左寸，外以候心，内以候膻中；左关，外以候肝，内以候鬲[①]；左尺，外以候肾，内以候腹；右寸，外以候肺，内以候胸中；右关，外以候胃，内以候脾；右尺，外以候肾，内以候腹。

王叔和分配藏府

左寸，心、小肠；左关，肝、胆；左尺，肾、膀胱；右寸，肺、大肠；右关，脾、胃；右尺，命门、三焦。

李濒湖分配藏府

左寸，心、膻中；左关，肝、胆；左尺，肾、膀胱；右寸，肺、胸中；右关，脾、胃；右尺，肾、大肠。

---

① 鬲：通“膈”。《洪武正韵·陌韵》：“膈，胸膈心脾之间，通作‘鬲’。”

张景岳分配藏府

左寸，心、膻中；左关，肝、胆；左尺，肾、膀胱、大肠；右寸，肺、胸中；右关，脾、胃；右尺，肾、小肠。

寸关尺分诊三焦

寸，宗气出于上焦，寸脉以候之；关，营气出于中焦，关脉以候之；尺，卫气出于下焦，尺脉以候之。

陈修园曰：大小二肠，经无明训，其实尺里以候腹，腹者，二肠膀胱俱在其中。王叔和以二肠配于两寸，取心肺与二肠相表里之义也；李濒湖以小肠配左尺，大肠配右尺，上下分属之义也；张景岳以大肠配左尺，取金水相从之义，小肠配右尺，取火归火位之义也。俱为近理，当以病证相参。如大肠秘结，右尺宜实，今[1]右尺反虚，左尺反实，便知金水同病也。小便热淋，左尺宜数，今左尺如常，右尺反数，便知相火炽盛也。或两尺如常，而脉应两寸者，便知心移热于小肠，肺移热于大肠也。一家之说，俱不可泥如此。

何西池[2]曰：小肠与心为表里，诊于左寸；大肠与肺为表里，诊于右寸。此越人之说也。有谓小肠候于左尺，大肠候于右尺。前说从其络，后说从其位，二说相兼而不可废。盖二肠位居于下，而经脉上行，则候经于寸，候府

① 今：假如。

② 何西池：即何梦瑶，清代医家，字报之，号西池，广东南海人，著有《医碥》《本草韵语》《妇科良方》等。

于尺，不必歧议也。

人迎气口

关前一分，人命之主。左为人迎，右为气口。左主司官，右主司府。阴病治官，阳病治府。《脉经》

左人迎候阳，右气口候阴，如是则左当司府，右当司藏。兹曰左主司官，官者职也，《灵兰秘典》曰凡此十二官不得相失也，是血气之功用，十二经之通称也，行于身者，阳之类也。右主司府，府者宫也，《阴阳离合》曰阴之五宫伤在五味，是血气之藏聚，五藏六府之通称也，居于内者，阴之类也。故知候阳候阴，非仅以藏府分也，亦以经络与藏府之内外分也，故又曰寸口主中，人迎主外，盖阴阳无定义者也。以十二经言之，则阴经阴也，阳经阳也；以经络与藏府言之，则经络阳也，藏府阴也；以藏府言之，则藏阴也，府阳也；以气血言之，则气分阳也，血分阴也。皆变见于寸口、人迎，善体之而兼以问，则知其病之所属矣。阴病治官，阳病治府，从阴引阳、从阳引阴之义也，以明阴阳还相为官，非谓凡治病必如此法也。

《灵枢·终始》曰：所谓平人者不病，不病者，脉口、人迎应四时也，上下相应而俱往来也，六经之脉不结动也。少气者，脉口、人迎俱小而不称尺寸也，如是则阴阳俱不足，补阳则阴竭，泻阴则阳脱，如是者可将以甘药，不可饮以至剂[①]。《四时气》曰：持气口、人迎以视其脉，坚且盛且滑者病日进，脉软者病将下下，衰也，曰泻下者非。诸经实者，病三日已，气口候阴，人迎候阳也。《禁服》曰：寸口主中，人迎主外，两者相应，俱往俱来，若引绳，大小齐等。春夏人迎微大，秋冬气口微大，如是者命曰平人。人迎大一倍于寸口，病在足少阳，一倍而躁，在手少阳；二倍，在足太阳，二倍而躁，在手太阳；三倍，在足阳明，三倍而躁，在手阳明。盛则为热，虚则为寒，紧则为痛痹，代则乍甚乍间。人迎四倍，且大且数，名曰溢阳，溢阳为外格。寸口大一倍于人迎，病在足厥阴，一倍而躁，在手心主；二倍，在足少阴，二倍而躁，在手少阴；三倍，在足太阴，三倍而躁，在手太阴。盛则胀满寒中，食不化，虚则热中出糜，少气，溺色变，紧则痛痹，代则乍痛乍止。寸口四倍，且大且数，名曰内关。盛则徒泻之，虚则徒补之，紧则先刺而后灸之，代则先取血络而后调之，陷下则徒灸之。陷下者，脉血结于中，中有著血，血寒，故宜灸。不盛不虚，以经取之。所谓经治者，饮药，亦曰灸刺。脉急则引，脉大以弱则欲安静，用力无劳也。

《五色》曰：切其脉口，滑小紧以沉者，病益甚，在中；人迎气大紧以浮者，病益甚，在外。其脉口浮滑者，

---

① 至剂：量大药峻之剂。

病日进；人迎沉滑者，病日损。脉口滑以沉者，病日进，在内；人迎滑盛以浮者，病日进，在外。脉之浮沉及人迎与寸口气大小等者，病难已。病在藏，沉而大者易已，小为逆；在府，浮而大者易已。人迎盛坚者，伤于寒；气口盛坚者，伤于食。窃尝论之，自古诊法，凡四大纲，有分菽重，如《难经·五难》所云者，有两手分人迎、气口，如上文所云者，有两手各分寸关尺三部，如《脉要精微论》及《难经·一难》《二难》所云者，而《三部九候论》则求其动脉，以验穴之所在，而亦以各占[1]其本经之寒热虚实者也。此四法者，至于今日，或传或不传。夫分菽重者，诊久病之捷法也；分人迎气口者，诊暴病之捷法也；而分三部者，兼内外，赅久暴，而无不候者也。故曰《脉要精微》，先圣之意不较然[2]乎？

《脉如》[3]曰：内伤七情之脉，浅者惟气口紧盛而已，深者必审其何部相应，何藏传次，何藏相克，克脉胜而本藏脉脱者死。外感六淫之脉，轻者惟人迎紧盛，或各部单见而已，重则各部与人迎相应。《慎柔五书》[4]曰：尝见虚损，六脉和缓而数，八九至，服四君、保元，温肺理脾，

---

① 占：窥察。

② 较然：明显的样子。

③ 脉如：脉书，清代郭治撰。郭治，清代医家，字元峰，南海人，清乾隆十八年著《脉如》二卷。

④ 慎柔五书：明代胡慎柔撰，凡师训、医劳历例、虚损、痨瘵、医案五篇，故名。

先右三部退去三二至，左脉尚数不退，是右表先退，左里未退也。至数脉尽退，病将痊愈，左脉犹比右脉多一至，足见表退而里未和耳。《难知》[1] 谓伤寒以左为表，右为里，杂病以右为表，左为里，信然。按左右表里，无论如何颠倒说来，总不外阴阳升降之义。经言左右者，阴阳之道路也，阳自左升，阴自右降，升者其本在下，其末在上，降者其本在上，其末在下。内伤者伤阴，是从内挠其阴之归路，降者不利，故脉右盛；外感者伤阳，是从外遏其阳之出路，升者不利，故脉左盛。治之之法，宣扬[2]与导阴迭相为用者也，在审其先后轻重而已。脉理之微，岂可执一乎？迟数不并见，右脉退去二三至，左脉尚数不退，又云数脉退尽，左脉犹比右多一至，实所未见，以俟高明。

人迎本足阳明脉，在结喉两旁，为府脉，所以候表；气口为手太阴经脉，在两手寸口，为藏脉，所以候里。此《内经》之旨也。后世但诊气口，而以左关前一分为人迎，右关前一分为气口。又以右手分之，寸为人迎，关为气口。《脉如》

以右手寸关分人迎、气口，止见李士材《医宗必读》中有此说，他书未见，未知士材何所本也？《脉如》引用各书，皆不著所出，今但据所见书之。

---

① 难知：即《此事难知》，元代王好古撰，二卷，载论述一百零四篇，详于伤寒证治。

② 扬：当作“阳”。

《灵枢·寒热病》篇曰：颈侧之动脉人迎，人迎，足阳明也。阳逆[①]头痛，胸满不得息，取之人迎阳迎，当作阳逆。《本腧》篇曰：缺盆之中，任脉也，名曰天突。一次任脉侧之动脉，足阳明也，名曰人迎。此皆谓颈侧动脉上有穴为人迎穴，非谓其脉即人迎脉也。且其脉大于气口数倍，而《灵枢·终始》《禁服》《素问·六节藏象》俱有气口大于人迎一倍二倍三倍四倍之文，且此人迎穴亦止候足阳明胃气而已，又何云一倍少阳、二倍太阳、三倍阳明乎？《终始》曰：少气者，脉口、人迎俱小而不称尺寸也。此又何以解之？故知两手关前分候之法必本于轩岐，非出于叔和也。至仲景所讥人迎趺阳，三部不参，则指颈脉与趺阳候胃气之盛衰，非与寸口互校其大小者也。《素问·病能》篇亦曰：有病胃脘痈者，当候胃脉，其脉当沉细，沉细者气逆，气逆者人迎甚盛，甚盛则热。人迎者，胃脉也，细绎词意，是恐后世误认人迎与左手关前相混，故以胃脉也。申释之，胃脉沉细者，即所谓右外以候胃者也，与人迎甚盛岂一脉耶？人迎有两，不可得之词气之外耶？张石顽曰：结喉两旁能候诸经之盛衰乎？此言是矣。

趺阳太溪

黄帝曰：经脉十二，而手太阴、足少阴、阳明独动

① 逆：原作“迎”，据《太素》卷二十六改。

不休，何也？岐伯曰：是明胃脉也。胃为五藏六府之海，其清气上注于肺，肺气从太阴而行之，其行也，以息往来，故人一呼脉再动，一吸脉再动，呼吸不已，故动而不止。黄帝曰：气之过于寸口也，上出焉息，下入焉伏，何道从还？不知其极？岐伯曰：气之离于藏也，卒然如弓弩之发，如水之下岸，上于鱼以反衰，其余气衰散以逆上，故其行微。黄帝曰：足阳明何因而动？岐伯曰：胃气上注于肺，其悍气上冲头者，循咽，上走空窍，循眼系，入络脑，出顑[①]，下客主人，循牙车，合阳明，并下人迎，此胃气别走于阳明者也，故阴阳上下，其动也若一。故阳病而阳脉小者为逆，阴病而阴脉大者为逆，阴阳俱静俱动，若引绳相倾者病。黄帝曰：足少阴何因而动？岐伯曰：冲脉者，十二经之海也，与少阴之大络起于肾，下出于气街，循阴股内廉[②]，邪[③]入腘中，循胫骨内廉，并少阴之经，下入内踝之后，入足下。其别者，邪入踝，出属跗[④]上，入大指[⑤]之间，注诸络以温足胫。此脉之常动者也。《灵枢·动腧》篇，参《甲乙经》。

手太阴寸口，足少阴太溪，足阳明人迎、趺阳，岐伯

---

① 顑（kǎn 坎）：面部骨名。《太素》卷八杨上善注：“顑，谓牙车骨上抵颅骨以下者，名为顑骨。”

② 廉：边。

③ 邪：同“斜”。

④ 跗：足背。

⑤ 指：古时手指、足趾皆可称“指”。

止言人迎，而趺阳似属于足少阴，未晓若仲景《伤寒论》《金匮方论》则以趺阳与寸口并称者，胃气为三阳宗主，趺阳在下，较之人迎，此尤为根本也。其穴名冲阳，在胫骨下端陷中前四寸足背上。太溪穴在内踝后而下，以候肾气，为诸阴根本。昔人谓伤寒必诊太溪，盖以少阴一经实原气所系，为生死关头，故凡卒厥等证，两手无脉，但得趺阳、太溪脉在，皆有可救。张石顽曰：二脉仅可求其绝与不绝，不能推原某脉主某病也。是已。

轻重呼吸浮沉

脉有轻重，何谓也？然。初持脉，如三菽之重[①]，与皮毛相得者，肺部也；如六菽之重，与血脉相得者，心部也；如九菽之重，与肌肉相得者，脾部也；如十二菽之重，与筋平者，肝部也；按之至骨，举之来疾者，肾部也。故曰轻重也。《难经》

元氏《辑要》[②] 曰：菽，小豆也。三菽者，每部一菽也，六菽者，每部二菽也，九菽、十二菽仿此。此与旧说特异。其说谓每部三菽，则不止与皮毛相得矣，推之六菽、九菽、十二菽皆然。但于菽法，迄未明言。绎《素问·经脉别论》：气归于权衡，权衡以平，气口成寸，以决死生。盖如天平，以一菽置于一边，则一边低下若干，

① 三菽之重：形容诊脉时指力之轻重。菽，古时称豆为“菽”。
② 元氏辑要：指日本丹波元简所撰《脉学辑要》。

以比手指在脉口按下若干也，如此则元说近是。

脉之体血也，其动者气也，肾间水火所蒸也。按之至骨，则脉气不能过于指下，微举其指，其来顿疾于前，此见肾气蒸动，勃不可遏，故曰肾部也。旧解多忽过举之二字，遂使来疾无根。且按至骨而来转疾，此牢、伏之类，岂所以定平人脉气之部分欤？卢氏子由[①]曰：此轻重五诊之法，为五脉应有之常，咸以按为则，惟肾则按中有举，举中有按。按之至骨者，骨为肾之合，此即肾部，便可诊得肾藏之气。第脉行肉中，骨上无脉，此欲得肾藏之真，故必按指至骨，而后肾真乃发。肾为水，物入则没，故按则濡；水性至刚，物起则涌，故举指来疾者即是。故欲得其详，还须随举随按，随按随举，有非一举指之劳所能尽其性者也。卢氏此说可谓独得真诠矣。此肾字赅命门在内，卢氏专指水言，未当。

呼出心与肺，吸入肾与肝。呼吸之间，脾受谷味也，其脉在中。《难经》

心肺俱浮，何以别之？然。浮而大散者心也，浮而短涩者肺也。肾肝俱沉，何以别之？然。牢而长者肝也，按之软，举指来实者，肾也。脾主中州，故其脉在中。《难经》

---

① 卢氏子由：即卢之颐，明清间医家，字繇生、子由，号晋公，钱塘（今浙江杭州）人，著有《本草乘雅半偈》《学古诊则》等。

后世皆以府主浮，藏主沉。近黄坤载[1]更以左升右降立论，谓肝肾随脾气而左升，心肺随胃气而右降，与此言若两歧，理实一贯。

呼吸与浮沉不同，呼吸以至数言，浮沉以部分言。盖脉之行也，以息往来，呼出之顷脉来至者，心肺主之，吸入之顷脉来至者，肝肾主之，呼吸之间脉来至者，脾气主之，故昔人谓脉五动而五藏之气见也。又呼吸即指脉之来去，阳嘘阴吸[2]也，亦通。与浮沉理虽不殊，言各有指。

有不分寸关尺，但分浮中沉，左诊心肝肾，右诊肺脾命，以定各藏病者，此因病剧证危而求其本也。诊老人虚人，久病产后，皆不可无此法。《医存》[3]

此与旧说稍别，而亦自有理。

前后上下内外左右

尺内两旁，则季胁也，尺外以候肾，尺里以候腹。中附上[4]，左外以候肝，内以候鬲，右外以候胃，内以候脾。上附上[5]，右外以候肺，内以候胸中，左外以候心，内以候膻中。前以候前，后以候后。上竟上者，喉胸中事也；

① 黄坤载：即黄元御，清代医家，名玉璐，字元御，昌邑（今属山东）人，著有《伤寒悬解》《金匮悬解》《四圣悬枢》《四圣心源》《长沙药解》等。

② 阳嘘阴吸：谓阳主呼气，阴主吸气。语本《四圣心源》卷四。

③ 医存：指《王氏医存》，清代王燕昌撰，十七卷。

④ 中附上：指关脉。

⑤ 上附上：指寸脉。

下竟下者，少腹腰股膝胫足中事也。《脉要精微论》

此《内经》气口分三部浮沉以配藏府，并分关前、关后以候身前身后，竟上、竟下以候身上身下之全法也。尺内，谓尺之正部也。两旁，与下文竟下之下字同义，谓两尺之后也，不在正位，故曰旁也。季胁，即赅在少腹腰股之中者也。经先提而言之者，盖古人诊脉下指，是先定尺部，再取关寸，故曰中附上，上附上，非如后世有高骨为关之说，先取关而后定尺寸也。内外之义，有以浮沉解者，有以前后各半部解者，有以内外两侧解者，自以浮沉之说为适用。究之，浮也，前也，外侧也，皆属阳，当以候府，沉也，后也，内侧也，皆属阴，当以候藏。而经文相反者，何也？尝思之矣，外以候经络之行于身者也，内以候气化之行于胸腹者也。如尺外以候肾，是候肾之经气外行于身者也，尺里以候腹，则指定腹内矣；左外以候肝，是候肝之经气外行于身者也，内以候鬲，则指定鬲内矣；右外以候肺，是候肺之经气外行于身者也，内以候胸中，则无与躯壳之事矣。左外以候心，是候心之经气外行于身者也，内以候膻中，则直指心体之处矣。即右外以候胃，内以候脾，亦非以藏府分也。候胃，候其经气之行于身者也；候脾，候其气化功用之行于里者也。前以候前，谓关前以候身前胸腹；后以候后，谓关后以候身后脊背也。是总束上文，以寸关尺三部正位为脉之中段，以候身之中段矣。上竟上，下竟下，是推广于寸之上，尺之下，以分候躯壳之极上极下矣。人之一身，四维[①]包中心，故以浮沉言之，两头包中段，故以上下言之，两劈分前后，故以前后言之，更加以两侧分内外，气口诊法备于是矣。膻中者，心体四旁之空处，在肺叶所护之内也。胸中者，肺前空大之处皆是也。经意盖即以膻中为心，胸中为肺，膈为肝，腹为肾矣，而三焦之气化亦举赅于其中，于此见经文措词之灵而密。

左寸下指法如六菽之重，在指顶为阴为心，在指节为阳为小肠，余部仿此。《韩氏医通》[②]

此即内外两侧之诊法也。李士材曾诘之曰：是必脉形扁阔，或脉有两条，则可耳。夫以指平压脉上，诚不能内外两判也，独不可侧其指以拍于脉之内侧外侧以诊之耶？外侧之诊与浮候同，内侧之诊与沉候同。察两侧之大小强弱滑涩，参之浮沉，以决其病之阳经阴经气分血分也，更可昭晰无疑矣。

上中下也，前后也，竟上竟下也，是取脉体而直诊之，浮沉也，内外两侧也，浮沉之间更加以中，是取脉体而横诊之，通为十二候矣。朱肱[③]以浮、中、沉、内推、外推、竟上、竟下为七候，犹未为备也。且其所谓内推、

---

① 四维：古时称东南、东北、西南、西北四角为“四维”，此指四周。

② 韩氏医通：明代韩懋撰，二卷，综合性医书。

③ 朱肱：宋代医家，字翼中，号无求子，吴兴（今浙江湖州）人，宋元祐三年进士，曾任奉议郎，因又称“朱奉议”，著有《伤寒类证活人书》等。

外推者，即内外两侧之诊法，非《内经》因脉形之内曲外曲而推之者也，名义未免相混。其遗前后而不言者，意谓赅于寸关尺也。经文词意实是别具一法，虽他书绝无道及，而历诊以来，留心细察，觉阳明、太阴、冲、任脉虚者，两寸多细短，太阳、少阴及督脉虚者，两尺多细弱，是殆专以关前关后之长短虚实，分候躯壳经脉前后之盛衰，未必能概诊百病也。至于竟上、竟下之法，今人不讲，而尤为切用。《脉经》曰：脉来细而附骨者，积也。寸口，积在胸中；微出寸口，积在喉中。言喉则喉以上可知矣，故头痛者寸口必弦，若脉短者死，谓其不与病应也。又曰：尺脉牢而长，少腹引腰痛[①]。长则必出于尺下可知矣。历诊下部瘕疝癖疥者，两尺以后之脉皆弦紧滑搏也。合观诸文，诊脉者岂可拘守于三指之下而已耶？

身前身后之诊，又有以左右分者。《内经》谓左主阳，右主阴，又谓背为阳，腹为阴，盖人身之气，背升而腹降，太阳升而阳明降，故前人有谓左寸洪弦肩背胀痛，右寸洪弦胸胁胀痛。而滑伯仁[②]又谓左尺主小肠、膀胱、前阴之病，右尺主大肠、后阴之病。如是其不同者何也？窃尝思之，左右者，阴阳之道路也。左寸洪弦，升气太过也；右寸洪弦，降气不及也。前阴之秘与泄，亦清升之为

① 尺脉牢而长……腰痛：语出《脉经》卷一。

② 滑伯仁：即滑寿，字伯仁，晚号撄宁生，元代医家，著有《读素问钞》《难经本义》《十四经发挥》等。

病也；后阴之秘与泄，亦浊降之为病也。其两尺分主之法，校两寸分主之法，用之尤多应验，以前阴之病多涉于肝，后阴之病多涉于肺故也。要之，此不过大概之词，临诊总须合参六脉，并详问兼证为是。

卷二　诊法类

早　宴[1]

黄帝曰：夫诊脉常以平旦，何也？岐伯曰：平旦者，阴气未动，阳气未散，饮食未进，经脉未盛，络脉调匀，血气未乱，故乃可诊有过之脉。切脉动静，而视精明，察五色，以观五藏之有余不足，六府之强弱，形之盛衰，以此参伍[2]，决死生之分。《素问·脉要精微论》

精明，穴名，在两目内眦。此数语，切脉视色，观形审证，诊法已无不备，而阴气未动数语，义旨精微，极宜潜玩。

凡诊平人之脉，常以平旦，若诊病脉，则不以昼夜。《刊误》

《灵枢·终始》曰：乘车来者，卧而休之如食顷，乃刺之。出行来者，坐而休之如行十里顷，乃刺之。此亦通于诊法也。

平　臂

病者侧卧，则在下之臂被压而脉不能行；若覆其手，

① 宴：通“晏”，晚。《风俗通·愆礼》：“若官车宴驾，何以过兹？”
② 参伍：亦作“参五”，错综比较，加以验证。

则腕扭而脉行不利；若低其手，则血下注而脉滞；若举其手，则气上窜而脉驰；若身覆，则气压而脉困；若身动，则气扰而脉忙。故病轻者宜正坐直腕仰掌，病重者宜正卧直腕仰掌，乃可诊脉。《医存》

布　指

欲诊三部，先以中指揣得高骨，名为关上。既得高骨，微微抬起中指，以食指于高骨之前取寸口脉。诊寸口毕，则微微抬起食指，再下中指取关上脉。诊关上毕，复微微抬起中指，又下无名指于高骨之后，取尺中脉。诊候之时，不可正对患人，要随左右偏向两旁随左右而偏两旁，诊时气及妇女尤宜慎之，慎容止①，调鼻息，专念虑，然后徐徐诊视。若乖张失次，则非法矣。汪石山

察病之法，先单按以知各经隐曲②，次总按以决虚实死生。然脉有单按浮总按沉者，有总按浮单按沉者，迟数亦然。要之，审决虚实，惟总按可凭，况脉不单生，必曰沉而紧、迟而细、浮而弦之类，其大纲不出浮沉迟数滑涩以别之，而其类可推矣。《脉如》

高骨为关之说，始于王叔和，述于《千金方》及高阳

---

① 容止：仪容举止。
② 隐曲：幽深曲折，指隐秘难测的生理病机状态。

生《脉诀》，而朱子一言①，遂成千古定论。究竟②臂短者紧排其指，臂长者松排其指，恒须量其臂之长短，以定排指之松紧，固不必拘于一寸九分之说。即前后略有参差，而亦自不相违。

人中指上两节长，无名、食指上两节短，此参差之不易齐者。若按尺，排指疏则逾一寸九分之定位，排指密则又不及尺寸三停之界分，此犹其小者。顾指节之参差，虽疏与密，咸难举按，不但腕不能舒，肘亦牵于转动，必藉肩之提摄，或得指头上下，久则腕节不仁，臂亦酸痟罔觉矣，又何能别形体、纪③至数、循往来、度部位、验举按以及去来乎？是必三指齐截，斯中节翘出，而后节节相对，自不待腕之能舒，而节无不转，转无不灵矣。第食指肉薄而灵，中指则厚，无名指更厚木，故必用指端棱起如线者，名曰指目，以按脉之脊，无论洪大弦革，即细小丝微，咸有脊焉，不啻睛之视物，妍媸毕判，故古法称诊脉曰看脉。每见有惜爪甲之长美，留而不去者，只用指厚肉分或指节下以凭诊视，业属不慧，反藉口谓诊视一法不过

---

① 朱子一言：朱熹为郭雍《伤寒补亡论》作《跋郭长阳医书》，认为"所谓关者，必有一定之处……独俗间所传《脉诀》五七言韵语者，词最鄙浅，非叔和本书明甚，乃能直指高骨为关，而分其前后以为寸尺阴阳之位"语，即以腕后高骨定关部。

② 究竟：推求。

③ 纪：通"记"。《释名·释言语》："纪，记也，记识之也。"清毕沅疏证引叶德炯："纪、记二字古通。"

敲门砖耳，岂慈悯为行者耶？《学古诊则》①

医者三指头内亦有动脉，须心有分别，勿误作病人之脉。《医存》

卢氏所用指目，正人指内动脉所出之处。若此脉正与病者之脉相击，将疑病脉之大而有力矣，似不如用螺纹略前者正压脉上，为常法也。但指在脉上，须有进退展转巧为探取之法，心灵手敏而不涉成见，庶得之矣。

平 息

人一呼脉再动，一吸脉再动，呼吸定息，脉五动，闰以太息，命曰平人。平人者，不病也，常以不病调病人，医不病，故为病人平息以调之。人一呼脉一动，一吸脉一动，曰少气；一呼脉三动，一吸脉三动而躁，尺热，曰病温，尺不热，脉滑曰病风，脉涩曰痹；人一呼脉四动以上，曰死。《素问·平人气象论》

《玉机真藏论》曰：人一息脉五六至，其形虽不脱，真藏虽不见，犹死也。黄帝、扁鹊脉法皆以再动为一至也，一至一动者始于《难经》也。

陈修园曰：闰以太息脉五动，非彼之脉数，乃我之息长也。

张仲景曰：人迎趺阳，三部不参，动数发息，不满五

① 学古诊则：脉书，明代卢之颐撰，四卷，述脉义、脉法等。

十。盖每十动主一藏，五十动而五藏之气见矣，诊老病及虚损病，尤为要法。《灵枢·根结》曰五十动而不一代者，五藏皆受气；四十动一代者，一藏无气，《脉经》曰却后四岁死，《难经》曰肾气不至也；三十动一代者，二藏无气，却后三岁死，肝气不至也；二十动一代者，三藏无气，却后二岁死；十动一代者，四藏无气，岁中死；五动一代者，五藏皆无气，五日死矣。李濒湖曰：脉一息五动，肺心脾肝肾五藏之气皆足。五十动而一息，合大衍之数[1]。夫经明言五十动而不一代者，五藏皆受气，盖五十动而不代则无代矣，非五十动后必当有一代也，乃云五十动而一息合大衍之数，何其陋耶？但人苟一藏无气，当不可以旦夕存矣，此云却后至四岁三岁二岁一岁之久，则不可晓。

举按寻推附七候

轻手取之曰举，重手取之曰按，不轻不重，委曲求之曰寻。汪石山本滑伯仁。

陈修园曰：轻下手于皮肤之上曰举，以诊心肺之气也；略重按于肌肉之间曰按，以诊脾胃之气也；重手推于筋骨之下曰寻，以诊肝肾之气也。按汪说有寻而遗推，陈说合寻推为一，均未当也。今取汪说，而以《素问》

① 大衍之数：《周易·系辞上》："大衍之数五十，其用四十有九。"历代解说不一。

补之。

推而外之，内而不外，有心腹积也；推而内之，外而不内，身有热也；推而上之，上而不下《甲乙经》作下而不上，腰足清[①]也；推而下之，下而不上《甲乙经》作上而不下，头项痛也。《素问·脉要精微论》

王冰注云：脉附臂筋，取之不审，推筋令远，使脉外行，内而不出外者，心腹有积也；脉远臂筋，推之令近，远而不近，是阳气有余，故身有热也；推筋按之，寻之而上，脉上涌盛，是阳气有余，故腰足冷也；推筋按之，寻之而下，脉沉下掣，是阴气有余，故头项痛也。

内而不外，脉内曲也；外而不内，脉外曲也。上而不下，寸脉盛也；下而不上，尺脉盛也。王注以上下为浮沉，于推义未协，其合推寻为一，即陈氏所本也。

无求子于三部，每部以浮中沉及四旁，分为七候，先浮按消息之，次中按消息之，次重按消息之，次上竟消息之，次下竟消息之，次推指外消息之，次推指内消息之，此合经中诸法，以为定法也。《刊误》

无求子，宋朱肱也。浮中沉本《难经》，上竟下竟，内推外推，本《脉要精微论》。

脉分阴阳

浮者阳也，沉者阴也。浮之损小[②]，沉之实大，故曰

① 清：清冷。

② 损小：谓弱而小。损，减损。

阴盛阳虚；沉之损小，浮之实大，故曰阳盛阴虚。《难经》

此以浮沉分阴阳也。

关之前者，阳之动也，脉当见九分而浮，过者法曰太过，减者法曰不及，遂上鱼为溢，为外关内格，此阴乘之脉也；关之后者，阴之动也，脉当见一寸而沉，过者法曰太过，减者法曰不及，遂入尺为覆，为内关外格，此阳乘之脉也。《难经》

此以尺寸分阴阳也。张静斋[①]曰：外关内格者，阳外闭而不下，阴内出以格拒之也；内关外格者，阴当作阳内闭而不出，阳当作阴外入以格拒之也。

此阴阳俱有余，以其太过者言之也。《辨脉》[②]曰：病有洒淅恶寒而复发热者何？答曰：阴脉不足，阳往乘之；阳脉不足，阴往乘之。何谓阳不足？曰：假令寸口脉微，名曰阳不足，阴气上入阳中，则洒淅恶寒也。何谓阴不足？曰：假令尺脉弱，名曰阴不足，阳气下陷入阴中，则发热也。此阴阳俱不足，内伤之恶寒发热也，东垣论之最详。

浮滑长，阳也；沉短涩，阴也。一阴一阳者，谓脉来沉而滑也；一阴二阳者，谓脉来沉滑而长也；一阴三阳者，谓脉来浮滑而长，时一沉也。一阳一阴者，谓脉来浮

---

① 张静斋：未详。此下引文出《诊脉三十二辨》，该书系祝绍钧于民国初（1923年癸亥）得于书肆，裘庆元于1924年刊入《三三医书·脉学类》。据祝绍钧序，其书为清末管玉衡（字佪人）所作。

② 辨脉：指《伤寒论·辨脉法》。

而涩也；一阳二阴者，谓脉来长而沉涩也；一阳三阴者，谓脉来沉涩而短，时一浮也。各以其经所在名病逆顺也。《难经》

此以形体分阴阳也。徐灵胎曰：须知诸脉止有浮沉可以并见，余不能并见也。《辨脉》曰：凡脉大、浮、数、动、滑，此名阳也；脉沉、涩、弱、弦、微，此名阴也。凡阴病见阳脉者生，阳病见阴脉者死。

寸口脉浮大而疾者，名曰阳中之阳，沉细者，名曰阳中之阴。尺中脉沉细者，名曰阴中之阴，滑而浮大者，名曰阴中之阳。尺脉牢而长，关上无有谓无有牢长之形也，下义同此，此为阴干阳；寸口脉壮大，尺中无有，此为阳干阴。《脉经》

此合尺寸、浮沉、形体以辨阴阳也。阴干阳者，阴抑其阳，使不得上升也；阳干阴者，阳扰其阴，使不得内敛也。《难经》曰：脉居阴部而反阳脉见者，为阳乘阴也，脉虽时沉涩而短，此为阳中伏阴也；脉居阳部而反阴脉见者，为阴乘阳也，脉虽时浮滑而长，此为阴中伏阳也。皆诊法之最密者也。

察脉须识上、下、去、来、至、止六字，不明此六字，则阴阳虚实不别也。上者为阳，来者为阳，至者为阳，下者为阴，去者为阴，止者为阴也。上者，自尺部上于寸口，阳生于阴也；下者，自寸口下于尺部，阴生于阳也。来者，自骨肉之分而出于皮肤之际，气之升也；去者，自皮肤之际而还于骨肉之分，气之降也。应曰至，息曰止也。《脉神》引滑氏《枢要》。

此以脉之动势分阴阳也。《辨脉》曰：寸脉下不至关为阳绝，尺脉上不至关为阴绝。此上、下之义也。《阴阳别论》曰：去者为阴，至者为阳；静者为阴，动者为阳；迟者为阴，数者为阳。《脉要精微论》曰：来疾去徐，上实下虚；来徐去疾，上虚下实。《平脉》① 曰：初持脉来疾去迟，此出疾入迟，为内虚外实也；初持脉来迟去疾，此出迟入疾，为内实外虚也。《难经》曰：呼出心与肺，吸入肾与肝。凡脉来盛去衰者，心肺有余，肝肾不足也；来不盛去反盛者，心肺不足，肝肾有余也。此去、来之义也。成无己曰：《正理论》② 谓阳气先至，阴气后至，则脉前为阳气，脉后为阴气，脉来前大后细，为阳气有余，阴气不足。《脉如》曰：动前脉盛，气有余；动前脉衰，气不足。应后脉盛，血有余；应后脉衰，血不足。此至、止之义也。此数说者皆阳嘘阴吸之大义也，脉学之上乘③，诊家之慧业④也。

阳盛者，气必由之而渐充；阴虚者，血必由之而渐败。血气固不外阴阳，而阴阳究不可板分血气也。若欲于

---

① 平脉：指《注解伤寒论·平脉法》。

② 正理论：成无己《注解伤寒论》引《正理论》凡一见，其书不详。

③ 上乘：佛教称闻佛之言教而得悟苦、集、灭、道四谛者为“上乘”，即“声闻乘”，世俗用以表示相比优秀者。

④ 慧业：佛教指由智慧引发之善行。

指下别其病之在气在血，前人尚无明论，此篇只是辨阴阳之气之升降出入而已。

脉分藏府

脉何以知藏府之病也？然。数者府也，迟者藏也，数即有热，迟即生寒，诸阳为热，诸阴为寒，故以别知藏府之病也。《脉经》引《难经》。

此以迟数分藏府也。《辨脉》曰：浮为在表，沉为在里，数为在府，迟为在藏。

一脉十变者，何谓也？然。五邪刚柔相逢之意也。假令心脉急甚者，肝邪干心也，心脉微急者，胆邪干小肠也；心脉大甚者，心邪自干心也，心脉微大者，小肠邪自干小肠也；心脉缓甚者，脾邪干心也，心脉微缓者，胃邪干小肠也；心脉涩甚者，肺邪干心也，心脉微涩者，大肠邪干小肠也；心脉沉甚者，肾邪干心也，心脉微沉者，膀胱邪干小肠也。五藏各有刚柔邪[①]，故令一脉辄变为十也。《难经》

此以脉象之微甚分藏府也。又有以浮沉分藏府者，如左寸沉候心，浮候小肠，右寸沉候肺，浮候大肠是也。又有以每部前后分藏府者，如左寸前三分候小肠，近关三分候心，左关近寸三分候胆，近尺三分候肝是也。更有以前三分候藏，后三分候府者，盖谓藏清居上，府浊居下也。

---

① 刚柔邪：分指阳邪与阴邪。

夫浮沉之义与微甚近，甚者浮沉皆然，微者但浮诊然也，此不易之定法。即迟数，亦必兼浮沉者也。至以前后部位分者，恐有未协，姑存以备考。

病之在十二经也，有气分，有血分。其在藏府也，只可以在气分而不可以在血分，在血分则藏坏而死矣。书凡言在某府某藏血分者，仍指其经络言之也。在府者为肠痈、胃痈及淋浊也，在藏者为肺痈、肺痿也，诸证已难治多死，余藏血分岂可有此乎？

须察真假

医不明脉，固无以治病，而不明真假疑似之脉，又无以别脉，其奚以察元气之虚实，而洞明生死吉凶之机要哉？东坡云：大实有羸状，至虚有盛候[①]。此处关头一差，死生反掌，为医之难，职[②]是故耳。《脉如》

持脉之道，先要会二十八脉形体于胸中，更须明乎常变。凡众人之脉，有素大素小，素阴素阳，此其赋自先天，各成一局，常也；邪变之脉，有倏缓倏急，乍进乍退者，此其病之骤至，脉随气见，变也。故凡诊脉者，必须先识藏脉，而后可以察病脉，先识常脉，而后可以察变脉，于常脉中可以察人之器局寿夭，于变脉中可以察人之疾病吉凶。此诊家之大要也。《脉神》

---

① 大实有羸状……盛候：语出《苏沈良方》卷一。

② 职：由于。

经曰：脉从而病反，其诊何如？曰：脉至而从，按之不鼓，诸阳皆然。脉至而从者，阳证见阳脉也，然使按之无力，不能鼓指，则脉虽浮大，便非阳证，不可作热治，凡诸脉之似阳非阳者皆然也。曰：诸阴之反，其脉何如？曰：脉至而从，按之鼓甚而盛也。阴证阴脉，从矣，然鼓指有力，亦非阴证。凡脉从阴阳，病易已，谓阳证得阳脉，阴证得阴脉也。若逆阴阳，病难已。《脉神》

《经·素问·至真要论》也。不鼓与鼓甚而盛，当于滑氏上、下、去、来、至、止六字中求之。再曰按之可见，察脉真假，必以沉候为准，假于外，不能假于内也。

浮为在表，沉为在里，数为多热，迟为多寒，弦强为实，细微为虚，是固然矣。然疑似之中，尤当真辨，此其关系非轻，不可不察。如浮虽属表，而凡阴虚血少，中气亏损者，必浮而无力，是浮不可以概言表也；沉虽属里，而凡外邪初感之深者，寒束经络，脉不能达，必见沉紧，是沉不可以概言里也。数为热，而真热者未必数，凡虚损之证，阴阳俱困，气血张皇[1]，虚甚者数愈甚，是数不可以概言热也；迟为寒，而凡伤寒初退，余热未清，脉多迟滑，是迟不可以概言寒也。弦强类实，而真阴胃气大亏，及阴阳关格等证，脉必豁大而弦健，是强不皆实也；微细类虚，而凡痛极气闭，荣卫壅滞不通者，脉必伏匿，是伏

① 气血张皇：虚损之证，气血不足而应顾不暇，因称“张皇”。张皇，惊慌之状。

未必虚也。由此推之，凡诸脉中皆有疑似，皆须真辨，诊能及此，其庶几[1]乎？虽然，脉有真假，而实由人见之不真耳，脉亦何从假哉？《脉神》

真热者未必数，如风温湿温，脉皆洪滑而缓，《平人气象》曰滑而缓曰热中是也；迟未必寒，如水谷停滞，血结痰凝，或热病骤服苦寒，热为所郁也。

治病之法，有舍证从脉者，有舍脉从证者，何也？盖有阴证阳脉，阳证阴脉，有证虚脉实，证实脉虚，彼此差互，急宜详辨。大都证实脉虚，必假实证也；脉实证虚，必假实脉也。夫外虽烦热，而脉见微弱，必火虚也；腹虽胀满，而脉见芤涩，必胃虚也。此宜从脉者也。有本无烦热，而脉见洪数，非火邪也；本无胀满，而脉见弦强，非内实也。此宜从证者也。虽真实假虚，非曰必无，但轻者可从证，重者必从脉，方为切当。此《脉神》论治病法也，与察脉真假相发[2]，附记于此。

本无烦热而脉洪数，本无胀满而脉弦强，安知非邪郁于内而未及发耶？大抵急证，如癫厥霍乱，宜从证而参素体之强弱，以定用药之重轻，缓证，则未有不脉证兼权[3]者也。

---

① 庶几：差不多。
② 相发：互为发明。
③ 兼权：综合考量。权，权衡。

兼察色证

经言见其色而不得其脉，反得相胜之脉者死，得相生之脉者，病即自已。色之与脉，当参相应者。色青，其脉当弦而急；色赤，其脉当浮大而散；色黄，其脉当中缓而大；色白，其脉当浮涩而短；色黑，其脉当沉濡而滑。此色之与脉当参相应也。

色青，其脉浮涩而短，为肺金克肝木，脉胜色也；大而缓，为肝木克脾土，色胜脉也；浮而大散，为肝木生心火，色生脉也；濡而滑，为肾水生肝木，脉生色也。

色赤，其脉沉小而滑，为肾水克心火，脉胜色也；浮涩而短，为心火克肺金，色胜脉也；中缓而大，为心火生脾土，色生脉也；弦而急，为肝木生心火，脉生色也。

色黄，其脉弦而急，为肝木克脾土，脉胜色也；沉濡而滑，为脾土克肾水，色胜脉也；浮涩而短，为脾土生肺金，色生脉也；浮大而散，为心火生脾土，脉生色也。

色白，其脉浮大而散，为心火克肺金，脉胜色也；弦而急，为肺金克肝木，色胜脉也；沉小而滑，为肺金生肾水，色生脉也；中缓而大，为脾土生肺金，脉生色也。

色黑，其脉中缓而大，为脾土克肾水，脉胜色也；浮大而散，为肾水克心火，色胜脉也；弦而急，为肾水生肝木，色生脉也；浮涩而短，为肺金生肾水，脉生色也。

此色脉之相生相胜，可以验生死者也。然犹有要焉，色克脉者其死速，脉克色者其死迟，色生脉者其愈速，脉生色者其愈迟，故曰能合色脉，可以万全。《脉如》，本《难经·十三难》。

此色脉生克之大义也。脉主气，色主血。

假令得肝脉，其外证善洁面青善怒，其内证脐左有动气，按之牢若痛，其病四肢满闭，淋溲便难，转筋，有是者肝也，无是者非也。满闭即满痹，谓胀肿、麻木、酸痛皆是也。淋溲，如淋之溲也。

假令得心脉，其外证面赤口干喜笑，其内证脐上有动气，按之牢若痛，其病烦心心痛，掌中热而啘[1]，有是者心也，无是者非也。病字证字，指点清晰。

假令得脾脉，其外证面黄善噫，善思善味，其内证当脐有动气，按之牢若痛，其病腹胀满，食不消，体重节痛，怠惰嗜卧，四肢不收，有是者脾也，无是者非也。

假令得肺脉，其外证面白善嚏，悲愁不乐欲哭，其内证脐右有动气，按之牢若痛，其病喘咳，洒淅寒热，有是者肺也，无是者非也。

假令得肾脉，其外证面黑善恐欠[2]，其内证脐下有动气，按之牢若痛，其病逆气，少腹急痛，泄而下重，足胫

---

① 啘（yuē 约）：同“哕”，干呕。
② 欠：呵欠。

寒而逆，有是者肾也，无是者非也。《难经·十六难》。逆者，不顺也，微僵而屈伸不利也。

假令心病，何以知中风得之？然。其色当赤。何以言之？肝主色，自入为青，入心为赤，入脾为黄，入肺为白，入肾为黑。肝为心邪，故知当赤色也，其病身热心也，胁下满痛肝也，其脉浮心也而弦肝也。

何以知伤暑得之？然。当恶臭。何以言之？心主臭，自入为焦臭，入脾为香臭，入肝为臊臭，入肾为腐臭，入肺为腥臭，故知心病伤暑得之，当恶臭，其病身热而烦，心痛，其脉浮大而散心也。

何以知饮食劳倦得之？然。当喜味苦也，虚为不欲食，实为欲食。何以言之？脾主味，入肝为酸，入心为苦，入肺为辛，入肾为咸，自入为甘，故知脾邪入心为喜味苦也，其病身热心也而体重嗜卧，四肢不收脾也，其脉浮大心也而缓脾也。

何以知伤寒得之？然。当谵言妄语。何以言之？肺主声，入肝为呼，入心为言，入脾为歌，入肾为呻，自入为哭，故知肺邪入心为谵言妄语也，其病身热心也，洒洒恶寒，甚则喘咳肺也，其脉浮大心也而涩肺也。

何以知中湿得之？然。当喜汗出不可止。何以言之？肾主湿，入肝为泣，入脾为涎，入肺为涕，入心为汗，自入为唾，故知肾邪入心为汗出不可止也，其病身热心也，小腹痛，足胫寒而逆肾也，其脉沉濡肾也而大心也。《难经·

四十九难》

《十六难》据证而察其何藏，此据藏而察其何邪，回环指示，语意谆切，义绪详明，举心为例，而余可类推矣。徐灵胎曰：此法一开，而察脉审证之法始密而无遗矣，真足继往圣，开来学[①]也。

① 继往圣开来学：典出宋代张载《张子语录》。

卷三　形象类

五藏平脉变脉

凡诊脉，先须识时脉、胃脉与藏府平脉，然后及于病脉。时脉，谓春三月六部中俱带弦，夏三月俱带洪，秋三月俱带浮，冬三月俱带沉。胃脉，谓中按得之，脉见和缓。凡人藏府胃脉既平，而又应时脉，乃无病者也，反此为病。《脉神》引《枢要》。

肝脉来濡弱招招，如揭长竿末梢，曰平。盈一作益，脾脉同实而滑，如循长竿，曰肝病。急而益劲，如新张弓弦，曰肝死。

心脉来累累如连珠，如循琅玕[1]，曰平。喘喘连属[2]，其中微曲，曰心病。前曲后居，如操带钩，曰心死。

脾脉来而和柔相离，如鸡足践地，曰平。盈实而数，如鸡举足，曰脾病。坚锐如乌之喙，如鸟之距，如屋之漏，如水之溜，曰脾死。

肺脉来厌厌聂聂，如落榆荚，曰平。不上不下巢氏无不字，如循鸡羽，曰肺病。如物之浮，如风吹毛，曰肺死。

肾脉来喘喘累累如钩，按之而坚，曰平。如引葛，按

---

① 琅玕：一种似玉的美石。
② 连属：连续不断。

之益坚，曰肾病。发如夺索，辟辟如弹石，曰肾死。上《平人气象论》

肝主筋，如十二菽之重，按之与筋平，其脉如切绳，为弦。迢迢端直而长，为长，此肝平脉也。太过病在外，不及病在中，此肝气自病，为正邪也。余藏仿此。若见短涩，是肺金刑，为贼邪也；见缓大，是脾土侮，为微邪也；见洪大，是心火乘，为实邪也；见沉细，是肾水救，为虚邪也。

心主血脉，如六菽之重，略按至血脉而得者，为浮，稍加力，脉道粗大而软阔，为散，此心平脉也。若见沉细，是肾水刑，为贼邪；见毛涩，是肺金侮，为微邪；见缓大，是脾土乘，为实邪；见弦急，是肝木救，为虚邪也。

脾主肌肉，如九菽之重，略重按至肌肉滑弱者，为缓。稍加力，脉道敦厚，为大，此脾平脉也。若见弦急，是肝木刑，为贼邪；见沉细，是肾水侮，为微邪；见毛涩，是肺金乘，为实邪；见洪大，是心火救，为虚邪也。

肺主皮毛，如三菽之重[1]，轻轻按至皮毛而得者，为浮。稍加力，脉道不利为涩，不及本位为短，此肺平脉也。若见洪大，是心火刑，为贼邪；见弦急，是肝木侮，为微邪；见微细，是肾水乘，为实邪；见缓大，是脾土

---

① 三菽之重：形容诊脉时所用的指力。菽，豆类。《难经·五难》："脉有轻重，何谓也？然，初持脉，如三菽之重，与皮毛相得者，肺部也。"

救，为虚邪也。

张石顽曰：昔人以浮涩而短为肺平脉，意谓多气少血，脉不能滑也。不知独受营气之先，营行脉中之第一关隘，若肺不伤燥，必无短涩之理。即感秋燥之气，亦肺病耳，非肺气本燥也。

肾主骨，重按至骨而得，曰沉。流利为滑，此肾平脉也。若见缓大，是脾土刑，为贼邪；见洪大，是心火侮，为微邪；见弦长，是肝木乘，为实邪；见短涩，是肺金救，为虚邪也。

重按至骨，不能得脉，义详第一卷中。肾脉短涩，是为逆象，岂得曰虚邪耶？

《难经》曰：从后来者为虚邪，从前来者为实邪，从所不胜来者为贼邪，从所胜来者为微邪，自病者为正邪。假令心病，中风得之为虚邪，伤暑得之为正邪，饮食劳倦得之为实邪，伤寒得之为微邪，中湿得之为贼邪。此以寒为肺邪，湿为肾邪，不过循例[1]之词。其实寒主肾，湿主脾，寒水凌心，其证最急，岂为微邪。

《中藏经》曰：假令心病入肝，子不合[2]传母之逆也，病即难差。出《内照法》[3]。《内经·玉版要论》又曰：行其所胜曰从，行所不胜曰逆，是反侮也。

---

① 循例：因循旧例。

② 不合：不当。

③ 内照法：医书名，旧题汉代华佗撰，为《中藏经》之附录部分。

《平脉》曰：水行乘火，金行乘木，名曰纵；火行乘水，木行乘金，名曰横；水行乘金，火行乘木，名曰逆；金行乘水，木行乘火，名曰顺。

《五运行论》曰：气有余，则制己所胜而侮所不胜；其不及，则己所不胜侮而乘之，己所胜轻而侮之。侮反受邪，侮而受邪，寡于畏也。王冰注曰：或以己强盛，或遇彼衰微，不度卑弱，妄行凌忽①，舍己宫观，适②他乡邦，外强中干，邪盛真③弱，寡于敬畏，由是纳邪。窃谓侮反受邪者，郁者必发，胜者必复，气之升降，不能相无也。《易》曰剥穷上反下④，《内经》曰亢则害，承乃制，其义一也。

又，不问何部，凡弦皆肝，凡洪皆心，凡缓皆脾，凡毛皆肺，凡石皆肾也。若见于一二部，或见于一手，当随其部位之生克以断顺逆。若六脉皆同，是纯藏之气、邪气混一不分也。至于本位本证而无本脉，又不合时，是为脉不应病，俱为凶兆。若见他藏之脉，是本藏气衰，而他藏之气乘之也。

又，如火克金，必肺脉与心脉桴鼓相应，两相互勘，自有影响可凭，且参以证。凡先见心火之证，而后有肺火

① 凌忽：轻慢。

② 适：前往。

③ 真：正气。

④ 剥穷上反下：典出《周易·序卦上》。剥，剥卦。穷上反下，穷于上而反于下，谓物极则反。

之证，即为相克此本藏实而传于所胜也。若本藏虚，则所不胜乘之。《灵枢·五色》曰：肾乘心，心先病，肾为应，色皆如是。夫脉亦如是也。若无心火之脉与心火之证，或由脾胃积热，或由肝肾相火，或是本经郁热，即与心无涉。但凡此藏传来，必有此藏之脉与此藏之证可考，细察之，自瞭然矣。上汪石山。

四时平脉变脉

黄帝曰：春脉如弦，何如而弦？岐伯曰：春脉肝也，东方木也，万物之所以始生也，故其气来濡弱，轻虚以滑，端直以长，故曰弦，反此者病。其气来实而强，为太过，病在外，不实而微，为不及，病在中。夏脉如钩，何如而钩？岐伯曰：夏脉心也，南方火也，万物之所以盛长也，其气来盛去衰，故曰钩，反此者病。其气来盛去亦盛，为太过，病在外，来不盛去反盛，为不及，病在中。秋脉如浮，何如而浮？岐伯曰：秋脉肺也，西方金也，万物之所以收成也，其气来轻虚而浮，来急去散，故曰浮，反此者病。其气来毛而中央坚，两旁虚，为太过，病在外，毛而微，为不及，病在中。冬脉如营，何如而营？岐伯曰：冬脉肾也，北方水也，万物之所以含藏也，其气来沉而搏，故曰营，反此者病。其气来如弹石，为太过，病在外，其去如数，为不及，病在中。

脾脉独何主？岐伯曰：脾者土也，孤藏以灌四旁者

也，善者不可得见，恶者可见。其来如水之流，为太过，病在外，如鸟之喙，为不及，病在中。《玉机真藏论》

春胃微弦曰平，弦多胃少曰肝病，但弦无胃曰死，有胃而毛曰秋病，毛甚曰今病。夏胃微钩曰平，钩多胃少曰心病，但钩无胃曰死，有胃而石曰冬病，石甚曰今病。长夏胃微濡弱曰平，弱多胃少曰脾病，但弱无胃曰死，濡弱有石曰冬病，石甚曰今病。秋胃微毛曰平，毛多胃少曰肺病，但毛无胃曰死，毛而有弦曰春病，弦甚曰今病。冬胃微石曰平，石多胃少曰肾病，但石无胃曰死，石而有钩曰夏病，钩甚曰今病。《平人气象论》

春言毛，夏言石者，是见胜己之脉；长夏言石，秋言弦，冬言钩者，是见己所胜之脉。此互文以见意也。经谓脉不得胃气者，肝不弦，肾不石也，正谓此也，本藏气衰而他藏之气乘之也。

《脉如》曰：经曰如弦，又曰微弦，则非过弦可知，通指六脉而言，非单指左关也。余仿此。

又曰：经言春得肺脉，夏得肾脉，秋得心脉，冬得脾脉，其至皆悬绝沉涩者，命曰逆四时。未有藏形，于春夏而脉沉涩，秋冬而脉浮大，命曰逆四时也。夫脉与时违，无病得此，诚为可虑。若因病至，不过难治，如秋月病热，脉得浮洪，乃脉证相宜，岂可断为必死乎？余可类推。窃按经必曰悬绝沉涩，又曰未有藏形，着语自有斟酌，而《脉如》所论亦是实理实事，可互发也。经本《玉机真藏论》。悬绝者，迥殊于平脉也。

未至而至，此谓太过，则薄所不胜而乘所胜也，命曰气淫；至而不至，此谓不及，则所胜妄行，所生受病，所不胜薄之也，命曰气迫。何谓所胜？曰：春胜长夏，长夏胜冬，冬胜夏，夏胜秋，秋胜春。《六节藏象论》

春不沉，夏不弦，秋不数，冬不涩，是谓四塞。沉甚弦甚，数甚涩甚，曰病。参见曰病，复见曰病，未去而去曰病，去而不去曰病，反者死。《至真要大论》

此义甚精，可见四时五藏之气周流和同者也，如冬末木气已动，脉当见弦，春初水气犹在，脉仍兼沉是也。若入春即弦而不沉，入夏即洪而不弦，是前藏气弱，后藏气强，母为子夺矣。《六节藏象》曰：气之不袭[1]，是谓非常，非常则变矣。此之谓也。

六气脉

冬至后得甲子，少阳王[2]，复得甲子，阳明王，复得甲子，太阳王，复得甲子，太阴王，复得甲子，少阴王，复得甲子，厥阴王。少阳之至，乍大乍小，乍短乍长；阳明之至，浮大而短；太阳之至，洪大而长；太阴之至，紧大而长；少阴之至，紧细而微；厥阴之至，沉短而敦。《难

---

① 袭：承袭。

② 王：通“旺”。《说文通训定声·壮部》：“王，假借为‘暀（旺）’。”

经》。敦，迫也。

此人身三阴三阳六经王时也。各前三十日手经王，后三十日足经王，其气与春弦夏洪秋毛冬石互见，是脉之常也。《脉经》载扁鹊阴阳脉法，三阳则少阳而太阳、阳明，三阴则少阴而太阴、厥阴，与此不同，未知孰是。

厥阴之至，其脉弦；少阴之至，其脉钩；太阴之至，其脉沉；少阳之至，大而浮；阳明之至，短而涩；太阳之至，大而长。至而和则平，至而甚则病，至而不至者病，未至而至者病。其法：大寒至春分，厥阴风木主之；春分至小满，少阴君火主之；小满至大暑，少阳相火主之；大暑至秋分，太阴湿土主之；秋分至小雪，阳明燥金主之；小雪至大寒，太阳寒水主之。《脉如》本《至真要大论》。

此周天三阴三阳六气王时也。《六微旨》曰：至而不至，来气不及也；未至而至，来气有余也。人在气交之中，而脉象为之转移，与六经王时先后虽若不合，而与弦、洪、毛、石四时王脉实相贯也。

人身六经王时，因天气而迁流者也，不应与周天六气异候，《难经》词旨昭然无疑。至于大寒至春分厥阴风木主之云云①，《内经》虽无明文，实与四时五行之序相合，言六气者必本于此。又《灵枢·阴阳系日月》《素问·脉解》两篇所叙又各不同，殊不可晓，存之以俟知②者。

---

① 云云：犹言“等等”。
② 知：同“智”。

胃气脉

黄帝曰：脉见真藏者死，何也？岐伯曰：五藏者皆禀气于胃，胃者五藏之本也。藏气者，不能自致于手太阴，必因于胃气，乃至于手太阴也。邪气胜者，精气衰也，故病甚者胃气不能与之俱至于手太阴，故真藏之气独见。独见者，病胜藏也，故死。《素问·玉机真藏论》

脉有阴阳。所谓阴者，真藏也，见则必败，败必死也。所谓阳者，胃脘之阳也。别于阳者，知病处也一作从来，别于阴者，知死生之期。《素问·阴阳别论》

平人之常气禀于胃。胃者，平人之常气也，人无胃气曰逆，逆者死。故人以水谷为本，人绝水谷则死，脉无胃气亦死。所谓无胃气者，但得真藏脉，不得胃气也。所谓脉不得胃气者，肝不弦，肾不石也。《素问·平人气象论》

但得真藏脉者，但弦但钩，但毛但石也。统三部言不弦不石云者，就本藏之部言，本藏之气见夺于他藏，他藏胜而本藏之气败也。然肝但弦，心但钩，肺但毛，肾但石，亦为逆，是未尝不分各部也；春不弦，夏不钩，秋不毛，冬不石，亦为凶，是未尝不统三部也。所谓至而甚则病，至而反则死是也。

邪气来也紧而疾，谷气来也徐而和。《灵枢·终始》篇徐而和，即前贤所谓意思忻忻①，难以形容者也。

脉弱以滑，是有胃气，命曰易治。脉实以坚，谓之益甚。《素问·玉机真藏论》

弱以滑，非即胃气也，病脉兼此，是有胃气耳。

四至和缓，固是无病，然惟中取之须不大不小而四至和缓，浮取之须似有似无而四至和缓，沉取之须细柔流利而四至和缓，乃为无病。寸关尺三部，皆应分浮中沉如此。《医存》

浮候府，中候胃气，沉候藏。或疑中候胃气，设六脉俱沉，亦可断其无胃气耶？不知中固中也，浮之中亦有中，沉之中亦有中，不当泥其形而求其神也。盖弦洪毛石各得一偏，而胃气中和合德②，有以化乎四者之偏，故四藏虽各乘时令以呈其体象，而胃气即与之偕行，是胃之气多而四藏之气少也，是为平脉。故任脉之浮沉大小，皆足以征③中气。《脉如》

胃之气多而四藏之气少，有语病，拟为易之曰：是胃气之阳和，充周于四藏，而四藏之气，因以各得其正也。又五藏言四藏，终嫌渗漏，脾亦藉胃气以平也。

下指之时，须以胃气为主，若此部得其中和，则此部无病。或云独大独小者病，此言犹未尽善。假令寸关尺三

① 忻忻：喜悦貌。

② 中和合德：谓胃属土居中，其德合和，其气雍容。

③ 征：证验。

部，有二部皆受热邪，则二部洪盛，而一部独小者，得其中和也，今若以小配大，不去清二部之热，而反来温一部之寒，恐抱薪救火而伤其一部中和之脉体，可不损人之天年？故当以胃气为本者此也。《脉如》

脉贵有根

脉无根有两说，浮无根，尺无根也。《脉如》

《三昧》[①] 曰：于沉脉之中辨别阴阳，为第一关棙[②]，此沉为根之义也。《难经》曰：上部有脉，下部无脉，其人当吐，不吐者死。上部无脉，下部有脉，虽困，无能为害。所以然者，譬如人之有尺，树之有根，枝叶虽枯槁，根本将自生，人有原气[③]，故知不死。此尺为根之义也。《脉经》曰：诸浮脉，无根者皆死。又曰：寸口脉，瀮瀮如羹上肥，阳气微；连连《辨脉》作萦萦如蜘蛛丝，阴气衰《辨脉》作阳气衰。又曰：肺死藏，浮之虚，按之弱如葱叶，下无根者死本《金匮要略》。此浮无根之说也。又曰：神门诀[④]断，两在关后，人无二脉，病死不愈。又曰：寸脉下不至关为阳绝，尺脉上不至关为阴绝，死不治。《灵枢·小针解》曰：所谓五藏之气已绝于内者，脉口气内绝不至；五藏之气已绝于外者，脉口气外绝不至。内绝不至与

---

① 三昧：即《诊宗三昧》，诊断学著作，清初张璐撰。

② 关棙：机关。

③ 原气：元气。

④ 诀：通“决”。《史记·扁鹊仓公列传》：“乃割皮解肌，诀脉结筋。”

下不至关，皆尺无根之说也。其人当吐，不吐者死，谓其人当曾患吐也，若不曾患吐者，是真气脱而无根矣。

劳病吐血脉浮，若重诊无脉，乃无根将脱也。一切虚病、老病、久病、新产均贵重诊有脉也。大汗者，其脉轻诊弱，重诊强，仍有未出之汗，虽止之而不能止；若轻诊强，重诊无，亦将脱也；惟浮沉皆得，脉力平缓，愈之象也。《医存》

此补出“脉力平缓”四字，最佳。盖禀赋素弱，及大病新瘥，其脉皆芤而濡，所谓芤而有胃气也。若浮诊牢强，与沉诊悬绝者，乃为无根欲脱之候矣。不但劳病久病，而卒厥霍乱等急证，尤以有根为贵也。

既大汗矣，轻诊弱，重诊强，察有当下之证，急为下之。但云仍有未出之汗，恐未然也。

脉贵有神与胃气脉参看

不病之脉，不求其神而神无不在也，有病之脉，则当求其神之有无，以断吉凶。如六数七极[1]，热也，脉中有力则有神矣，为泻其热；三迟二败，寒也，脉中有力则有神矣，为去其寒。若数极迟败中不复有力，为无神也，将何所恃耶？苟不知此，而遽泻去之，神将何所依而主耶？汪石山引李东垣。

① 六数七极：谓脉六至为“数”，七至为“极”。此下“三迟二败”类同。

东垣以有力为神，前人曾辨之矣。究之，微弱之脉以有力鼓指为神，弦实之脉以柔软为神。《移精变气论》曰：得神者昌，失神者亡。神者，本于肾间动气而发于胃气者也。《内经》重论谷气①，《难经》兼论原气②，神之义尽矣。《脉如》曰：弦搏之极，全无和气，微渺之极，全无神气，总皆为真藏之见。

脉有禀赋不同

人之禀质，各有不同，而脉应之。如血气盛则脉盛，血气衰则脉衰，血气热则脉数，血气寒则脉迟，血气微则脉弱，血气平则脉和。长人脉长，短人脉短，性急人脉急，性缓人脉缓，肥人脉沉，瘦人脉浮，寡妇室女脉濡弱，婴儿稚子脉滑数，老人脉弱，壮人脉强，男子寸强尺弱，女子尺强寸弱。又有六脉细小同等，谓之六阴，洪大同等，谓之六阳。至于酒后脉数大，饭后脉洪缓，久饥脉空，远行脉疾，临诊者皆须详察。《脉如》

浮沉，有得之禀赋者，趾高气扬脉多浮，镇静沉潜脉多沉。又，肥人脉沉，瘦人脉浮也。有变于时令者，春夏气升则脉浮，秋冬气降则脉沉也。有因病而致者，病在上在表在府则脉浮，在下在里在藏则脉沉也。推之迟数滑

---

① 内经重论谷气：《灵枢·终始》："邪气来也紧而疾，谷气来也徐而和。"

② 难经兼论原气：《难经·三十六难》："命门者，诸神精之所舍，原气之所系也。"

涩，大小长短，虚实紧缓，莫不皆然。性急躁者脉多数，性宽缓者脉多迟，此得之禀赋也。晴燠[①]则脉躁，阴寒则脉静，此变于时令也。至于应病，亦如是矣。富贵则脉流畅，贫贱则脉涩滞，此禀赋也。肝脉属春则微滑，肺脉属秋则微涩，此时令也。至于应病，则主乎血气之通塞也。筋现者脉长，筋隐者脉短，此禀赋也。春长秋短，此时令也。长则气治，短则气病，此病变也。六阴六阳大小，得之禀赋也。时当生长则脉大，时当收敛则脉小，此时令也。邪有余则脉大，正不足脉必小，此应病也。肉坚实者脉多实，虚泡者脉多虚，此禀赋也。春夏发泄，虽大而有虚象，秋冬收敛，虽小而有实形，此时令也。若因病而异，则大而实，小而虚者，可验正邪之主病。大而虚，小而实者，可验阴阳之偏枯。至于紧缓，得于禀赋者，皮肤绷急者脉多紧，宽松者脉多缓也。变于时令者，天气寒凝则筋脉收引，天气暄热则筋脉纵弛也。因病而见者，或外感风寒，或内伤生冷，寒胜，故收引而紧急有力，或热或温，筋脉纵弛，故软弱无力也。《脉如》引何西池。

素未识面，乍诊脉证相合而药不应，甚或增证，乃其本脉素非平等，偶而按脉，据证用药，而未问其生来脉象也。如肥人六阴，当其无病，脉俱不见，若何部脉见，即何经有病，若六脉皆见细数，即是热甚。医者不问本脉六

---

① 燠（yù 育）：热。

阴，必致误治，彼恶知其无病则无脉？今六脉细数，足当他人洪数耶？《医存》

亦有本人亦不自知其本脉者，须问其平日体气之寒热强弱如何。但禀赋脉虽有各种不同，至有病时则异于常人者，亦不过浮沉大小之事耳，至于迟数虚实，不能有异也。何者？其所感之邪气同也。

脉有变幻无定

有是病必有是脉，乃病证之常也。乃有昨日脉浮，今日变沉，晨间脉缓，夕间脉数，午前脉细，午后脉洪，先时脉紧，后时脉伏，或小病而见危脉，或大病而见平脉，或全无病而今脉异于昔脉，变态不常，难以拘执。然既有变态，定有变故，惟在善用心者，详问其故，核对于先后所诊之脉之证，则其脉变之由来及新夹之证，皆洞明矣。苟不详问脉变之故，而但据脉立方，鲜不误者。《医存》

脉之忽变者，其内系于元气之盛衰存脱者，则形神俱变。若中气虚乏之人，往往小有劳逸，饥饱寒暖，其脉即变。此不过形之迟数强弱有异，而其神之为忙为暇为王为衰，细审之，未尝变也。

每一昼夜，气血之行等于天度，数则为实与热，迟则为虚与寒，病固尔矣。若饮食之五臭[1]伤于偏嗜，则藏府

① 五臭：膻、薰、香、腥、腐五种气味。

之阴阳为其所挠，而气血之行非速即迟，不能循其常度。故多食香甘，则挠脾胃土；多食膻酸，则挠肝胆木；多食焦苦，则挠心小肠火；多食腐咸，则挠肾膀胱水；多食腥辣，则挠肺大肠金。味入藏府，变涩与糙；臭入藏府，变臊与腴。涩乃酸咸之变，糙乃苦辣之变，臊乃焦腥之变，腴乃腐膻之变数语扭合，牵强无义。当其变时，则脉亦忽数忽迟，忽大忽小而无定，皆饮食不节之咎也。此特迫以致之，原非病脉本象，比及时过则不复然矣。若诊者适逢其时，不知细察，认为病象，其误非浅。《医存》

此义甚当，不涉肤渺[1]。又香甘属土，多食则伤肾，此相克为累也；壅肺填心，此子母相累也；甘能化湿，香能化燥，此气化为累也。其义尽矣，余仿此。此脉之因饮食而变者也。

天温日明，则人血淖液而卫气浮，故血易泻，气易行；天寒日阴，则人血凝泣[2]而卫气沉。月始生则血气始精，卫气始行，月郭[3]满则血气实，肌肉坚，月郭空则肌肉减，经络虚，卫气去，形独居，是以因天时而调血气也。是以天寒无刺，月生无泻，月满无补，月空郭无治，是谓得时而调之。《素问·八正神明论》

此脉之浮沉虚实因天时而变者也。月空无治者，静以

① 肤渺：肤浅或渺茫。
② 泣：通“涩”。《六书故·地理三》：“泣……又与‘涩’通。”
③ 郭：边缘。

养之，无扰其阴也。审于寒温之义，则夫厚服单衣，密室露处，亦必有辨矣。常有下旬得病，至上旬而自愈者。有病至月生而反增，月满而不减，月空而益甚者，类非佳兆。又病甚而昨见肝脉，今见脾脉，为土乘木；昨见肝脉，今见肺脉，为金克木；昨见肝脉，今见心脉，为木生火也。余仿此。

黄帝曰：人之居处动静勇怯，脉亦为之变乎？岐伯曰：凡人之惊恐恚劳动静，皆为变也。是以夜行，喘出于肾，淫气病肺。有所堕恐，喘出于肝，淫气害脾。有所惊恐，喘出于肺，淫气伤心。度水跌仆，喘出于肾与骨，当是之时，勇者气行则已，怯者则著而为病也。故曰：诊病之道，观人勇怯，骨肉皮肤，能知其情，以为诊法也。故饮食饱甚，汗出于胃；惊而夺精，汗出于心；持重远行，汗出于肾；疾走恐惧，汗出于肝；摇体劳苦，汗出于脾。故春秋冬夏，四时阴阳，生病起于过用，此为常也。《素问·经脉别论》

此脉之因劳动而变者也。问脉而答以喘与汗者，言喘与汗而脉象病机举在其中也。勇者脉强，怯者脉弱，与骨肉皮肤之虚实，而脉亦因之，此出于禀赋者也。汗出五藏者，非汗自五藏出也，各因其藏之气动而鼓汗以外出也。病起过用，尊生者当韦弦佩之①。

---

① 韦弦佩之：《韩非子·观行》载“西门豹之性急，故佩韦以缓己；董安于之心缓，故弦统以自急”，后以比喻自警。韦，熟牛皮。弦，弓弦。

脉因动静而变，故安卧远行，脉形有别，无足怪者。若顷刻之动静，不必远行，即转身起坐，五七步间，其脉即见数疾，坐诊之顷，随即平静。即换诊举手，平疾必殊，一言一笑，无不变更。此种脉候，非五尸祟气之相干，即真元内脱之明验。惟其内气无主，藏气不治，而后经脉之气失其根本，无所依据，而瞬息变更也。《辑要》引董西园[①]。

此变幻无定之极致，关于元气之存脱者也。

痼疾宿疾脉

人有病沉滞久积聚，可切脉而知之耶？然。诊病在右胁有积气，得肺脉结，脉结甚则积甚，结微则积微。诊不得肺脉，而右胁有积气者，何也？然。肺脉虽不见，右手脉沉伏也。其外痼疾同法耶？将异也？然。左右表里，法皆如此。假令脉结伏者内无积聚，脉浮结者外无痼疾，有积聚脉不结伏，有痼疾脉不浮结，为脉不应病，病不应脉，是为死病也。《难经》

结者，坚搏不舒，紧而来难，非必缓中一止也。瘿瓣痔瘘，外痼疾也；癫痫积聚，内痼疾也。

伏匿不出之老疾，身病而脉常不病；酝酿未成之大患，脉病而身常不病；宿疾有见脉证者，不名伏匿矣。如

---

① 董西园：清代医家，字魏如，杭州人，著有《医级》十卷。

湿流关节，风藏骨骱[1]，膈噎臌胀，瘫痪癫狂，哮喘石瘕等类，此皆有证有脉者也。《医存》

此与《难经》异者，痼疾日久，人身血气与之相习而不相争。《三指禅》[2]曰：天下怪怪奇奇之证，诊其脉依然圆静和平者，老痰也。又以年壮体强，境遇丰顺，心情舒畅，血气流通，亦有不见脉者，稍或饮食劳倦，思虑忧郁，即见矣。虽然，犹有说焉。所谓不见者，仍泥《难经》必结之义耳。《素问·脉要精微论》曰：按之至骨，脉气少者，腰脊痛而身有痹也。痹，即痼疾类也，而云脉气少，盖有于平脉中偶见一二至牢强者，亦有偶见一二至濡弱者，牢强易见，濡弱难见也。凡病证迁延不愈，或虽愈而病根不净，时时复发者，谓之痼疾。病愈不复发，而本经血气受伤，终不能复者，谓之宿疾。王氏所谓宿疾，指时愈时发者，仍是痼疾也。

伏匿老疾，亦有见脉者，但于无新病时，每部候至百至，必见脉象，或见一二息，或见数息，或见于一部，或见于数部，过时又隐矣。其见有一定部位，故可知疾伏于此处而究无一定至数也。若于新病时诊之，则混淆难辨。大约昔患疮证血证，今见涩脉；昔患痰证，今见结脉；昔患肝郁，今见沉细促数；昔患食积寒痹，今见沉细迟结；昔患臌胀，今见濡弱；昔患血痢，今见右关沉涩；昔患暑

① 骱（jiè 借）：骨节相接处。
② 三指禅：脉书名，清代周学霆著，三卷。

热，今见浮大无力。此其大略，可于百至内诊得之。若此病将发已发，则此脉不待百至而已数见矣。有是脉必有是证，有是证必有是脉，诊明此脉，问明此证，设法治之，亦甚易耳。《医存》

此仍以一脉主一病也，在迁延不愈与时愈时发之痼疾则然矣，其脉下指即见，非待百至而仅见一息数息也。惟宿疾气血不复者，则往往于平脉中而忽见一二至，细也，紧也其劲如线，虚也，散也模糊涣散，应指无力，滑也，涩也，结也，动也，可据以分其气血之寒热虚实而已，不能细分某脉主某病也。此篇王氏所论，游移影响[1]，不似《难经》明直者，所见不真也。故有志者，总须涵泳经旨，能于经旨陶融，透过数层，则胸中有主，便觉后贤议论，多肤浅未的[2]也。

王氏又曰：凡杂病久治不效者，宜问明受病之因，设法重治其因，自愈，勿治见有之证也。此治久病要诀也，附记于此。

伏疾脉

脉居阴部，而反阳脉见者，为阳乘阴也，脉虽时沉涩而短，此为阳中伏阴也。脉居阳部，而反阴脉见者，为阴乘阳也，脉虽时浮滑而长，此为阴中伏阳也。《难经》

① 影响：影子与回声，喻模糊不确。
② 的：确实。

此邪气初萌之兆也。第二卷中引《难经》一阴一阳、一阴二阳、一阴三阳云云，亦此义也，宜潜玩焉。

诸脉浮数当发热，而反洒淅恶寒，若有痛处，饮食如常者，畜[①]积有脓也。《辨脉》

巢氏《肺痈论》曰：脉紧数，其脓未成。紧去但数，脓已成也。《疮疽论》曰：弦洪相搏，外紧内热，欲发疮疽也。《医存》曰：平素六脉数，而无应脉之证，后日必生痈疽。数而有力者主痈，无力者主疽。浮数盛者主表，在身；沉数盛者主里，在藏府。六脉齐数，而无差等，其发尚迟。若有一二部更甚，则此经所属部位穴道，当见端倪矣。

右寸迟细而略结者，苟无胸痛之证，必作半截呃，不能作长呃也，即噎食之初起。《医存》

此二节举迟数二脉以见大义，兼脉证而言，是邪气已盛之兆也。又如诊得脉弦滑，决其有痰，而其人自言无痰，及进活痰之剂，遂痰动而出多者本《医话稿》，此皆隐伏未发之疾也。凡诊得其脉，而无其证者，即宜审慎，或是未愈之宿疾，或是未发之隐疾也。内瘫、内疸、内痈，脉沉而数，并伏疾也。

又如肝病，诊得脾虚，虑其传脾，即预为裨[②]脾；诊

---

① 畜：通“蓄”。《周易·序卦》：“比必有所畜。”陆德明释文：“畜，本亦作‘蓄’。”

② 裨：补益。

得肺盛，虑其克肝，即急为泻肺。此经所谓治未病者，亦与诊隐疾之脉同法也。

新病久病脉

有故病，五藏发动，因伤脉色，各何以知其久暴至之病乎？岐伯曰：征其脉小，色不夺者，新病也；征其脉不夺，其色夺者，久病也；征其脉与五色俱夺者，久病也；征其脉与五色俱不夺者，新病也。肝肾并至，其色苍赤，当病毁伤不见血。已见血，湿若中水也。《脉要精微论》。肝肾并至，脉沉弦也。

《平人气象论》曰：脉小弱以涩，谓之久病；滑浮而疾，谓之新病。凡暴病，脉浮洪数实者顺，久病，脉微缓软弱者顺，反此者逆。久病忌数脉，暴病而忽见形脱脉脱者死。外感之脉多有余，忌见阴脉，内伤之脉多不足，忌见阳脉，此大法也。《脉如》

盛启东[1]以新病之死生系乎右手之关脉，宿病之死生主乎左手之关尺。盖新病谷气犹存，胃脉自应和缓，即或因邪鼓大，因虚减小，必须至数分明，按之有力，不至浊乱，再参以语言清爽，饮食知味，胃气无伤，虽剧可治。如脉势浊乱，至数不明，神昏语错，病气不安，此为神识无主，苟非大邪瞑眩，岂宜见此？经谓浮而滑为新病，小以涩为久病。故新病而一时形脱者死，不语者亦死，口开

---

① 盛启东：即盛寅，字启东，明代吴江人，著有《医经秘旨》。

眼合，手撒喘汗遗尿者，俱不可治。新病虽各部脉脱，中部独存者，是为胃气，治之可愈。久病而左手关尺软弱，按之有神，可卜精血之未艾，他部虽危，治之可生。若尺中弦紧急数，按之搏指，或细小空绝者，法在不治。盖缘病久，胃气向衰，又当求其尺脉，为先天之根本也。启东又云：诊得浮脉，要尺内有力，为先天肾水可恃，发表无虞；诊得沉脉，要右关有力，为后天脾胃可凭，攻下无虞。此与前说互相发明也。《诊宗三昧》。各部脉脱，中部独存，措词未协。

慎柔曰：久病脉反有神，法在不治。如残灯之焰，乍明即灭矣。按虚劳脉证，《慎柔五书》言之最详，惜治法偏用温平补腻，而未分先后施治次序耳。

久病，脉滑疾如电掣，不直手略按，即空而无根，此元气将脱之兆也。新病见此，亦不可妄用表散。《中藏经》以滑为虚，即此意也。

内因外因脉不内外因脉

结则因气，散则因忧，紧则因怒，细则因悲。《中藏经·内因》

浮而弦者起于风，缓而大者亦风，濡而弱者起于湿，洪而数者起于热，迟而涩者起于寒。同上，外因。

所谓不内外因者，凡金疮跌仆、痈疽积聚、祟注尸厥、蛔动宿食，皆不内外因之例也。大抵虚则脉虚小，脓血伤耗者宜之；实则脉实大，瘀结积痛者宜之。热则脉数滑，寒则脉紧涩，虫动紧滑，尸厥弦大，痛则代，注则沉紧而长过寸口，祟则乍大乍小，乍长乍短，两手脉如出两人也，有所堕坠，恶血留内，与大怒气逆，上而不下，俱胁痛而脉弦紧，则与内因同脉也。详具《内经》《脉经》，此其大概而已。

脉来虚散，喜伤心也；结滞，思伤脾也；沉涩，忧伤气也；紧促，悲伤肺也；弦急，怒伤肝也；沉弱，恐伤肾也；动摇，惊伤胆也。此内淫所夺，脉见其情，但当平补者也。《脉如·内因》，出《三因方》。

又曰：喜则缓，悲则紧，忧则涩，思则结，恐则沉，惊则动，怒则急。《素问·举痛论》曰：怒则气上，喜则气缓，悲则气消，恐则气下，寒则气收，炅[①]则气泄，惊则气乱，劳则气耗，思则气结。《至真要论》曰：暴怒伤阴，暴喜伤阳。

脉来浮缓则伤风，病在卫；弦紧则伤寒，病在营；虚弱则伤暑，病在气；沉缓则伤湿，病在肉；涩则伤燥，病在血；虚数则伤热，病在皮毛。此外邪所干，脉见其情，但当解散者也。《脉如·外因》

又曰：寒则紧，应肾；暑则虚，应心；燥则涩，应肺；湿则细缓，应脾；风则浮，应肝；热则弱，应心

---

① 炅（jiǒng 窘）：热。

包络。

脉来细数弦滑，则伤食；短涩实疾，亦伤食；沉数顶指，则冷积；弦数弱大，则劳倦极也；微弱伏数，则色欲过也；沉伏滞涩，则抑郁甚也。此正气所夺，脉见其情，但当调治者也。《脉如·不内外因》

又曰：思虑劳神过度，伤心，脉虚涩；举重行远，用力过度，伤肾亦伤肝，房室同，脉紧；房室过度，伤心包络亦伤肝肾，脉微涩；疲剧筋痛，伤肝，脉弦弱；饮食饥饱，伤脾，饥者弦缓，饱者滑实；叫呶[①]动气，伤肺，脉躁弱。

凡二十八种脉形，从其部位所见，但与人迎相应者则为外感，与气口相应者则为内伤，其病证则与诸脉主病相同。《脉如》

此寸口主中、人迎主外之义也，详见卷一《人迎气口篇》。又《素问》以脉太过者病在外，不及者病在中，详见前《四时脉篇》。

诊外感，执定浮沉以辨其寸关尺。盖初感由于经络，病在表，轻者寸浮盛，重者关尺亦见浮盛。迨传入里，生内热，则沉盛矣。病在上则见于寸，在中则见于关，在下则见于尺。《医存》

诊内伤，执定寸关尺以辨其浮沉。盖初病即分藏府，各见于本位，在府则本部浮，在藏则本部沉。迨日久，有

① 呶（náo 挠）：喧哗。

府病而连引藏者，有藏病而伤及府者，有数经兼病者，皆按部而察其浮沉。凡数经兼病，须察当前之证候形色，与致病之因由，核对于脉象，得其主脑而治之。《医存》

相类脉附相反脉

浮与芤相类，又与洪相类，弦与紧相类，革《千金翼方》作牢与实相类，滑与数相类，沉与伏相类，微与涩相类，濡与弱相类，又与迟相类，迟与缓相类。《脉经》

李濒湖有二十七脉相类歌，较此为详。

《内经》曰：审其大小缓急滑涩，而病变定矣。《难经》曰：浮滑长，阳也；沉短涩，阴也。李濒湖以浮沉、迟数、虚实、滑涩等分目，陈修园以浮沉、迟数、虚实、大缓立纲，皆以相反对待者言也。盖凡察脉，得其相类，又得其相反，则诸脉形状，可了然指下矣。其义如大易，六十四卦次序，皆相对待，一阖一辟①，天地阴阳之大义也。

① 辟：开启。

卷四　主病类

陈修园二十八脉纲目

讲诊学者，必先熟于脉名脉形与各脉专主何证，然后可泛滥以及于兼主诸证，而变化于不穷。故崔《紫虚脉诀》①《李濒湖脉学》，虽无所发明，而简约切当，犹诊书中之目录也。陈修园所辑尤为简切，且是编例不收有韵之文，故独有取于是焉。其下一格及小注，并皆原文，未尝参以臆说也。

浮轻手乃得，重手不见，为阳为表除沉伏牢三脉之外，皆可互见。

浮而中空为芤有边无中，如以指著葱之象，主失血；浮而搏指为革中空外坚，似以指按鼓皮之状，浮见也。视芤脉中更空而外更坚也，主阴阳不交孤阳越于上，便知真阴竭于下矣；浮而不聚为散按之散而不聚，来去不明，主气散。浮，不沉也，沉中诸脉俱不能兼。

沉轻手不见，重手乃得，按至肌肉以下，为阴为里除浮、芤、革、散四脉之外皆可互见。

沉而几无为伏著骨始得，较沉更甚，主邪闭；沉而有力为牢沉而强直搏指，主内实。沉，不浮也，浮中诸脉俱不能兼。

---

① 崔紫虚脉诀：南宋崔嘉彦所撰脉书。崔紫虚，南宋道士，字希范，号紫虚、紫虚道人，建昌（今江西永修）人，著《紫虚脉诀》，以四言体歌诀写成，后世流传广泛。

迟一息三至或二至，为在藏，为寒除数、促、紧、动四脉之外皆可互见。

迟而时止为结迟中而时有一止也，但无定数，主气郁血壅痰滞亦主气血渐衰；迟而更代为代迟中一止，不能自还而更代也，止有定数，主气绝亦主经隧有阻，妊妇见之不妨。迟，不数也，数中诸脉不能兼见。

数一息五六至，为在府，为热除迟、结、代三脉之外俱可互见。

数而牵转为紧如牵绳转索也，主寒邪内痛亦主表邪；数而时止为促数中时有一止，亦无定数，主邪气内陷；数见关中为动形圆如豆，厥厥摇动，见于关部，主阴阳相搏主气与惊，男子伤阳，女子血崩。数，不迟也，迟中诸脉不能兼见。

虚不实也，应指无力，浮中沉三候俱有之，前人谓豁然空大见于浮脉者非，主虚有素禀不足，因虚而生病者；有邪气不解，因病而致虚者。

虚而沉小为弱沉细而软，按之乃见，主血虚亦分阴阳胃气；虚而浮小为濡如絮浮水面，主气虚亦主外湿；虚而模糊为微不显也，指下不分明，若无若有，浮中沉皆是，主阴阳气绝；虚而势滞为涩往来干涩，如轻刀刮竹之象，主血虚亦主死血；虚而形小为细形如蛛丝，指下分明，主气冷；虚而形缩为短寸不通鱼际，尺不通尺泽，主气损亦主气郁。已上皆言脉势，惟细、大、长、短皆指脉形而言。细者形如蛛丝也，微与细相类，但微对显而言，细对大而言，分别在此。

实不虚也，应指有力，浮中沉俱有之。《四言脉诀》云牢甚则实，独附于沉脉者非。大抵指下清楚而和缓为元气之实，指下逼逼而不清为邪气之实也，主实。

实而流利为滑往来流利，主血治亦主痰饮；实而迢长为长上至鱼际，下至尺泽，主气治亦主阳盛阴衰；实而涌沸为洪应指满溢，如群波涌起之象，主热极亦主内虚；实而端直为弦状如弓弦，按之不移，主肝邪亦主寒主痛。

大即洪脉而兼脉形之阔大也，旧本统于洪脉，今分别出之。

邪气盛则胃气衰，故脉大而不缓新病邪强必正弱，久病外实必中空。

缓脉来四至，从容不迫，主正复和缓之缓主正复，怠缓之缓主中湿。

胃气复则邪气退，故脉缓而不大。缓者，主脉之气象从容不迫而言，非指往来之迟缓也。迟对数言，迟则不数也。缓则所包者广，迟中有缓，数中亦有缓，非浅人所可领会，故《内经》以缓与大对言，不与数对言，其旨深哉。

郭元峰二十八脉集说

郭氏著《脉如》专辨疑似之脉，议论明畅，启发后学非浅。其文皆裒①辑士材《正眼》、景岳《脉神》及诸家脉书而成，而采之张石顽《诊宗三昧》者尤多。士材详于形状，景岳详于主病，石顽详于义

① 裒（póu 抔）：收集。

理，而石顽深远矣。今于其采之未尽者，量为补录于各条之末，以备观览。其有未畅，略附鄙见，则列之小注，或加“按”字以别之。

数脉

数者，脉息辐辏[①]，六至以上，主阳盛燔灼，侵剥真阴之病，为寒热，为虚劳，为外邪，为痈疽，此脉随病见也。寸数喘咳，口疮肺痈；关数胃热，邪火上攻；尺为相火，遗浊淋癃。浮数表热，沉数里热；阳数君火，阴数相火；右数火亢，左数阴戕[②]。此按部位以测病情也，昔人论之详矣。又云数大烦躁，狂斑胀满，数虚虚损，数实实邪，数滑热痰，数涩为损，热灼血干，此大概主乎数脉而各有兼诊之殊也。夫《脉经》首重数脉，以阴阳疑似虚实表里之间，最易混淆也。但数则为热，人皆知之，而如数之脉，人多不察，此生死关头，不可不细心体认也。夫数按不鼓，则为寒虚相搏之脉；数而大虚，则为精血销竭之脉。细疾若数，阴燥似阳之候也；沉弦细数，虚劳垂死之期也。又有驶脉，即如数脉，非真数也。若假热之病，误服凉剂，亦见数也。世医诊得脉息急疾，竟不知新病久病，有力无力，鼓与不鼓之异，一概混投苦寒，遽绝胃气，安得不速人于死乎？徐东皋[③]云：数候多凶，匀健略[④]

---

① 辐辏：形容连续不断。辐，车的辐条。辏，车毂。

② 戕：损伤。

③ 徐东皋：即徐春甫，明代医家，字汝元，号东皋，祁门（今属安徽）人，著有《古今医统大全》等。

④ 略：《古今医统大全》卷四作“犹”。

可。惟宜伤寒，妊疟小儿。《濒湖脉学》云：数脉为阳热可知，只将君相火来医。实宜凉泻虚温补，肺病秋深却畏之。据此亦当有温补者矣，若仅言君相火来医，则犹见之未扩也。夫独不有阳虚阴盛之重恙，反得紧数有力之实脉，急温桂附，旋即痊可者乎？谨再引《内经》，为时师下一痛针。《玉机真藏论》言冬脉，曰其气来如弹石者为太过，病在外，其去如数者为不及，病在中。释云：来如弹石者，其至坚强，营之太过也；去如数者，动止疾促，营之不及也。盖数本属热，而此真阴亏损之脉，亦必急数，然愈数则愈虚，愈虚则愈数，而非阳强实热之数，故不曰数而曰如数，则辨析之意深矣如数者，阴虚而吸力少也，脉去至中途即散而无踪，如去之甚速也。此而一差，生死反掌，何独数？脉有相似者，即浮、沉、迟、缓、滑、涩、洪、实、弦、紧诸脉，亦皆有相似也。又非惟脉然也，即证如疟如痰如喘如风如淋等病，设非素娴审辨，临事最撼心目。故庸浅者只知现在，精妙者疑似独明，为医之难，政[①]此关头矣。通一子[②]云：滑数、洪数者多热，涩数、细数者多寒，暴数者多外邪，久数者必虚损。读此数语，则数脉与如数之脉了然矣。今将通一子张景岳数脉有阴有阳之论及西池先生之说何梦瑶列于后，读者留心细别，其于脉道，思过半矣。

---

① 政：通“正”。《墨子·节葬下》孙诒让闲诂：“政、正通。”

② 通一子：即张介宾。此下语见《景岳全书》卷五。

西池先生曰：虚热者脉必虚数无力，固矣，然有过服凉剂，寒热搏击，或肝邪克土，脉反弦大有力者，投以温补之剂，则数者静，弦者缓，大者敛矣，此最当知。又有虚寒而逼火浮越者，真阳欲脱者，脉皆数，甚亦强大有力，皆当以证参之勿误也。《脉经》曰：三部脉如釜中汤沸，旦得夕死，夕得旦死。

通一子云：数脉有阴有阳，后世相传，皆以数为热脉，乃始自《难经》。不知数脉主热，须分虚实。余自历验以来，凡见火热、伏火等证，脉反不数，而惟洪滑有力，如经所谓缓而滑曰热中[1]者是也。至如数脉之辨，大约有七，兹列于下，诸所未尽，可以类推。

外邪有数脉。然初感便数者原未传经，热自何来？所以止宜温散。即或传经日久，但必数而滑实，方可言热。若数而无力者，到底仍是阴证，只宜温中。此外感之邪不可尽以为热也。虚损有数脉。凡患阳虚而数者，脉必数而无力，或兼细，而证见虚寒，此则温之且不暇，尚堪作热治乎？又有阴虚而数者，脉必数而弦滑，虽有烦热诸证，亦宜慎用寒凉，若但清火，必至脾泄而败。且虚损者脉无不数，数脉之病，惟损最多，愈虚则愈数，愈数则愈危。疟疾有数脉。凡疟作之时，脉必紧数，疟止之时，脉必和缓，能作能止者，惟寒邪之进退耳，真火真热则不然也。痢疾有数脉。但兼弦涩细弱者，虚数非热数，宜温命门，

① 缓而滑曰热中：语出《素问·平人气象论》。

百不失一。有形证多火，年力强壮者，方可以热数治，必见洪滑实数之脉，方是其证。疮疡有数脉。疮疡之发，有阴有阳，可攻可补，不得以脉数概指为热。痘疹有数脉。以邪毒未达也，达则不数矣。癥癖有数脉。凡腹胁之下有块如盘，以积滞不行，脉必见数。若无火证而见细数者，不得以为热。胎孕有数脉。冲任气阻，所以脉数，本无火也。此当以强弱分寒热，不可因其脉数而执黄芩为圣药也。凡邪盛者多数脉，必兼阳脉，虚甚者尤多数脉，必兼阴脉，则是热非热可知矣。

张石顽曰：伤寒以烦躁脉数者为传，脉静者为不传，有火无火之分也。即经尽欲解而脉浮数，按之不芤，其人不虚，不战汗出而解，则知数而按之芤者，皆为虚矣。又阳明例云：病人脉数，数则为热，当消谷引食而反吐者，以发汗令阳气微，膈内虚，脉乃数也。数为客热，不能消谷，胃中虚冷，故吐也。又胃反而寸口脉微数者，为胸中冷。又脉阳紧阴数为欲吐，阳浮阴数亦吐，胃反脉数，中气大虚而见假数之象也。凡乍病脉数而按之缓者，为邪退。久病脉数，阴虚之象。瘦人脉数，多火阴虚。形充肥泽之人脉数，为痰湿郁滞，经络不畅而蕴热，未可责之于阴也。至于数则心烦，又曰滑数，心下结热，皆包络火旺而乘君主之位耳。若乍疏乍数，不问何病，皆不治也。

浮　脉

浮主于表，行从肉上，如循榆荚，如水漂木，体法天属阳，藏司肺，时属秋，运主金也。为中气虚，为阴不足，为风为暑，为胀满，为不食，为表热，为喘急，此脉随病见也。又云：寸浮伤风，头痛鼻塞。左关浮者，风在中焦；右关浮者，风痰在膈。尺部得浮，下焦风客，小便不利，大便秘涩。此按部位以测病情也，昔人论之详矣。浮紧伤寒，浮缓伤风，浮数伤热，浮洪热极，浮洪而实，热结经络，浮迟风湿，浮弦头痛，浮滑风痰，浮虚伤暑，浮濡汗泄，浮微气虚，浮散劳极。此大概主于浮脉，而各有兼诊之殊也。至若浮芤失血，浮革亡血，内伤感冒而见虚浮无力，痨瘵阴虚而见浮大兼疾，火衰阳虚而见浮缓不鼓，久病将倾而见浑浑革至，浮大有力，皆如浮脉也。叔和云：脉浮而无根者死。其亦可以浮诊而用治表之剂乎？夫曰浮多主表证，曰如浮悉属里病，表里不明，生死系之矣。通一子云浮为在表，然真正风寒外感者反不浮，但紧数而略兼浮者，便是表邪，其证必发热无汗身疼者是也。若浮而兼缓，则非表邪矣。大抵浮而有力有神者为阳有余，则火必随之，或痰见于中，或气壅于上，可类推也。若浮而无力空豁者为阴不足，阴不足则水亏之候，或血不营心，或气不化精，中虚可知矣。若以此等为表证，则害莫大矣。其有浮大弦鞕[1]之极，甚至四倍以上者，《内经》谓之关格。此非有神之谓，乃真阴之虚极而阳亢无根，大

---

① 鞕：同“硬”。

凶之兆也。

张石顽曰：伤寒以尺寸俱浮为太阳经病，以浮主表也，但指下有力，即属有余，而太阳本经风寒营卫之辨，全以浮紧、浮缓而分。其有寸关浮而尺迟弱者，谓之阳浮阴弱，营气不足，血少之故。盖太阳以浮为本脉，一部不逮①，虚实悬殊。亦有六脉浮迟，而表热里寒，下利清谷者，虽始病有热，可验太阳，其治与少阴之虚阳发露不异。又有下后仍浮，或兼促、兼弦、兼紧、兼数之类，总由表邪未尽，乃有结胸、咽痛、胁急、头痛之变端。详结胸、藏结及痞之证，皆下早表邪内陷所致，究其脉虽变异，必有一部见浮，生死虚实之机，在关上沉细紧小之甚与不甚耳。若阳明府热攻脾，脉虽浮大，心下反鞕者，急下之，所谓从证不从脉也。至于三阴，都无浮脉，惟阴尽复阳，厥愈足温，脉浮者，皆为愈证。三阴例，皆以脉浮为欲愈，则不浮为未愈，可见也。总之，阳病浮迟，兼见里证，合从阴治，阴病脉浮，证显阳回，合从阳治，此伤寒之微旨也。若夫别病日久而脉反浮者，此中气亏乏不能内守而然。若浮而久按渐衰，更不能无假象发见之虞矣。

沉　脉

沉脉为里，动乎筋骨之间，如石沉水，必极其底，外柔内刚，按之愈实，体同地属阴，藏司肾，时属冬，运主

① 逮：及。

水也。两尺若得沉实有神，此为根深蒂固，修龄广嗣之征。如病，则为阳郁之候，为寒为水，为气为郁，为停饮，为癥瘕，为胀实，为厥逆，为洞泄，昔人论之详矣。沉紧内寒，沉数内热，沉弦内痛，沉缓为湿，沉牢冷痛，沉滑痰食，沉濡气弱兼汗，沉伏闭痛，此则大概主于沉脉，而各有兼诊之殊也。至于沉而散，沉而绝，沉而代，沉而短，沉不鼓，久病与阳病得此，垂亡之候也。若沉而芤，沉而弱，沉而涩，沉而结，主亡血伤精，六极之脉，诸如此类，不得概以沉属寒属痛而混投温散之剂也。更有如沉之脉，每见表邪初感之际，风寒外束，经络壅盛，脉必先见沉紧，或伏或止，是又不得以阳证阴脉为惑，惟亟投以疏表之剂，则应手汗泄而解矣。此沉脉之疑似，不可不辨也。通一子云：沉虽属寒，然必察其有力无力以辨虚实矣。沉而实者，多滞多气，故曰下手脉沉，便知是气，气停积滞者，宜消宜攻，沉而虚者，因阳不达，因气不舒，阳虚气陷者，宜温宜补，不得一概而混治也。

张石顽曰：伤寒以尺寸俱沉为少阴病，故于沉脉辨别阴阳为第一关棙。如始病不发热，不头痛，而手足厥冷，脉沉者，此直中阴经之寒证也。若发热头痛，烦扰不宁，至五六日渐变手足厥冷，躁不得寐而脉沉者，此传经寒邪之热证也。亦有始虽阳邪，因汗下太过而脉见沉迟，此热去寒起之虚证也。有太阳证下早，胸膈痞鞕，而关上小细沉紧者，此表邪内陷阴分之藏结矣。有少阴病，自利清水，口干腹胀，不大便，而脉沉者，此热邪陷于少阴也。有少阴病始得之，反发热，脉沉者，麻黄附子细辛汤温之，是少阴而兼太阳也。此与病发热头痛，脉反沉，身体痛，当温之，宜四逆汤之法，相似而实不同也。有寸关俱浮，而尺中沉迟者，此阳证夹阴之脉也。大都沉而实大，数盛动滑而有力，为阳邪内伏，沉而细迟，微弱弦涩少力，为阴寒无疑。更有冬时伏邪，发于春夏，烦热燥渴，而反脉沉足冷，此少阴无气，邪毒不能发出阳分，下虚死证也。凡伤寒温热得汗后脉沉，皆为愈征，非阳证阴脉之比。更有内外有热，而脉沉伏，不数不洪，指下涩小急疾，无论伤寒杂病发于何时，皆为伏热，不可以脉沉而认阴寒。至于肠澼自利而沉，寒疝积瘕而沉，历节痛痹而沉，伏痰留饮而沉，石水正水而沉，胸腹结痛而沉，霍乱呕吐而沉，郁结气滞而沉，咸为应病之脉。若反浮大弦涩，或虽沉而弦细坚疾，胃气告匮，未可轻许以治者矣。

《三昧》曰：沉为藏府筋骨之应。盖缘阳气式微，不能统运营气于外，脉显阴象而沉者，则按久愈微。若阳气郁伏，不能浮应卫气于外，脉反伏匿而沉者，则按久不衰。阴阳寒热之机，在乎纤微之辨。营卫之外别有阳气之名，殊未合。只是营不内充则气下陷，而卫不外达则气上遏，故皆令脉沉也。

迟　脉

迟为阴脉，与数为阴阳对待之体，数六至，迟三至，息数甚悬。至离经之脉，则仅二至，《内经》谓之少气。然迟主藏病，多属虚寒。浮迟表寒，沉迟里寒，迟涩为血病，迟滑为气病，有力冷痛，无力虚寒。或主不月，或见阴疝，或血脉凝泣，或癥瘕沉痼。气寒则不行，血寒则凝滞。迟兼滑大，风痰顽痹。迟兼细小，真阳亏损也。或阴寒留于中，为泄为痛，元气不营于表，寒栗拘挛，皆主阳虚阴盛之病也。而独有如迟之脉，凡人伤寒初解，遗热未清，经脉未充，胃气未复，必脉见迟滑，或见迟缓，亦可投以温中而益助余邪乎？高鼓峰[1]云迟而汗出者死，此虚实之不容不辨也。

张石顽曰：仲景有阳明病脉迟，微恶寒而汗出多者，为表未解。脉迟，头眩腹满者，不可下。有阳明病，脉迟有力，汗出不恶寒，身重喘满，潮热便鞕，手足濈然[2]汗出者，为邪欲解，可攻其里。又太阳病，脉浮，误下而变迟者，为结胸。若此皆热邪内陷之明验也。须知迟脉虽见表证，亦属藏气不充，所以邪气流连不解。详迟为在藏一语，可不顾虑藏气之困乎？

滑　脉

滑脉为阳中之阴，往来流利，如珠走盘。若滑而匀平，乃得胃气之脉也。故经云：脉弱以滑，是有胃气。又

---

① 高鼓峰：清代医家，名斗魁，字旦中，号鼓峰，鄞县人，著有《四明心法》等。

② 濈（jí及）然：汗出貌。

云：滑者阳气盛，微有热，按之指下鼓击有力有神，如珠圆活，替替[①]不绝，男得此无病，女得此有胎。乃真滑脉也，若病则属痰饮。浮滑风痰，沉滑食痰，寸滑呕吐，关滑畜血，尺滑癫淋遗泄。滑大滑数，为内热，上为心肺头目咽喉之热，下为小肠膀胱二便之热，亦脉证相应之脉也。而特有如滑之脉，骤诊亦似平和，不大不小，不见歇止，不见克胜，息数如常，只觉平动不鼓，牒牒[②]而去，稍按即无，此为元气已脱此即麻子之先兆。累累如珠，自尺上趋于寸而无起伏。亦有中气郁结者，按之必实而有力，仅存余气留连藏府经络之间，未尽断耳。先于死期旬日内便见此脉，乃绝脉也，虽卢扁[③]亦难复苏。每见医者尚于此际执以为痰，化气消痞，攻剂任投，只速其死耳。至于虚损多弦滑之脉，阴虚而然也，泻利多弦滑之脉，脾肾津液受伤也，此又不得通以火论矣。

张石顽曰：伤寒温热时行等病，总以浮滑而濡者为可治。昔人以滑大无力为内伤元气，夫滑脉虽有浮沉之分，终无无力之象。盖血由气生，脉因气动，若果气虚，则鼓动之力先微，脉何由而滑耶？惟是气虚不能统摄阴火，而血热脉滑者有之，阴虚血燥则气愈悍。又平人肢体丰盛，而按之绵软，六脉软滑，此痰湿渐积于中，外终日劳役，

① 替替：流利貌。
② 牒牒：频频貌。
③ 卢扁：即扁鹊，史载扁鹊家居卢地，因称。

不知倦怠，若安息则重著酸疼矣，以滑则为痰也。若滑而急强，擘擘[①]如弹石，谓之肾绝。滑不直手，按之不可得，为大肠气不足，以其绝无从容和缓之胃气也，故经云予之短期。

《正眼》曰：仲景谓翕奄沉名曰滑，而人莫能解。盖翕，浮也，奄，忽也，谓忽焉而沉，摩写往来流利之状，极为曲至矣。

涩　脉

涩脉为阴，往来艰难，动不流利，状如轻刀刮竹，如雨沾沙，如病蚕食叶，参伍不调，主伤精亡血之病，为血痹，为寒湿入营，为心痛，为胁痛，为解㑊[②]，为反胃，为亡阳，为肠结，为忧烦，为拘挛，为麻木，为无汗，为脾寒食少，为二便不调，为四肢厥冷，男子伤精，女子失血，又为不月，为胎病，为溲淋，亦为气滞。凡见涩脉，多因七情不遂，营卫耗伤，血少而气不波澜，其在上则有上焦之不舒，其在中下则有中焦下焦之不运，在表则有筋骨之疲劳，在里则有精神之短少。经曰：脉弱以涩，是谓久病[③]。然亦有不同者，或人禀赋经脉不利，或七情伤怀莫解，或过服补剂，以致血气壅盛，或饮食过度，不即运化，或痰多而见独涩，或久坐久卧，体拘不运，此又非主

---

① 擘擘：《诊宗三昧·师传三十二则》作“辟辟”。

② 解㑊：病名，《素问·平人气象论》：“尺脉缓涩，谓之解㑊。”

③ 脉弱以涩……谓久病：语本《素问·平人气象论》。

于伤精亡血之病也。至于虚劳细数而涩，或兼结代，死期可卜。凡诊此脉，须察病机，庶无谬治。《脉法》云：涩为血少，亦主伤精。寸涩心痛，或为怔忡；关涩阴虚，因而中热，右关土虚，左关胁胀；尺涩遗淋，血利可决，孕为胎病，无孕血竭。《金匮》云：寸口脉浮大，按之反涩，尺中亦微而涩，知有宿食。有发热头痛而见浮涩数盛者，阳中雾露之气也。雾伤皮腠，湿流关节，总皆脉涩，但兼浮数沉细之不同也。有伤寒阳明府实，不大便而脉涩，温病大热而脉涩，吐下微喘而脉涩，水肿腹大而脉涩，消瘅大渴而脉涩，痰证喘满而脉涩，病在外而脉涩，皆脉证相反之候。平人无故脉涩，贫窘之兆。尺中蹇涩则艰于嗣。其有脉塞而鼓如省客[①]，左右旁至如交漆[②]，按之不得如颓土[③]，皆乖戾不和，殊异寻常之脉，故《素问》列之《大奇》。

《正眼》曰：王叔和谓其一止复来，非也。往来迟难，有似于止而实非止也。又曰：细而迟，往来难且散者，乃浮分多而沉分少，有似于散而实非散也。

《三昧》曰：总由津血亏少，不能濡润经络，亦有因

① 省客：脉名。《素问·大奇论》："省客者，脉塞而鼓，是肾气不足也。"

② 交漆：脉名。《素问·大奇论》："交漆者，左右旁至也，微见三十日死。"

③ 颓土：脉名。《素问·大奇论》："脉至如颓土之状，按之不得，是肌气予不足也。"

痰食胶固，中外脉道阻滞者。

实 脉

实脉者，浮沉皆得脉体厚也，大而且长，应指愊愊然[①]不虚也。经曰血实脉实，曰脉实者水谷为病，曰气来强实，是谓太过，盖实主火热有余之证。或发狂谵语，或阳毒便结，或咽瘇[②]舌强，或脾热中满，或腰腹壅痛。或平人实大，主有痫疾，宜先下之。或痈疽脉实，急下之，以邪气在里故也。急宜通肠发汗，亟解繁苛之火，不待再计矣。又有如实之脉，久病得此，孤阳外脱，脉必先见弦数滑实，故书云久病脉实者凶[③]，其可疗以消伐之剂乎？更有沉寒内痼，脉道壅滞而坚牢如实，不得概用凉剂，但温以姜桂之属可也。又有真阴大亏，燎原日炽，脉见关格洪弦若实，法几穷矣，尚可清凉乎？以上三证，皆假实脉，非正实脉也。通一子云：表邪实者，浮大有力，以风暑寒湿外感于经，为伤寒瘴疟，为发热头痛，鼻塞头肿，为筋骨支[④]体酸疼痈疽等证；里邪实者，沉实有力，因饮食七情内伤于藏，为胀满，为结闭，为癥瘕，为瘀血，为腹痛，为痰饮，为喘呕咳逆等证。火邪实者，洪实有力，为诸实热等证；寒邪实者，沉弦有力，为诸痛滞等证。凡其

---

① 愊愊（bìbì 必必）然：坚实貌。

② 瘇（zhǒng 肿）：足胫肿，此为肿之义。

③ 久病脉实者凶：语本《中藏经》卷中。

④ 支：通“肢”。《正字通·支部》：“支，与‘肢’通，人四体也。”

在气在血，脉有兼见者，当以类求。然实脉有真假，真实者易知，假实者易误，故必问其所因而兼察形证，必得其神，方为高手。通一子之论，殆亦恐人以如实为真实乎？

张石顽曰：实在表则头痛身热，实在里则膜胀腹满。大而实者，热由中发；细而实者，积自内生。在伤寒阳明病，不大便而脉实则宜下。下后脉实大，或暴微欲绝，热不止者，死。厥阴病，下利脉实者，下之死。下利日十余行，脉反实者，死。病脉之逆从可见矣。盖实即是石，石为肾之平脉。若石坚太过，劈劈[①]如弹石状，为肾绝之兆矣。其消瘅鼓胀坚积等证，皆以脉实为可治。若泄而脱血，及新产骤虚，久病虚羸，而得实大之脉，良不易治也。

按：《内经》言邪气盛则实，此实字所赅甚广，必有兼脉，非正实脉也。凡实热者脉必洪，但洪脉按之或芤；实寒者脉必牢，但牢脉专主于沉。正实者，浮沉和缓，则寒不甚寒，热不甚热，此正盛邪微之实脉也。若夫虚寒者，细而实，即紧脉也。积聚者，弦而实，或涩而实。孤阳外脱而实者，即《脉经》所谓三部脉如汤沸者也。皆兼他脉，此邪盛正败之实脉也。大抵实脉主有余之病，必须来去有力有神。若但形体坚硬，而来往怠缓，则是纯阴之死气矣。

---

① 劈劈：《诊宗三昧·师传三十二则》作“辟辟”。

虚 脉

虚脉者，正气虚也，无力也，无神也。有阴有阳，浮而无力为血虚，沉而无力为气虚，数而无力为阴虚，迟而无力为阳虚虚者，脉体薄也，非无力也。无力者，濡弱之类是也。虽曰微、濡、迟、涩之属皆为虚类，然无论二十八脉，但见指下无神便是虚脉。《内经》曰按之不鼓，诸阳皆然，即谓此也。故凡洪大无神者即阴虚也，细小无神者即阳虚也。阴虚则金水亏残，龙雷易炽，而五液神魂之病生焉，或盗汗，或遗精，或上下失血，或惊忡不宁，或咳嗽劳热；阳虚则火土受伤，真气日损，而君相化源之病生焉，或头目昏眩，或膈塞胀满，或呕恶亡阳，或泻痢疼痛。救阴者壮水之主，救阳者益火之源，渐长则生，渐消则死，虚而不补，元气将何以复？此实生死之关也。医不识此，尚何望其他焉？

张石顽曰：经云脉气上虚尺虚，是谓重虚。病在中，脉虚难治。脉阴阳俱虚，热不止者，死。可见病实脉虚，皆不易治。盖虚即是毛，毛为肺之平脉，若极虚而微，如风吹之状，极虚而数，瀫瀫如羹上肥者，皆为肺绝之兆也。惟癫疾之脉，虚为可治者，以其神出舍空，可行峻补此二句大谬。盖脉虚者，邪未深痼也。此病无峻补法。且脉亦不宜全虚，全虚即脱矣。若实大为顽痰固结，搜涤不应，所为难耳癫疾是经络有阻，脉宜近实，固不可太实，尤不可太虚也。

《三昧》曰：叔和以迟大而软为虚，每见气虚喘乏有虚大而数者，且血虚脉虚。仲景脉虚身热，得之伤暑。东垣气口虚大，内伤于气。虚大而时显一涩，内伤于血。凡血虚，非见涩弱，即弦细芤迟。盖伤暑脉虚为气虚，弦细芤为血虚。故脉芤及尺中微细者，为虚劳亡血失精。平人脉虚微细者，善盗汗出也。慎斋有云：洪大而虚者防作泻。此脾家气分之病，大则气虚不敛之故耳。《平脉》云：趺阳脉大而紧者，当即下利，为难治。慎斋义本此，此肝脉而见脾病也。

弦脉

弦从肝化，可阴可阳，其状端直以长，若筝弓弦[①]，从中直过，挺然指下。体为阳中阴，藏司肝，时属春，运主木也。经云：轻虚以滑者平，实滑如循长竿者病，急劲如新张弓弦者死。戴同父[②]云：弦而软者其病轻，弦而硬者其病重。纯弦为负，死脉也。弦缓，平脉也。弦临土位，克脉也；弦见于秋，反克脉也；春病无弦，失主脉也。其病主诸疟，支饮悬饮，头痛鬲[③]痰，寒热癥瘕，尺中阴疝，两手拘挛。通一子云：为血气不和，为气逆，为邪胜，为肝强脾弱，为宿食，为寒热，为疼痛，为拘急。右关见弦，胃寒腹痛，若不食者，木来克土，必难治。此

① 若筝弓弦：《濒湖脉学》作“状若筝弦”。

② 戴同父：即戴起宗，字同父，元代金陵人，曾任龙兴路儒学教授，著有《脉诀刊误》。

③ 鬲（gé 阁）：通“膈”。《洪武正韵·陌韵》：“膈，胸膈心脾之间，通作‘鬲’。”

则大概脉与病符也。又有如弦之脉，本非真弦，而或兼见，而或相类。弦固类细，而细则如丝线之应指；弦又类紧，而紧则如转索之不绝。为体固异，主病亦殊。紧为诸痛，依稀若弦之无力，其安可紊哉？弦兼洪为火炽，弦兼滑为内热，弦兼迟为痼冷，弦不鼓为藏寒。弦兼涩，秋逢为老疟。弦兼细数，主阴火煎熬，精髓血液日竭，痨瘵垂亡之候也。若诸失血而见弦大为病进，见弦小为阴消。痰清见弦，为脾土已败，真津上溢，非痰也。又有似疟，阴阳两亏，寒热往来，脉亦见弦，急扶真元，亦有生者。若误作疟治，必枉死于见病治病之舛剂①也。大要弦脉而病属经者易治，属府者难治，属藏者不治。通一子云：诸病见此总非吉，六脉皆弦必是凶。《脉法》云：弦为肝风，主痛主疟，主痰主饮。弦居左寸，心中必痛；弦居右寸，胸及头痛。左关弦兮，痰疟癥瘕；右关弦兮，胃气疼痛。左尺逢弦，饮在下焦；右尺得弦，足挛疝痛。又云：浮弦支饮，沉弦悬饮，弦数多热，弦迟多寒，弦大主虚，弦细拘急。阳弦头痛，阴弦腹痛，单弦饮癖，双弦寒痼。亦初学察病之一端也。

张石顽曰：弦为六贼之首，最为诸经作病，故伤寒坏证，弦脉居多，虚劳内伤，弦常过半，总由中气少权，土败木贼所致。但以弦少弦多以证胃气之强弱，弦实弦虚以

---

① 舛（chuǎn 喘）剂：药不对症之剂，舛，讹误。

证邪气之虚实，浮弦沉弦以证表里之阴阳，寸弦尺弦以证病气之升沉。无论所患何证，兼见何脉，但和缓有神，不乏胃气，咸为可治。若弦而劲细，如循刀刃，弦而强直，如新张弓弦，如循长竿，如按横格，此皆弦无胃气，不可治也。又伤寒以尺寸俱弦，为少阳受病，如弦而兼浮兼细，为少阳之本脉，弦而兼数兼缓，即有入府、传阴之两途。若弦而兼之以沉涩微弱，得不谓之阴乎？又伤寒脉弦细，头痛发热者，属少阳，此阳弦头痛也，阳脉涩，阴脉弦，法当腹中急痛，此阴弦腹痛，皆少阳部位也。凡表邪全盛之时，中有一部见弦，或兼迟兼涩，便是夹阴，急宜温散，汗下猛剂，咸非所宜。即非时感冒，亦须体此。至于素有动气怔忡，寒疝脚气，种种宿病而夹外感之邪，于浮紧数大中委曲搜求，弦象必隐于内。多有表邪脉紧，于紧中按之渐渐减少，纵之不甚鼓指，便当作弦脉例治。于浮中按之敛直，滑中按之搏指，沉中按之引引，涩中按之切切，皆阴邪内伏，阳气消沉，不能调和而显弦直之状，良非客邪盛紧之比也，不可不察。

《三昧》曰：弦为阳中伏阴。虚证误用寒凉，两尺脉必变弦。胃虚冷食停滞，气口多见弦脉。凡病属邪盛而见弦者十常二三，属正虚而见弦者十常六七。

《脉神》曰：弦从木化，气通乎肝，可以阴，亦可以阳。弦大兼滑者便是阳邪，弦紧兼细者便是阴邪。凡藏府间，胃气所及则五藏俱安，肝邪所侵则五藏俱病，何也？

盖木之滋生在水，培养在土，木气过强，则水因食耗，土为克伤，水耗则肾亏，土伤则胃损，肾为精血之本，胃为水谷传化之本，根本受伤则所生者败矣。肝邪与胃气，不两立者也，故百病脉见和缓者吉，指下弦强者凶。

缓 脉

缓为脾脉，主乎中，应乎肌肉。阳寸阴尺，上下同等，不浮不沉，不大不小，不徐不疾，不微不弱，和缓有力，鼓指有神，如丝在经，不卷其轴，又如微风轻飐①柳梢。蔡西山②曰：意思忻忻，难以名状。四时五藏，得此为有胃气。其体属天地之交，阳中有阴，阴中有阳，藏司脾，时应长夏，运主季土也。不分男女老弱，人身得此，气和神畅，百病得此，不治自愈。然缓有二，此乃有胃气，雍容和缓之缓也，又有缓迟之缓，缓纵之缓，缓弱之缓。缓迟者伤湿也，缓纵者风热也，缓弱者气虚也，缓而兼涩者血虚也。浮缓者风伤经络，沉缓者湿伤藏府，洪缓者湿热，细缓者寒湿。是皆有病之脉，非真缓脉也。尚有阴虚浮洪无力而缓，阳虚沉细无力而缓，是仅肖缓之体，而非得缓之神也。若弦居土位，缓临水宫，盖克脉也。看此缓脉，要察胃气多少，鼓击高下，去来迟速，便得真确。悟从心解，未可一诊了事也。《脉法》云：右寸浮缓，

---

① 飐（zhǎn 展）：风吹物使颤动。

② 蔡西山：即蔡元定，字季通，人称“西山先生”，南宋建阳（今属福建）人，著有《律吕新书》《西山公集》等。

风邪所居；左寸涩缓，少阴血虚。左关浮缓，肝风内鼓；右关沉缓，土弱湿侵。左尺缓涩，精宫不及；右尺缓细，真阳衰极。通一子云：缓脉有三：从容和缓，浮沉得中，此平人之正脉。若缓而滑大有力者多实热，如《内经》所言者是也，为烦热，为口臭，为腹满，为痈疡，为二便不利。或伤寒温疟初愈而邪热未清者，多有此脉。缓而迟细者多虚寒，即诸家所言是也，为阳虚，为胃寒，为气怯，为疼痛，为晕眩，为脾弱，为痿厥，为怔忡健忘，为饮食不化，为鹜溏飧泄，为精寒肾冷，为小便频数，女子为经迟血少，为失血下血。凡诸疮毒外证及中风产后，但得脉缓者，皆易愈。

张石顽曰：伤寒以尺寸俱微缓者，为厥阴受病。厥阴为阴尽复阳之界，故凡病后得之，咸为相宜。其太阳病，发热头痛自汗，脉浮缓者，为风伤卫证，以其自汗体疏，自不能紧急也。又脾为湿土之经，缓为本脉，病主多湿，以土湿则软也，然必和缓有神，方为脾气之充。今曰缓，则非不紧不缓之中和矣，盖凡有可名者，即非中和，即为病脉也。

《正眼》曰：缓以脉形之宽缓得名，迟以至数之不及为义，故缓脉四至，宽缓和平，迟脉三至，迟滞不同。二脉各别，安足溷[1]哉？李濒湖亦曰：小驶于迟，是千虑之

---

① 溷（hùn 混）：混淆。

一失也。

洪脉

洪脉指下极大，来盛去衰，体为阳，藏司心，时属夏，运主火也。主病为腹满烦渴，为狂躁，为斑疹，为头痛面热，为咽干喉痛，为口疮痈肿，为大小便不通，为动血，浮洪为表热，沉洪为里热，皆阳盛阴虚之病。若逢炎夏，诊有胃气，乃应时之脉也。若泄痢失血久嗽及痞满反胃，见之增剧难瘥。或沉兼弦涩，主痰红火炽之证。经曰：形瘦脉大，胸中多气者，死。谓其与证不合也。又曰：大则病进。若春秋冬月见之，治主升阳散火。若洪而有力，乃实脉，非洪脉，须投寒凉。此相类，宜细别耳此数语未晰。实脉非洪而有力之谓也，实以形体之厚言，有寒实，有热实，不必尽宜寒凉也；洪以来势之盛言，有实热，有虚热，有内热外寒，内寒外热，有湿热，有风热，大致偏主于热。郁者宣之，炽者泄之，虚者补之，实者攻之。又有如洪之脉，乃阴虚假热，阳虚暴证，脉虽洪大，按而无力当云应指无力，此又不得投以凉剂，致败胃气。又人临死从阳散而绝者阴气先绝，阳气后绝，则绝脉绝证均见于阳；阳气先绝，阴气后绝，则绝脉绝证均见于阴，脉必先见洪大滑盛，乃真气尽脱于外也，不可不察如涌泉沸汤，有出无入也。至于洪大至极，甚至四倍以上者，是即阴阳离绝，关格之脉也，不可治矣。《汇补》[1] 云：浮大[2]之

---

① 《汇补》：即《证治汇补》，清代李用粹撰，八卷。
② 浮大：《证治汇补》卷二作“洪大”。

脉阴必伤，弦洪之脉胃必损。读此二语，可不顾虑元气乎？

张石顽曰：仲景有服桂枝汤大汗出，大渴烦不解，脉洪，为温病。温病乃冬时伏气所发，发于春者为温病，发于夏者为热病。其邪伏藏于内而发出于表，脉多浮洪而混混不清，每多盛于右手《寒温条辨》亦云温病脉必右盛于左。若温热时行，脉反细小弱者，阳病阴脉也，有阳热亢极而足冷尺弱者，为下虚之证，皆不可治。又屡下而热势不减，洪脉如初，谓之坏病，多不可救。洪为阳气满溢，阴气垂绝之象，故蔼蔼[1]如车盖者，为阳结。脉浮而洪，身汗如油，为肺绝，即杂病洪脉，皆火气亢甚之兆。若虚劳失血，久病虚羸，泄泻脱元，而见洪盛之脉，尤非所宜。

张景岳曰：外感寒邪，脉大者必病进，以邪气日盛也。然必大而兼紧，方为病进。若先小而后大，及渐大渐缓者，此以阴转阳，为胃气渐复[2]，将解之兆也。

按古无洪脉之名也，以大赅之矣。盖有形体之大，有来势之大，陈修园别大于洪，义以此也。然凡脉皆当以形势两察之，正不必多立名色，使人目眩。

细 脉

细脉似微而常有，细直而软，若丝线之应指。宜于秋

① 蔼蔼：盛貌。
② 复：《景岳全书》卷一作“至”。

冬老弱，为血气两衰之象。或伤精泄汗，或湿气下侵，或泄利脱阴，或丹田虚冷，或胃虚腹胀，或目眩筋痿。《脉经》云：细为血气衰。有此证则顺，否则逆，故吐衄脉沉细者生。忧劳过度者脉亦细，治须温补。春夏少壮，俱忌细脉，谓其与时不合，与形不合也。至有如细之脉，或因暴受寒冷极痛，壅塞经络，致脉沉细，不得宣达，是细不得概言虚而误施温补，固结邪气也。又有劳怯困殆，脉见弦细而数，盖弦主气衰，细主血少，数主虚火煎熬，奄奄将弊[①]。医于此时，尚欲清之平之，良可慨矣。高鼓峰曰：细脉必沉，但得见滑，即是正脉，平人多有之。若见弦数，即是枯脉，六府内绝，不治。《脉法》云：细主气衰，诸虚劳损。细居左寸，怔忡不寝。细居右寸，呕吐气怯。细入左关，肝阴枯竭。细入右关，胃虚胀满。左尺见细，泄利遗精。右尺见细，下元冷惫沉细而迟主寒湿，治宜温中散寒，忌汗下。见《金匮要略》。

张石顽曰：伤寒以尺寸俱沉细为太阴受病，太阴职司敷化之权，今为热邪所传，荣卫之气不能条畅百脉，所以尺寸皆沉细。不独太阴为然，即少阴之脉亦多沉细，故仲景有少阴病脉沉细数不可发汗之禁。此皆外阴内阳，非若严冬卒中暴寒，盛夏暑风卒倒，内外皆阴之比义理未见莹澈。

---

① 将弊：《轩岐救正论》卷二作“待毙”。

《三昧》曰：《内经》细脉诸条，如细则少气，细而附骨者积也，尺寒脉细谓之后泄，头痛脉细而缓为中湿，种种皆阴邪为患。故胃虚少食，冷涎泛逆，便泄腹痛，自汗失精，皆有细脉。且以兼浮兼沉，在尺在寸，分别裁决。如平人脉来细弱，皆忧思过度，内戕真元所致。若形盛脉细，少气不足以息，及病热脉细，神昏不能自持，皆脉不应病，法在不治。

长 脉

长脉不大不小，迢迢[①]自若，如循长竿末梢，为平。如引绳，如循长竿，为病。长有三部之长，有一部之长，此以形体言也；有来往之长，谓来有余韵也。心脉长，神强气壮；肾脉长，蒂固根深。经云：长则气治，短则气病。长主于肝应主于胃，短主于肺，皆平脉也。反此则为有余之病，非阳毒癫痫，则阳明热深。若长而缓，百病皆愈。大概虽主乎病，亦属轻浅之证。其有如长之脉，或鳏寡思色不遂，心肝两部则洪长而溢鱼际，此是七情为患，而非有邪之脉也。或癞疝而左尺偏长，是又宿疾留经，而非无病之脉也。或寒入经府，六部细长不鼓，此非投以辛热，不能蠲除也。若细长而鼓，又须清解，灵变在人耳。看得长脉，多有兼见，不得偏执为悉无病。但病得此，终

① 迢迢：绵长貌。

非死脉。老人两尺脉沉长滑实，寿可期颐①，且征瓜瓞②之盛。若短脉不及本位，应指而回，不能满部，主病为内虚，为喘满气促，为胃气弱，为头腹疼。诸病见短难治，为真气不足，是又与长为霄壤之判矣。

《正眼》曰：旧说长脉过于本位，久久审度，而知其必不然也。寸而上过则为溢，尺而下过则为覆，关而上过即寸，下过即尺，故过于本位，义之所不安也。惟其状如长竿，齐起齐落，首尾相应，非若他脉之上下参差，首尾不匀也但其形缓，不似弦脉之劲急耳。

又曰：弦为初春之象，阳中之阴，天气犹寒，故如琴弦之端直以长，而挺然稍带一分之紧急也。长为暮春之象，纯属于阳，绝无寒意，故如木干之迢直以长，纯是发生之气也。

按弦与长之异者，弦则夹阴，长则纯阳，弦以形之敛直劲急言，长以气之充满条畅言也。

短　脉

短脉尺寸俱短而不及本位，不似小脉之三部皆小弱不振，伏脉之一部独伏匿不前也。经曰短则气病，良由肾气厄塞，不能条畅百脉肾气，命门之元气也，或因痰气食积阻碍气道，所以脉见短涩促结之状。亦有阳气不充而脉短

① 期颐：百岁。典出《礼记·曲礼上》。

② 瓜瓞（dié 叠）：喻子孙蕃衍，相继不绝。典出《诗经·大雅·緜》。

者，所谓寸口脉中手短者，曰头痛是也。仲景曰：汗多，重发汗，亡阳谵语，脉短者死，脉自和者不死。又少阴脉不至，肾气绝，为尸厥。又伤寒六七日，大下后，寸脉沉而迟，手足厥冷，下部脉不至，咽喉不利，唾脓血者，难治。戴同甫[1]曰：短脉只当责之于尺寸，若关中见短，是上不通寸为阳绝，下不通尺为阴绝矣。曷知关部从无见短之理？昔人有以六部分隶而言者，失之矣。

《正眼》曰：旧说短脉为不及本位，非也。戴同甫谓短脉止见尺寸，若见关中是阴阳两绝矣。然尺寸可短，依然阴绝阳绝矣。岂知非两头断绝也，特两头俯而沉下，中间突起，其实仍自贯通者也。

按李说似矣，仍未协也。盖两头俯，中间起，指下虽觉其短，脉体仍自通长。经既云短，必实是脉体之短也。夫脉体何以短也？脉之动者，气也，气充满于脉管之中，则首尾齐起齐落，故形见长。气虚不能充贯于脉，则气来之头鼓指有力，气过之尾衰弱，不能应指矣，故其形似断非断而见短也。经曰短则气病，于此益明。《灵枢·终始》曰：上下相应而俱往来也，六经之脉不结动也。此即言尺寸首尾之齐起齐落也，结动皆短之类也。

紧　脉

紧脉形如转索无常左右弹人手也，又如切绳，乃热为寒

---

① 戴同甫：即戴起宗。参见前“戴同父”条。

束之脉，故急而不甚鼓。暴病见之，为腹痛身疼，寒客太阳，或主风痉痫证。在尺阴冷腹疝，在关心腹沉痛。在左紧盛伤寒，在右紧盛伤食。急而紧者是遁尸，数而紧者主鬼击。紧数在表，为伤寒发热，为浑身筋骨疼痛，头痛项强，为咳嗽鼻塞，为瘴疟；沉紧在里，为心腹疼，为胸腹胀满，为中寒逆冷，吐逆出食，为风痫反张，为痃癖，为泻利，为阴疝，女子为气逆经滞，小儿为惊风抽搐。若中恶浮紧，咳嗽沉紧，皆主死，此证与脉反也。又有如紧之脉，乃伤寒阴证绝阳，七日九日之间得此脉。仲景曰：脉见转索者即日死。盖紧本属病脉，而非死脉，但有新久之异，便有生死之分，不可不察既云热为寒束，当作急而甚鼓，“不”字疑衍。

张石顽曰：紧为诸寒收引之象，亦有热因寒束而烦热拘急疼痛者，如太阳寒伤营证是也。然必人迎浮紧，乃为表证之确候。若气口盛紧，又为内伤饮食之兆。《金匮》所谓脉紧，头痛风寒，腹中有宿食也。而少阴经中又有病人脉阴伤俱紧，反汗出者，亡阳也，此属少阴，法当咽痛而复吐利，是为紧反入里之征验。又少阴病脉紧，至七八日下利而脉暴微，手足反温，脉紧又去，为欲解也，虽烦热下利，必自愈，此即紧去人安之互辞。不可下脉证中，则有脉来阴阳俱紧，恶寒发热，则脉欲厥，厥者脉初来大，渐渐小，更来渐渐大，是其候也，此亦紧反入里之互辞。因误下而阳邪内陷，欲出不出，有此厥逆进退之象，故言欲厥，脉变而紧状依然，非营卫离散乍大乍小之比，而脉法中复有寸口脉微尺紧，其人虚损多汗，知阴常在，绝不见阳之例，可见紧之所在皆阳气不到之处，故有是象。夫脉按之紧，如弦直上下行者痉，若伏坚者为阴疝，总皆经脉拘急，故有此象。若脉至如转索而强急不和，是但紧无胃气也，岂堪尚引日乎？

《平脉》曰：紧脉从何而来？假令亡汗若[1]吐，以肺里寒，故令脉紧也；假令咳者，坐饮冷水，故令脉紧也；假令下利，以胃中虚冷，故令脉紧也此紧之正脉也。其来如转索，左右弹手者，乃兼洪，非正紧脉也。

张景岳曰：寒邪未解，脉息紧而无力者，无愈期也，何也？盖紧者邪气也，力者元气也，紧而无力，则邪气有余而元气不足也，元气不足，何以逐邪？临此证者，必能使元阳渐充，则脉渐有力，自小而大，自虚而实，渐至洪滑，则阳气渐达，表将解矣。若日渐无力而紧数日进，则危亡之兆也紧无甚力，人多误为有胃气，先生此论，可谓独具慧眼矣。

散　脉

散脉举之浮散，按之则无，去来不明，漫无根蒂，不似虚脉之重按虽虚，而不至于散漫也。散为元气离散之象，故伤寒咳逆上气，其脉散者死，谓其形损故也。可知

---

① 若：或。

散脉为必死之候，然形象不一，或如吹毛，或如散叶，或如悬雍，或如羹上肥，或如火薪然皆浮薄纷碎模糊之义，皆真散脉，见之必死，非虚大之比。经曰：代散则死。若病后大邪去而热退身安，泄利止而浆粥入胃，或有可生者，又不当以概论也。古人以代散为必死者，盖散为肾败之应，代为脾绝之兆。肾脉本沉，而按之不可得见，是先天资始之根本绝也。脾脉主信，而代脉去来必愆其期，是后天资生之根本绝也。故二脉独见均为危亡之候，而二脉交见尤为必死之征。

弱　脉

弱脉沉细而软，按之乃得，举之如无，不似微脉之按之欲绝，濡脉之按之若无，细脉之浮沉皆细也。弱为阳气衰微之候，夫浮以候阳，今取之如无，阳衰之明验也。故《伤寒》首言弱为阴脉，在阳经见之，固属阳气之衰。经言：寸口脉弱而迟，虚满不能食；寸口脉弱而缓，食卒不下，气填膈上。上二条一属胃寒，一属脾虚，故皆主乎饮食。又形作伤寒，其脉不弦紧而弱，太阳中暍，身热疼重而脉微弱，可见脉弱无阳，必无实热之理，只宜辨析真阳之虚与胃气之虚，及夏月伤冷水，水行皮中所致耳。在阴经见之，虽为合脉，然阳气衰微已极，非峻温峻补，良难春回寒谷也。惟血痹虚劳，久嗽失血，新产及老人久虚，宜微弱，然必弱而和滑，可卜胃气之未艾。若少壮暴病而见脉弱，咸非所宜，即证虚，脉弱而苟兼之以涩，即为气血交败，其能荣爨①下之薪乎？

濡脉即“耎”字

濡脉虚软少力，应指虚细，如絮浮水面，轻手乍来，重手乍去，不似虚脉之虚大无力，微脉之微细如丝，弱脉之沉细软弱也，为中湿，为自汗，为冷为痹。寸濡曰阳虚，关濡曰中虚，尺濡曰湿甚，为泄泻。濡为胃气不充之象，故内伤虚劳、泄泻少食、自汗喘乏、精伤痿弱之人，脉虽濡软乏力，犹堪峻补峻温，不似阴虚脱血，纯见细数弦强，欲求软弱，转不可得也。盖濡脉之浮软与虚脉同类，但虚则浮大，濡则小弱也；濡脉之细小与弱脉相似，但弱在沉分，濡在浮分也；濡脉之软弱与散脉相似，但散则从大而按之则无，濡则从小而渐至无力也。夫从小而渐至无力，气虽不充，血犹未败，从大而按之则无，则气无所统，血已伤残，阴阳离散，将何所恃而尚望其生乎？以此言之，则濡之与散，不啻霄壤矣。

芤　脉

芤脉浮大中空，按如葱管。芤为孤阳脱阴之候，为失血脱血，为气无所归，为气无所附，为阴虚发热，为头晕目眩，为惊悸怔忡，为喘急盗汗。芤虽阳脉，而阳实无根，总属大虚之候。《脉法》云：芤脉中空，故主失血。随其部位，以验所出。左寸呈芤，心主丧血。右寸呈芤，

① 爨（cuàn 窜）：灶。

相傅阴亡肺为相傅之官。芤入左关，肝血不藏。芤现右关，脾血不摄《脉诀》曰：关内逢芤肠胃痈，必兼数也。左尺见芤，便红之咎。右尺若芤，火炎精漏。

张石顽曰：太阳病，有脉浮而紧，按之反芤，本虚，战汗而解者。暑病，有弦细芤迟，血分受伤者，芤为失血之本脉。经云：脉至如搏，血温身热者死。详“如搏”二字，即是弦大而按之则减也。凡血脱脉芤，而有一部独弦，或带结促涩滞者，此为阳气不到，中挟邪虚之兆，即是瘀血所结处也。所以芤脉须辨一部两部，或一手两手，而与攻补，方为合法观此知芤脉止主血虚，而血滞者脉必结涩也。

《三昧》曰：浮大而软，中按虽不应指，细推仍有根气，不似虚脉瞥瞥虚大，按之豁然全无也，轻按必显弦象，却又不似革脉弦强搏指，按之全空也浮芤者，阴虚也，革则阴僭阳位，其病亟①矣。

微　脉

微脉纤细无神，柔弱之极，乃血气俱虚之候，为畏寒，为恐惧，为怯弱，为少气，为中虚，为胀满，为呕哕，为泄泻，为虚汗，为食不化，为腰腹疼痛，为伤精失血，为眩运②厥逆。此虽气血俱虚，而尤为元阳亏损，最是阴寒之象。《脉法》云：左寸惊怯，右寸气促；左关寒

① 亟：急。
② 眩运：即眩晕。

挛，右关胃冷；左尺得微，髓竭精枯，右尺见微，阳衰命绝。此按部位以察病也。夫微脉，轻取之而如无，故曰阳气衰，重按之而如无，故曰阴气竭。长病得之多不救，谓其正气将绝也；卒病得之或可生，谓其邪气不至深重也。仲景曰：瞥瞥如羹上肥者阳气微，萦萦如蜘蛛丝者阴气衰。尝见中风卒倒而脉微，暑风卒倒而脉微，皆为虚风之象，其脉多兼沉缓。若中寒卒倒而脉微，为阴邪暴逆，所以微细欲绝也。伤寒以尺寸俱微缓为厥阴受病者微缓是由紧而渐缓也，世多作微脉缓脉，恐未是，病邪传至此经，不特正气之虚，邪亦向衰之际，是以俱虚，不似少阴之脉微细，但欲寐耳。详二经之脉，同一微也，而有阴尽复阳，阳去入阴之异细兼寒紧，缓见阳和。即太阳病，有发热恶寒，热多寒少，脉微为无阳者，有面有热色，邪未欲解而脉微者，有阴阳俱停，邪气不传而脉反微者，若以微为虚象，不行攻发，何以通邪气之滞耶？必热除身安而脉微，方可为欲愈之机。若太阳证具，而见足冷尺微，反为下焦虚寒之验，可不建其中气而反行正发汗之例乎？诸引《伤寒论》多非微脉正解，读者详之。

动　脉

此篇《三昧》之文远逊《正眼》，《脉如》仅引《三昧》而又删削太过，益以俗传《太素》之语，甚无义理。今撮取《正眼》，附以鄙意，仍效《脉如》之体。

动之为义，以厥厥动摇、急数有力而得名也。两头俯下，中间突起，极与短脉相类，但短脉为阴，不数不硬不滑也。主病为痛，为惊俱由气血不宣，为泄泻，为亡精，为失血。虚者倾摇，胜者自安。《脉法》云：右寸得动，自汗无疑；左寸得动，惊悸可断；左关拘挛，右关脾痛；左尺亡精，右尺火迅。是可按部位以察病也。后世谓动脉独诊关部者，是泥于仲景脉见关上之文。殊不知仲景云阳动则汗出，明指左寸属心，汗为心液，右寸属肺，肺司皮毛，故主汗出也，阴动则发热，明指左尺见动，真水不足，右尺见动，相火虚炎，故发热也。且《素问》曰：妇人手少阴脉动甚者，妊子也。夫手少阴非隶于左寸者乎？庞安常[1]强分关前关后，尤不足据矣以上《正眼》，以下新撰。大抵动脉在诸脉中最为搏击有力，是阴欲伏阳，而阳不肯伏，故为百病之善脉也。乃有如动之脉，指下散断圆坚，有形无力，此真阳已熄，阴气凝结而大气不能接续。如心脉之如循薏苡，如麻豆击手，按之益躁疾，非心阳散歇而不返者乎？王叔和曰：左脉偏动，从寸至关，关至尺，处处动摇，各异不同，其病仲夏得之，是心气不扬也。若早为善治，桃花落，阳气伸，当不至死矣。又如脾脉之如鸟喙、鸟距、屋漏、水溜，按之如覆杯，絜絜[2]状如摇，与

---

① 庞安常：即庞安时，字安常，自号蕲水道人，宋代蕲水（今湖北浠水）人，著有《伤寒总病论》。

② 絜絜（jiéjié 节节）：《脉经》卷三同，《金匮要略·五脏风寒积聚病脉证并治》作“潔潔”。

胃精不足之脉至如丸泥[1]，非肝挟寒水之邪克制脾阳而不复者乎？又如肾死藏之按之乱如丸，益下入尺中，非命门真火下脱乎？至于阴维如贯珠，男子胁实腰痛，女子阴痛如疮状，任脉横寸口边丸丸，苦腹中有气上抢心，此又动之阴胜而阳未熄者，观其痛疮见于下，非阳热之下郁乎？腹中气上抢，非阳气之不肯下伏乎？夫动脉以滑而兼紧，滑为阳强，紧为阴实，故宜起伏暴跳鼓搏有力。若坚硬断散，不见起伏，此阴结无阳，虽与牢脉长短不同，而其事无以异矣。

《三昧》曰：阳动则汗出，阴动则发热。是指人迎气口言，然多有阴虚发热之脉动于尺内，阳虚自汗之脉动于寸口者。《金匮》云：脉动而弱，动则为惊，弱则为悸。因其虚而王气乘之也。伤寒以动为阳脉，是专主邪热相搏而言，非虚劳体痛便溺、崩淋脉动之比。

按动脉乃滑之兼紧者，盛大有力，是有余之象，其主病大略与滑相同，而有微甚浅深之殊也。凡阳气乍为阴寒所伏，阳气尚强，不受其制者，与阴寒之病久服温补，阳气内复，欲透重阴者，又风寒湿热杂处膻中，以及气寒血热，阴阳易位而相激者，脉皆见动，故主病为湿热成痰，为血盛有热，及忧郁膈噎、关格吐逆、大小便不利诸证。拙著仲景《辨脉章句》中一条录下。

---

① 胃精不足之脉至如丸泥：《素问·大奇论》："脉至如丸泥，是胃精予不足也，榆荚落而死。"

夫动者，气郁于血分而迫欲发之象也。既曰阴阳相搏矣，何以又分阴动阳动也？盖相搏之阴阳，指阴阳之气见于脉之浮沉者也，其气来倏浮倏沉，鼓指有力，如人之相斗而搏者。阳动阴动之阴阳，指动脉之见于寸见于尺者也，二气不畅，则必相争，阳负而阴欲胜之，则僭迫阳位而动于寸，阴负而阳欲胜之，则侵入阴位而动于尺。相搏者两强之谓也，故汗出未有不由于发热者，胜必有复也。而发热必先见形冷恶寒者，何也？阳者卫外而为固也，其原出于三焦，三焦者阳气之都会也，郁结阻遏，不能条畅以卫外故也。“伤”字不作亏损解，则动脉之理可见矣，而治法亦思过半矣。下言若数脉见于关上云者，关谓三关，即三部也，谓其来势如数，而其形止见于本关之上，上下无头尾，如豆大而厥厥动摇也。如寸动则寸部如豆，关动则关部如豆，尺动则尺部如豆，三部俱动则每部各有如豆，不相接续也。厥厥，以其形之坚搏，进退暴跳，如人之桀骜不驯者然也。

伏　脉

伏脉更深于沉，须推筋著骨，细寻方见，主寒凝经络藏府，或霍乱吐泻，腹疼沉困，或宿食沉畜，或老痰胶固，或厥逆重阴，宜阳温里，急宜着力。伤寒太阳初证，得此最为吉兆。李濒湖曰：伤寒一手伏曰单伏，两手伏曰双伏，不可谓为阳证见阴脉也。乃火邪内郁，不得发越，阳极似阴，故脉伏，必有大汗而解。正如久旱将雨，六合阴晦，雨后庶物皆苏之义。又夹阴伤寒，先有伏阴在内，外复感寒，阴盛阳衰，四肢厥逆，六脉沉伏，须服姜附，及灸关元，脉乃复出也。若太溪、冲阳皆无脉者必死。以上皆正伏脉也。又有如伏之脉，乃病久阴阳两亏，脉见断续沉陷，或见或隐，真气随亡，岂初病可用消散之比乎？此乃脱脉，非伏脉也。至有暴惊暴怒暴厥，亦见沉伏，少待经尽气复，不治当自愈。若人年过四十以上，元气素虚，忽然昏聩不省人事，此为类中风，而非真中风也。喉声曳锯，六脉沉伏，惟急治以三生饮，加人参一两，亦有得生者。如遗尿汗泄，口开目合，便不救矣。但诊此脉与如伏脉，当兼察病因，庶免枉治。通一子云：如有如无，附骨乃见，此阴阳潜伏，阻隔闭塞之候。或火闭而伏，或寒闭而伏，或气闭而伏，为痛极，为霍乱，为疝瘕，为闭结，为气逆，为食滞，为忿怒，为厥逆，为水气。凡伏脉之见，虽与沉微细脱者相类，而实有不同也。盖脉之伏者，以其本有如无，而一时隐蔽不见耳。此有胸腹痛极而伏者，有气逆于经脉道不通而伏者，有偶因气脱不相接续而伏者，然此必暴病暴逆者乃有之，调其气而脉自复矣。若此数者之外，其有积困绵延，脉本微细而渐至隐伏者，此自残烬将绝之兆，安得尚有所伏？常有病人见此，无论久暂虚实，动称伏脉，而破气通痰等剂犹然任意，此恐其就道稽迟而复行催牒[1]耳，闻见略具，谅不至此。《脉法》云：伏脉为阴，受病入深；左寸血郁，右寸气郁。左关肝滞而痛，右关寒凝水谷，左尺气疝，右尺火郁，各应部住，学者消息[2]。

《三昧》曰：伏为阴阳潜伏之候，有邪伏幽阴而脉伏者，虽与短脉之象有别，而气血涩滞之义则同，故关格吐逆，非偏大倍常，即偏小隐伏，越人所谓上部有脉，下部无脉是也。凡气郁血结，久痛疝瘕，留饮宿食霍乱等证，每多沉伏，皆经脉阻塞，营卫不通之故。至于妊娠恶阻，常有伏匿之脉，此又脉证之变耳。

牢脉

牢脉者，弦大而长，举之减少，按之实强，如弦缕之状，不似实脉之滑实流利，革脉之按之中空也，为心腹疼痛，为疝癞癥瘕，为气短息促，为皮肤著肿。叔微云：牢则病气牢固。在虚证绝无此脉，惟湿痉拘急，寒邪暴逆，坚积内伏，乃有是脉。历考诸方，不出辛热开结、甘温助阳之治，庶有克敌之功。虽然，固垒在前，攻守非细，设更加之以食填中土，大气不得流转，变故在于须臾，可不为之密察乎？若以牢为内实，不问所以，而妄行迅扫，能无实实虚虚之咎哉？大抵牢为坚积内著，胃气竭绝，故诸

---

① 就道稽迟而复行催牒：喻嫌药力不足而叠用重剂。稽迟，延迟。催牒，古时催办公干的文书。牒，一种官府文书。

② 消息：斟酌。

家以为危殆之象云。

革　脉

革脉者，弦大而数，浮取强直，重按中空，如鼓皮之状，为亡血，为失精，为半产崩漏，为胀满，为中风，为感湿。婴宁生滑伯仁号曰：革乃变革之象，虽失常度，而按之中空，未为真藏。故仲景厥阴例中有下利肠鸣，脉浮革者，主以当归四逆汤，得非风行木末，扰动根株之候乎？又云：妇人则半产漏下，男子则亡血失精。《金匮》半产漏下，主以旋覆花汤，得非血室伤惫，中有瘀结未尽之治乎？其男子亡失精血，独无主治，云岐[1]补以十全大补，得非极劳伤精，填补其空之谓乎？是以长沙直以寒虚相搏例之，惟其寒，故柔和之气失焉，惟其虚，故中空之象见焉。岂以革浮属表，不顾肾气之内惫乎革脉乃阴邪僭于阳位也，篇中未见发明？

结　脉

结脉，指下迟缓，频见歇止，止而复来，不似代脉之动止不能自远也，结为阴邪固结之象。越人云：结甚则积甚，结微则气微。言结而少力，为正气本衰，虽有积聚，脉结亦不甚也。而仲景有伤寒汗下不解，脉结代，心动悸者，有太阳病，身黄，脉沉结，少腹硬满，小便不利，为

---

① 云岐：即张璧，金代医家，号云岐子，易州（今河北易县）人，张元素之子，著有《云岐子脉诀》《伤寒保命集》等。

无血者，一为津衰邪结，一为热结膀胱，皆虚中夹邪之候。凡寒饮死血、吐利腹痛、癫痫蛊积等气郁不调之病，多有结脉暴见，即宜辛温扶正，略兼散结开痰，脉结自退。尝见二三十至内有一至接续不上，每次皆然，而指下虚微，不似结促之状，此元气骤脱之故，峻用温补自复。如补益不应，终见危殆。若久病见此，尤非所宜。夫脉之歇止无常，须详指下有力无力，结之频与不频。若十余至或二三十至一歇，而纵指续续，重按频见，前后至数不齐者，皆经脉窒塞，阴阳偏阻所致。盖阴盛则结，阳盛则促，所以仲景皆谓为病脉。

《脉神》曰：脉来忽止，止而复起，总谓之结。旧以数来一止为促，促者为热，为阳极；缓来一止为结，结者为寒，为阴极。通谓其为血为气，为食为痰，为积，为癥瘕，为七情郁结。浮结为寒邪在经，沉结为积聚在内，此固促结之旧说矣。然以予验之，促类数也未必热，结类迟也未必寒。但见中止者，总是结脉，多由血气渐衰，精力不继，所以断而复续，续而复断。常见久病者多有之，虚劳者多有之，或误用攻击克伐者亦有之。但缓而结者为阳虚，数而结者为阴虚，缓者犹可，数者更剧。此可以结之微甚察元气之消长最显最切者也。至于留滞郁结等病，本亦此脉之证应，然必其形强气实，举按有力，此多因郁结者也。又有无病而一生脉结者，此其素禀异常，无足怪也。舍此之外，凡病有不退而渐见脉结者，此必气血衰残，首尾不继之候，速宜培本，不得妄认为留滞。

《正眼》曰：结之为义，结而不散，迟涩中时见一止也。昔人譬之徐行而息，偶羁一步，可为结脉传神。大凡热则流行，寒则停滞，理势然也。少火衰弱，中气虚寒，失其乾健之运，则气血痰食互相纠缠，运行之机缄①不利，故脉应之而成结也。越人曰：结甚则积甚，结微则气微“气”本“积”之误也。诸家遂相沿而误解。故知结而有力者方为积聚，结而无力者是真气衰弱，违其运化之常，惟一味温补为正治也。仲景曰：累累如循长竿曰阴结，蔼蔼如车盖曰阳结。叔和曰：如麻子动摇，旋引旋收，聚散不常，曰结，去死近也。三者虽同名为结，而义实各别。浮得之为阳结，沉得之为阴结，止数频多，参伍不调为死结。结之主证，岂可一端而尽耶？

促　脉

促乃数中一止。此为阳极亡阴，主痰壅阴经，积留胃府，或主三焦郁火炎盛，或发狂斑，或生毒疽。五积停中，脉因为阻，最不宜于病后，若势进不已，则为可危。五积者，血、气、痰、饮、食也。若新病得此，元气未败，不必深虑。但有如促之脉，或渐见于虚劳垂危之顷，死期可卜。或暴作于惊惶造次之候，气复自愈。脱阴见

---

① 机缄：机关开闭。

促，终非吉兆，肿胀见促，不交之否[①]，促脉则亦有死者矣。《脉法》曰：左寸见促，心火炎炎；右寸见促，肺鸣咯咯。左关血滞，右关食滞；左尺遗精，右尺热灼。此因部位以察病也。

张石顽曰：促为阳邪内陷之象。经云：寸口脉中手促上击者，肩背痛。观上击二字，则脉来搏指，热盛于经之义，朗然心目矣。而仲景太阳例有下之后脉促胸满者，有下之利遂不止而脉促者，有下之脉促不结胸者，有脉促手足厥冷者。上四条，一为表未尽，一为并入阳明，一为邪去欲解，一为转次厥阴，总以促为阳，里不服邪之明验。虽证见厥逆，只宜用灸以通阳，不宜四逆以回阳，明非虚寒之理，具见言外。所以温热发斑，瘀血发狂，及痰食凝滞，暴怒气逆，皆令脉促。设中虚无凝，必无歇止之脉也。按所引《伤寒论》诸促脉皆主上击之义，非必有止也。

《正眼》曰：燕都王湛六，以脾泄求治。神疲色瘁。诊得促脉，或十四五至得一止，或十七八至得一止。余谓法在不治，而医者争之：此非代脉，不过促耳。余曰：是真元败坏，阴阳交穷，而促脉呈形，与稽留凝滞而见促者不相侔[②]也。果一月而殁。又曰：善化[③]令黄桂严，年高心痛夺食，脉三动一止，良久不还。因思痛甚者脉多代，少

---

① 否（pǐ 痞）：《周易》有否卦，乾上坤下，主阴阳不交。
② 侔（móu 谋）：等同。
③ 善化：旧县名，其地今属湖南长沙。

得代者死，老得代者生。治之两旬而起。按见促而死，得代而生，全在细察形证，然非深明道妙者，到此鲜不心迷意惑。

代　脉

代脉，动而中止，不能自还略止而连来两至，谓之自还。盖本至虽稍停，而仍能自至也。不能自还者，略止而仍平动，较常脉直少一至，是本至不复能自至也，因而复动，名曰代。不似促结之虽见歇止，而复来有力也复来与有力是两层话，代为元气不续之象。经云代则气衰，在病后见之，未为死候。若气血骤损，元神不续，或七情太过，或颠仆重伤，或风家痛家，脉见止代，只为病脉。伤寒家有心悸脉代者，腹痛心疼有结涩止代不匀者，凡有痛之脉止歇，乃气血阻滞而然。若不因病，脉见止代，是一藏无气而他藏代之，真危亡之兆也。即因病脉代，亦须至数不匀者，犹或可生。若不满数至一代，每次依数而止，此必难治。经谓五十动不一代者，以为常也，以知五藏之气。予之短期者，乍疏乍数也。又云数动一代者，病在阳之脉也，泄及便脓血，此则阳气竭尽无余之脉耳。所以或如雀啄，或如屋漏，或如弦绝，皆为代脉，见之生理绝矣。惟妊娠恶阻，呕逆最剧者，恒见代脉。谷入既少，气血尽并于胎息，是以脉气不能接续。然亦二三月时有之，若至四月，胎已成形，当无歇止之脉矣。

娄全善[1]曰：自还者，动而中止，复来数于前动也。不能自还者，动而中止，复来如前，动同而不数也。张景岳曰：代，更代也，于平脉之中而忽见软散，或乍疏乍数，或断而复起，凡脉无定候，更变无常，皆谓之代。元廉夫[2]曰：《史记·仓公传》云脉不平而代。又云：代者，时参击，乍疏乍大也。张守节[3]正义曰：动不定曰代。又《伤寒论》不可下篇，厥者脉初来大，渐渐小，更来渐渐大，是其候也，亦代之类也。仲景、叔和所谓动而中止不能自还者，代中之一端耳。尝治一老者，癥块发动，痛引左胁，药食呕吐，脉紧细而迟，左脉渐渐微小，遂绝止者，二三十动许，覆手诊之亦然，又渐渐见出，如故者良久，又绝止如前。用附子建中汤加吴茱萸，十数日痛全愈，脉复常。是代之最甚者，与李士材诊黄桂严一案同也。

疾　脉

疾脉，呼吸之间脉七八至，虽急疾而不实大，不似洪脉之既大且数，而无躁疾之形也。疾脉有阴阳寒热真假之异：如疾而按之益坚，乃亢阳无制，真阴垂绝之候；若疾

① 娄全善：即楼英，明代医家，字全善，萧山人，著有《医学纲目》等。

② 元廉夫：即丹波元简（1755－1810），字廉夫，号桂山、栎窗，著有《灵枢识》《伤寒论辑义》等。

③ 张守节：唐代人，曾于唐玄宗开元间为《史记》作注，名《史记正义》。

而按之不鼓，又为阴邪暴疟，虚阳发露之征。尝考先辈治案，有伤寒面赤目赤，烦渴引饮而不能咽，东垣以姜附人参汗之而愈。又伤寒畜热内盛，阳厥极深，脉疾至七八至以上，人皆误认阴毒，守真以黄连解毒汤治之而安。斯皆证治之明验也。凡温病大热燥渴，初时脉小，至五六日后脉来躁疾，大颧发赤者死，谓其阴绝也。躁疾皆为火象，《内经》云其有躁者在手，言手少阴厥阴二经俱属于火也《内经》明言手经受气之道近，何独指少阴厥阴耶。阴毒身如被杖，六脉沉细而疾，灸之不温者死，谓其阳绝也。然亦有热毒入于阴分而为阴毒者，脉必疾盛有力，不似阴寒之毒，虽疾而弦细乏力也。虚劳喘促声嘶，脉来数疾无伦，名曰行尸，《金匮》谓之厥阳独行，此真阴竭于下，孤阳亢于上也。惟疾而不躁躁疾分看，甚无义理，按之稍缓，方为热证之正脉。《脉经》所谓疾而洪大苦烦满①，疾而沉细腹中痛，疾而不大不小，虽困可治，其有大小者难治也。至若脉至如喘，脉至如数，得之暴厥暴惊者，待其气复自平。若夫脉至浮合，浮合如数，一息十至以上，较之六数七疾八极更甚，得非虚阳外越之兆耶？

按此篇全用《三昧》之文，此条本李士材创立，石顽因之，意与缓脉对言也。犹陈修园专立大脉，与缓脉对言也。但疾即躁也，有数而躁，有迟而躁，篇中仍以躁、疾

---

① 烦满：烦懑。满，通“懑”。《说文通训定声·乾部》：“满，又假借为‘懑’。”

分说，而以疾为一息七八至，是仍指数之甚者，殊非本旨。夫疾者，其来也有顷而一掣，其去也有顷而一掣，亦有来缓而去疾，去缓而来疾，总是指下鹘突[1]，无上下回环接续从容不迫之度。其主病有三：一曰气郁，一曰气虚，一曰气脱。气脱者，所谓绵绵如泻漆[2]之绝，及其去如弦绝者是也；气郁者，其起势似见艰涩，而应指有力也；气虚者，形体小弱，而应指无力也。若涩而躁疾，力弱体薄者，气血两虚而阴燥也。若洪而躁疾，力盛体厚者，湿热所郁也。大抵疾脉不在来去之数，而在起止之躁，绵绵如泻漆之绝，绵绵其去如弦绝，皆蜿蜒指下，如有所阻而不能去，而突然一去也，其来亦如不能来，而突然一来也。

① 鹘（hú 胡）突：模糊。
② 泻漆：漆汁下泻。

卷五　主病类

大小清浊四脉出《诊宗三昧》

大脉者，应指满溢，倍于寻常，不似长脉之但长不大，洪脉之既大且数也。大脉有阴阳虚实之异。经云大则病进，是指实大而言《素问》曰：邪气胜则实。仲景以大则为虚者，乃盛大少力之谓。然亦有下利脉大者为未止，是又以积滞未尽而言，非大则为虚之谓也。有六脉俱大者，阴不足，阳有余也；有偏大于左者，邪盛于经也；偏大于右者，热盛于内也。亦有诸脉皆小，中有一部独大者，诸脉皆大，中有一部独小者，便以其部决其病之虚实。且有素禀六阳，或有一手偏旺偏衰者，又不当以病论也。凡大而数盛有力，皆为实热。如人迎气大紧以浮者，其病益甚，在外。气口微大，名曰平人，其脉大坚以涩者胀。乳子中风热，喘鸣肩息者，脉实大而缓则生，急则死。产后脉宜缓小，最忌实大，今证见喘鸣肩息，为邪气暴逆，又须实大而缓，方与证合，若实大急强，为邪胜正衰，去生远矣。此与乳子而病热，脉悬小，手足温则生，似乎相左而实互相发明也。伤寒热病，谵语烦满，脉来实大，虽剧可治。得汗后热不止，脉反实大躁疾者死。温病大热，不得汗，脉大数强急者死，细小虚涩者亦死。厥阴病下利，脉大者虚，以其强下之也。阴证反大发热，脉虚大无力，乃脉证之变。内伤元气不足，发热脉大而虚，为脉证之常。虚劳脉大，为血虚气衰，《金匮》云男子平人脉大为劳，气有余便是火也。所以瘦人胸中多气而脉大，久病气衰而脉大，总为阴阳离绝之候，孰谓大属有余而可恣行攻伐哉？若脉见乍大乍小，为元神无主，随邪气之鼓动，可不慎而漫投汤液耶？

小脉者，三部皆小，而指下显然，不似微脉之微弱依稀，细脉之微细如发，弱脉之软弱不前，短脉之首尾不及也。夫脉之小弱，固为元气不足，若小而按之不衰，久按有力，又为实热固结之象。总由正气不足，不能鼓搏热势于外，所以隐隐略见滑热之状于内也。设小而证见邪热亢盛，则为脉证相反之兆。亦有平人六脉皆阴，或一手偏小者。若因病而脉损小，又当随所见而为调适，机用不可不活也。假若小弱见于人迎，胃气衰也；见于气口，肺气弱也；见于寸口，阳不足也；见于尺内，阴不足也。凡病后脉见小弱，正气虽虚，邪气亦退，故为向愈。设小而兼之以滑实伏匿，得非实热内蕴之征乎？经云：切其脉口，滑小紧以沉者，病益甚，在中。又云：温病大热，而反脉细小，手足逆者，死。乳子而病热，脉悬小，手足温则生，寒则死。此与乳子中风热互发，言脉虽实，不至急强，脉虽悬小，四肢不逆，可卜胃气之未艾。若脉失冲和，阳竭四末，神丹奚济？非特产后，即妊娠亦不出此也。婴儿病赤瓣飧泄，脉小，手足寒难已，脉小，手足温易已。腹痛，脉细小而迟者易治，坚大而急者难治。洞泄，食不化，脉微小流连者生，坚急者死。谛观诸义，则病脉之逆从可默悟矣。而《难经》又言前大后小则头痛目眩，前小后大则胸满短气，即仲景来微去大之变词，虚中挟实之指[①]和盘托出矣。

清脉者，清轻缓滑，流利有神，似小弱而非微细之形，不似虚弱之不任寻按，微脉之软弱依稀，缓脉之阿阿迟缓，弱脉之沉细而弱也。清为气血平调之候，经云受气者清，平人脉清虚和缓，中无险阻之虞。如左手清虚和缓，定主清贵仁慈。若清虚流利者，有刚决权变也。清虚中有一种弦小坚实，其人必机械峻利。右手清虚和缓，定然富厚安闲。若清虚流利，则富而好礼。清虚中有一种枯涩少神，其人虽丰，目下必不适意。寸口清虚，洵[②]为名裔，又主聪慧；尺脉清虚，端获良嗣，亦为寿征。若寸关俱清，而尺中蹇涩，或偏小偏大，皆主晚景不丰及艰子嗣。似清虚而按之滑盛者，此清中带浊，外廉内贪之应也。若有病而脉清楚，虽剧无害，清虚少神，即宜温补，以助真元。若其人脉素清虚，虽有客邪，脉亦不能鼓盛，不可以为证实脉虚而失于攻发也。

浊脉者，重浊洪盛，腾涌满指，浮沉滑实有力，不似

---

① 指：意旨。
② 洵：确实。

洪脉之按之软阔，实脉之举之减少，滑脉之往来流利，紧脉之转索无常者也。浊为禀赋昏浊之象，经云受谷者浊，平人脉重浊洪盛，垂老不得安闲。如左手脉重浊，实属污下；右手重浊，可卜愚庸。寸口重浊，家世卑微；尺脉重浊，子姓卤莽。若重浊中有种滑利之象，家道富饶。浊而兼蹇涩之象，或偏盛偏衰，不享安康，又主夭枉。似重浊而按之和缓，此浊中兼清，外圆内方之应也。大约力役劳勚[①]之人，动辄劳其筋骨，脉之重浊，势所必然。至于市井之徒，亦复拱手曳裾[②]，而脉重浊者，此非天性使然与？若平素不甚重浊，因病鼓盛者，急宜攻发，以开泄其邪。若平素重浊，因病而得蹇涩之脉，此气血凝滞，痰涎胶固之兆，不当以平昔涩浊论也。

濡弱微细相类出《脉如》

濡脉极耎，如水面浮绵，轻诊则得，重诊无有。弱脉极软，重按乃得，轻诊无有。《脉学》云：浮脉如绵曰濡，沉脉如绵曰弱，浮而极细如绝曰微，沉而极细不断曰细。又曰：轻诊即见，重按如欲绝者，微也，往来如线而常有者，细也。仲景曰：脉瞥瞥如羹上肥者阳气微，萦萦如蚕丝细者阴气衰。此四脉，虽形体不一，大较[③]阴阳两亏，

① 劳勚（yì义）：劳苦。
② 拱手曳裾：形容懒惰。裾，衣服的大襟。
③ 大较：大致。

病从内得，或失精亡血，或泄汗内湿，或气促心惊，或虚胀消瘴，或筋骨痿痹。老弱久病见之顺，少年春夏见之逆。治法皆宜调营益气，填精补髓，固脾健胃，急施拯救，方得全生。凡诊此脉，须察胃气之多少，以豫①示吉凶，庶不致取辱。

按此等脉，宜温命火，兼滋胃液。若虚寒太甚者，即滋液且在所缓矣。

牢实相类出《脉如》

牢脉，沉而有力，动而不移，明主阴寒凝固之象也。若实脉，则浮沉皆得，大而且长，指下鼓击，息数往来，动而能移，乃主阳盛实热之病。脉体固依稀相似，而主病则已悬殊。均一动也，只争移与不移，此徐东皋独得牢脉之神，识超千古矣。及阅方书，谓洁古实脉而投姜附，此必非实脉，乃牢脉也，不容不细别之。

浮沉表里辨说出景岳《伤寒篇》

浮为在表，沉为在里，此古今相传之法也。然沉脉亦有表证，此阴实阳虚，寒胜者然也；浮脉亦有里证，此阳实阴虚，水亏者然也。故凡欲察表邪者，不宜单据浮沉，只当以紧数有力无力为辨，方为的确。盖寒邪在表，脉皆

---

① 豫：同“预”。

紧数，紧数甚者邪亦甚，紧数微者邪亦微。紧数而浮洪有力者，邪在阳分，即阳证也；紧数而浮沉无力者，邪在阴分，即阴证也。初病即紧而渐缓者，寒邪之渐退，而阳气将复也；初病犹缓而渐紧者，阳气之日衰，而寒邪内陷也。其有似紧非紧，但较平昔稍见滑疾者，此外感而邪轻也，或初病而未深入也。若和缓而全无紧疾之意，则脉虽浮大，自非外邪。

表里虚实大义出《脉神》，本滑氏

表里虚实四者，脉之纲也。表，阳也，府也，凡六淫之气袭于经络，而未入于胸府及藏，皆表也。里，阴也，藏也，凡七情之气郁于心肺之间，不能越散，饮食五味之伤留于藏府之间，不能消泄，皆属于里也。虚者，元气之自虚，精神耗散，气血衰竭也。实者，贼邪之气实，由正气之本虚，邪得乘之，非元气之自实也。故虚者补元气，实者泻邪气，经所谓邪气盛则实，精气夺则虚，此大法也。

脉病异同出《诊宗三昧》

凡人有病同而脉异者，如六淫七情，八风九气[1]，一时之病，大率相似，而所见之证亦多相类，但人有禀赋强

---

① 九气：指怒、喜、悲、恐、寒、炅、惊、劳、思。见《素问·举痛论》。

弱不同，且有内戕神志，外役形体，种种悬殊，脉象岂能如一？如失血证，有脉浮大而芤者，有小弱而数者，伤胃及藏之不同也；气虚证，脉有气口虚大而涩者，有气口细小而弱者，劳伤与脱泄之不同也。至于病异而脉同者，内伤夹外感，阳证夹阴证，虚中有实结，新邪夹旧邪，表里交错，为患不一，而脉之所见，不离阴阳虚实之机，其细微见证岂得尽显指下？如太阳中风与瘫痪不仁，脉皆浮缓，一为暴感之邪，一为久虚之病。又虚劳骨蒸，疟病寒热，关尺皆弦紧，一为肾藏阴虚，一为少阳邪盛。又如上鱼际脉，遗尿有此脉，逆气喘急亦有此脉。又曰：脉紧而长过寸口者，注病。女子思男不遂，亦有此脉。使非脉证互参，几何不歧误耶？

脉证顺逆《脉如》，本《诊宗三昧》

脉有阴阳虚实之不同，而病则应焉。脉病形证相应而不相反，万举而万当，少有乖张，良工拙工亦无所别矣。故脉之于病，有宜有不宜，不可以不辨也。左有病而右痛，右有病而左痛，上病下痛，下病上痛，此为逆，死不可治此见《脉经》，本谓金疮仆跌，致经脉伤损者。如伤寒未得汗，脉浮大为阳，易已，沉小为阴，难已。伤寒已得汗，脉沉小安静为顺，浮大躁疾者逆。然多有发热头痛而足冷阳缩，尺中迟弱，可用建中和之者，亦有得汗不解，脉浮而大，心下反硬，合用承气攻之者。更有阴尽复阳，厥愈足温而脉续浮者，苟非深入南阳之室，乌能及此？迨夫温病热病，热邪亢盛相同，绝无浮紧之脉。观《内经》所云热病已得汗而脉尚躁盛，此阴脉之极也，死，其得汗而脉静者生；热病脉尚躁盛而不得汗者，此阳脉之极也，死，脉躁盛得汗静者生。他如温病穰穰[1]大热，脉数盛者生，细小者死，热病汗下后脉不衰，反躁疾，名阴阳交者死，历参温热诸病，总以数盛有力为顺，细小无力为逆。得汗后脉不衰，反躁盛，犹逆也。至于时行疫疠，天行大头，咸以脉数盛滑利为顺，沉细虚涩为逆。然湿土之邪内伏，每多左手弦小，右手数盛者，总以辛凉内夺为顺，辛热外散为逆。当知温热时疫皆热邪内蕴而发，若与表散，如炉冶得鼓铸[2]之力耳。然疫疠虽多人迎不振，设加之下利足冷，又未可轻许以治也。故昔人谓阴阳俱紧，头痛身热，而下利足冷者死，谓其下虚也。至若温毒发斑，谵语发狂等证，总以脉实便闷[3]为可治，脉虚便滑者难治。若斑色紫黑，如果实靥，虽便闷能食，便通必随之而逝矣。其狂妄躁渴，昏不知人，下后加呃逆者，此阳去入阴，终不可救。卒中风口噤，脉缓弱为顺，急实大数者逆。中风不仁，痿躄不遂，脉虚濡缓为顺，坚急疾者逆。中风遗尿盗汗，脉缓弱为顺，数盛者逆。中风便溺阻涩，脉滑实为

---

① 穰穰：盛貌。

② 鼓铸：鼓风煽火以熔铸金属。

③ 便闷（bì 闭）：便秘。闷，通“秘”。《说文解字注·门部》：“闷，又假为‘秘’字。”

顺，虚涩者逆。中寒卒倒，脉沉伏为顺，虚大者逆。中暑自汗喘乏，腹满遗尿，脉虚弱为顺，躁疾者逆。暑风卒倒，脉微弱为顺，散大者逆。大抵卒中天地之气，无论中风中寒，中暑中暍，总以细小流连为顺，数大实坚为逆，散大涩艰，尤非所宜。不独六淫为然，即气厥痰厥，食厥蛔厥，举不外此。盖卒中暴厥，皆真气素亏，故脉皆宜小弱，不宜数盛此说非也。脉滑大者易治，以正气犹强也；空大呆硬者难治，以真气已败也。中恶腹满，则宜紧细微滑，不宜虚大急数。中百药毒，则宜浮大数疾，不宜微细虚涩。详中风中暑一切暴中，俱有喘乏遗尿，如中风中寒则为肾气乏绝，中暑中暍则为热伤气化，痰食等厥则为气道壅遏所致，死生顺逆悬殊，不可辨而混治乎？凡内伤劳倦，气口虚大者为气虚，细弦或涩者为血虚。若躁疾虚大坚搏，大汗出，发热不止者，死，以里虚不宜复见表气开泄也。内伤饮食，脉来滑盛有力者，为宿食停胃，涩伏模糊者，为寒冷伤脾，非温消不能克应。霍乱脉伏，为冷食停滞，胃气不行，不可便断为逆，搏大者逆，既吐且利，不宜复见实大也。霍乱止而脉代，为元气暴虚，不能接续，不可便断为逆，厥冷迟微者逆，阳气本虚，加以暴脱，非温补不能救疗。噎隔呕吐，脉浮滑，大便润者顺，痰气阻逆，胃气未艾也。弦数紧涩，涎如鸡清，大便躁结者逆，气血枯竭，痰火菀结[①]也。腹胀，关部浮大有力为顺，虚小无神者逆。水肿，脉浮大软弱为顺，涩细虚小者逆。又沉细滑利者，虽危而可治，虚小散涩者不治。臌胀，滑实流利为顺，涩短虚微者逆。肿胀之脉，虽有浮沉之不同，总以软滑为顺，短涩为逆。咳嗽，浮软滑利者易已，沉细数坚者难已。久嗽，缓弱为顺，弦急实大者逆。劳嗽骨蒸，虚小缓弱为顺，坚大涩数者逆，弦细数疾者逆。上气喘嗽，脉虚宁宁伏匿为顺，坚强搏指者逆，加泻尤甚。上气喘息低昂，脉浮滑，手足温为顺，脉短涩，四肢寒者逆，上气脉散者死，谓其形损故也。历陈上气喘嗽诸例，皆以软弱缓滑为顺，涩数坚大者逆，盖缓滑则胃气尚存，坚涩则胃气告匮之脉也。肺痿，脉虚数为顺，短涩者逆，数大实者，亦不易治。肺痈初起，微数为顺，洪大为逆；已溃，缓滑为顺，短涩者逆。气病而见短涩之脉，气血交败，安望其生？吐血衄血下血，芤而小弱为顺，弦急实大者逆。汗出若衄，沉滑细小为顺，实大坚疾者逆。吐血，沉小者顺，坚强者逆。吐血而咳逆上气，芤软为顺，细数者逆，弦劲者亦为不治。阴血既亡，阳无所附，故脉来芤软。若细数，则阴虚火炎，加以身热不得卧，不久必死咳嗽吐血，而卧有一边不宁者，藏气偏竭，难治。弦劲为胃气乏竭，亦无生理。畜血，脉弦大可攻为顺，沉涩者逆。从高顿仆，内有

---

① 菀（yùn 运）结：郁结。菀，同“蕴”。

血积，腹胀满，脉坚强可攻为顺，小弱者逆。金疮出血太多，虚微细小为顺，数盛急实者逆。破伤发热头痛，浮大滑为顺，沉小涩者逆金疮跌仆出血者，勿拭，谨护勿使受风，拭净则风易入，发痉而死也。肠澼下白沫，脉沉则生，浮则死。肠澼下脓血，沉小流连者生，数疾坚大身热者死。久痢，沉细和滑为顺，浮大弦急者难治，虽沉细小弱，按之无神者不治。肠澼下利，《内经》虽言脉浮身热者死，然初病而兼表邪，常有发热脉浮，可用建中而愈者，非利久虚阳发露，反见脉浮身热口噤不食之比。泄泻，脉微小为顺，急疾大数者逆。肠澼泄泻，为肠胃受病，不当复见疾大数坚之脉也下泄气虚不宜见实脉，又脾胃之病不宜见肝脉也。小便淋闷，脉滑疾者易已，涩小者难已。消瘅，脉实大，病久可治，脉悬小坚，病久不可治。消渴，脉数大软滑为顺，细小短浮者逆，又沉小滑为顺，实大坚者逆。头痛目痛，卒视无所见者死，清阳失守，邪火僭逆于上也真元脱于下也，其脉浮滑为风痰上盛，可治，短涩为血虚火逆，不治。心腹痛，痛不得息，脉沉细迟小为顺，弦长坚实者逆。癥瘕，脉沉实可治，虚弱者死。疝瘕，脉弦者生，虚疾者死。心腹积聚，脉实强和滑为顺，虚弱沉涩者逆。癫疾，脉搏大滑，久自已，小坚急不治。又癫疾，脉虚滑为顺，涩小者逆。狂疾，脉实大为顺，沉涩者逆。痿痹，脉虚涩为顺，紧急者逆。䘌蚀阴肛，虚小为顺，坚急者逆。痈疽初起，脉微数缓滑为顺，沉涩坚劲者逆，未溃洪大为顺，虚涩者逆，溃后虚迟为顺，数实者逆。肠痈，软滑微数为顺，沉细虚涩者逆。病疮，脉弦强小急，腰脊强，瘛疭，皆不可治，溃后被风多此。痉病，脉浮弦为阳，沉紧为阴，若牢细紧劲搏指者不治。妊娠宜和滑流连，忌虚涩不调。临月脉宜滑数，离经忌虚迟小弱，牢革尤非所宜。新产脉缓弱，忌弦紧。带下脉宜小弱，忌急疾。崩漏脉宜微弱，忌实大。乳子而病热，脉悬小，手足温则生，寒则死。凡崩漏胎产久病，脉以迟小缓滑为顺，急疾大数者逆。痿痹紧急，或中病脉坚，外病脉涩，汗出脉盛，虚劳心数，风家脾缓，人瘦脉大而喘，形盛脉微短气，更有伤寒厥利而脉不至，脉微厥冷烦躁，脉迟而反消食，与夫人短脉长，人滑脉涩，皆死兆也。

以上诸例，或采经论，或摭[①]名言，咸以脉病相符为顺，相反为逆。举此为例，余可类推，颖悟之士自能闻一知十[②]也。

《灵枢·动腧》篇曰：阴阳上下，其动也若一。故阳病而阳脉小者为逆，阴病而阴脉大者为逆。阴阳俱静俱动，若引绳相倾者病。既言其动若一，复言俱静俱动为病者，病在若引绳相倾，洪弦而少和缓也。阳病而阴脉小，是病未入阴也，何得为逆？惟阳脉小，则外热内寒，外实内虚，甚或阳和不振而将熄耳。阴病而阳脉大，是生气未

---

① 摭：摘取。

② 闻一知十：谓善能触类旁通。典出《论语·公冶长》。

衰也，何得为逆？惟阴脉大，则阴虚阳往，卫燥荣竭，甚且不能内守而将脱耳。《千金翼方》曰：夫病者发热，身体疼痛，此为表有病，其脉当浮大，今反沉迟，故知当愈。病者卒腹中急痛，此为里有病，其脉当沉细，今反浮大，故知当愈已上本仲景《平脉》文。然此二脉，其病不即愈者，必当死，以其病与脉相反也。

察脉施治有贫富贵贱体质肥瘦四方水土不同

临病察脉，全在活法推求。如诊富贵人之脉与贫贱者之脉，迥乎不同。贵显之脉，常清虚流利；富厚之脉，常和滑有神；贱者之脉，常浊壅多滞；贫者之脉，常蹇涩少神。加以劳勩，则粗硬倍常。至若尝富贵而后贫贱，则荣卫枯槁，血气不调，脉必不能流利和滑，久按索然。且富贵之证治与贫贱之证治，亦截然两途。富贵之人，恒劳心肾，精血内戕，病脉多虚，纵有表里客邪，不胜大汗大下，全以顾虑元气为主，略兼和营调胃足矣，一切苦寒伤气皆在切禁。贫贱之人，藜藿[1]充肠，风霜切体，内外未尝温养，筋骸夙惯疲劳，藏府经脉一皆坚固，即有病苦忧劳，不能便伤神志，一以攻发为主，若参耆桂附等药，咸非是辈所宜。惟尝贵后贱、尝富后贫之人，素享丰腴，不安粗粝，病则中气先郁，非但药力难应，参耆或不能支，

① 藜藿：粗劣的饭菜。藜，一种野菜，嫩叶可食。藿，豆叶。

反增悒郁[1]之患，在所必至。非特富贵之脉证与贫贱悬殊，即形体之肥瘠亦然。肥盛之人，肌肉丰厚，胃气沉潜，纵受风寒，未得即见表脉，但须辨其声音涕唾，便知有何客邪。设鼻塞声重，涕唾稠黏，风寒所伤也。若虽鼻塞声重，而屡咳痰不即应，极力咯之，乃得一线黏痰，甚则咽腭肿胀者，乃风热也。此是肥人外感第一关键。以肥人肌气充盛，风邪急切难入，因其内多痰湿，故伤热最易。惟是酒客湿热渐渍于肉理，风邪易伤者有之。否则形盛气虚，色白肉松，肌腠不实之故，不可以此胶执也。瘦人肌肉浅薄，胃气外泄，即发热头痛，脉来浮数，多属于火。但以头之时痛时止，热之忽轻忽重，又为阴虚火扰之象也。惟发热头痛，无间昼夜，不分轻重，人迎浮盛者，方是外感的证。亦有表邪兼挟内火者，虽发热头痛，不分昼夜轻重，而烦渴躁扰，卧寐不宁，皆邪火烁[2]阴之候，虽宜辛凉发散，尤当顾虑真阴。独形瘦气虚，颜白唇鲜，卫气不固者，最易伤风，却无内火之患矣。矧[3]吾江南元气最薄，脉多不实，且偏属东方，木火常胜，治之稍过，不无热去寒起之虑。而膏粱之人，豢养柔脆，调适尤难，故善治大江以南病者，不难遍行宇内也，但要识其所禀之刚柔，情性之缓急耳。西北之人，惯拒风寒，素食煤火，外

---

① 悒（yì意）郁：忧郁。

② 烁：通“铄”。《周礼·考工记序》：“烁金以为刃。”陆德明释文：“烁，义当作‘铄’。”

③ 矧：况且。

内坚固，所以脉多沉实，一切表里诸邪，不伤则已，伤之必重，非大汗大下，峻用重剂，不能克应。滇粤之人，恒受瘴热，惯食槟榔，表里疏豁，所以脉多微数，按之少实，纵有风寒，止宜清解，不宜轻用发散，以表药性皆上升横散，触动瘴气，发热漫无止期，不至津枯血竭不已也。经曰：西北之人，散而寒之，东南之人，收而温之，所谓同病异治也。是以他方人来就治，必问方隅水土，傍①观以为应酬套语，曷知即为察脉审证用药之大纲哉？《诊宗三昧》

此即《素问》"血气形志"、"异法方宜"诸篇义也。然张氏述此，亦欲医者勿偏执常法耳，勿又因此而泥之。每诊力食者，病脉多虚弱迟细，何者？津气以劳而伤也。

初诊久按不同出《诊宗三昧》

问：脉有下指浮大，按久索然者；有下指濡软，按久搏指者；有下指微弦，按久和缓者。何也？答曰：夫诊客邪暴病，应指浮象可证，若切虚羸久病，当以根气为本。如下指浮大，按久索然者，正气大虚之象，无问暴病久病，虽证显灼热烦扰，皆正衰不能自主，随虚阳发露于外也；下指濡软，按久搏指者，里病表和之象，非藏气受伤，即坚积内伏，不可以脉沉误认为虚寒也；下指微弦，按久和缓者，久病向安之象，气血虽殆，而藏气未败也。

---

① 傍：同"旁"。

然多有变证多端，而脉渐小弱，指下微和，似有可愈之机者，此元气与病气俱脱，反无病象发见，乃脉不应病之候，非小则病退之比。大抵病人之脉，初下指虽乏力，或弦细不和，按至十余至渐和者，必能收功。若下指似和，按久微涩，不能应指，或渐觉弦硬者，必难取效。设病虽牵缠，而饮食渐进，便溺自调，又为胃气渐复之兆。经云安谷者昌，又云浆粥入胃则虚者活，此其候也。

又有按久而医者指力既倦，指渐浮起，或渐压下，渐觉其脉应指无力者。凡遇此象，即须振作精神，操纵其指以审度之。如真不若初诊之有神，即为阳衰气竭之候矣，尤须久俟以参考之。恐是《伤寒论》所谓渐渐小更来渐渐大之厥脉也，此误下而阳邪将欲内陷，内不受邪而交争也。

王脉不再见

春二月，脉一病人，其脉反沉，师言到秋当死，其病反愈。七月复病，其脉续沉，师言至冬当死。二月得沉脉，何以处之至秋死也？师曰：二月脉当濡弱而弦，得沉脉，则至秋自沉见浮，即死，故知至秋死也。七月复得沉脉，何以处之至冬死也？曰：沉脉属肾，真藏脉也，本冬王脉，非时妄见，王脉不再见，故知至冬死也。他藏仿此。《脉经》

二月得浮毛脉，何以处言至秋当死？师曰：二月肝用

事，肝属木，脉应濡弱，反得毛浮者，是肺脉也，肺属金，金来克木，故知至秋死也。余时仿此。《平脉》

此即春脉有胃而毛曰秋病，毛甚曰今病之义也。两节文体相似而义各不同。前节言春脉沉，至秋见浮即死者，盖其人气虚下陷，不能升举，秋必见浮，则上下不续而脱矣。又言秋脉沉，至冬即死者，肾气用事太早，至冬无可再沉，必至下脱，且自春及秋皆沉，是一年之中纯见一藏之气，而无发生条畅之意矣。究竟此沉必是无神无力，抑或别见败证也，不然岂竟不可救药，而数月之久坐待其死乎？后节是五行生克之义也，前节则阴阳升降之义也，合而观之，春脉偏浮偏沉，皆非佳兆可知也。

真藏脉

大义已见前《五藏四时脉》及《胃气脉篇》，兹但记经之专言真藏脉者。

凡持真脉之藏脉者，肝至悬绝急十八日死，心至悬绝九日死，肺至悬绝十二日死，肾至悬绝七日死，脾至悬绝四日死。《素问·阴阳别论》

悬绝者，此部独盛或独衰，以至于极，与他部悬殊也。又六部纯见一藏之脉，且至于极，与平脉悬殊也。

真肝脉至，中外急，如循刀刃责责然，如按琴瑟弦，色青白不泽，毛折乃死；真心脉至，坚而搏，如循薏苡子累累然，色赤黑不泽，毛折乃死；真脾脉至，弱而乍数乍疏，色青黄不泽，毛折乃死；真肺脉至，大而虚，如以毛羽中人肤，色白赤不泽，毛折乃死；真肾脉至，搏而绝，如以指弹石辟辟然，色黑黄不泽，毛折乃死。《素问·玉机真藏论》

肝死藏，浮之脉弱，按之中如索，不来去，但曲如蛇行者，死；心死藏，浮之脉实，如豆麻击手，按之益躁疾者，死；脾死藏，浮之脉大坚《脉经》作缓，按之中如覆杯，絜絜状如摇者，死；肺死藏，浮之虚，按之弱如葱叶，下无根者，死；肾死藏，浮之坚，按之乱如转丸，益下入尺中者，死。仲景《五藏篇》

肝见庚辛死，心见壬癸死，脾见甲乙死，肺见丙丁死，肾见戊已死，是谓真藏见皆死。《素问·平人气象论》

其脉绝不往来，若人一息五六至，其形肉虽不脱，真藏虽不见，犹死也。《玉机真藏论》此以再动为一至也。

死 脉

此即真藏脉也，但有不能分属五藏者列之于此，以备参考。大义已见《五藏四时脉》《胃气脉有根有神》《脉证顺逆篇》诸脉专篇，兹但记经之专言死脉者。

九候之脉皆沉细悬绝者，为阴，主冬，以夜半死。

盛躁喘数者，为阳，主夏，以日中死。

故寒热者，以平旦死。热中及热病者，以日中死。病风者，以日夕死。病水者，以夜半死。其脉乍疏乍数、乍迟乍疾者，以日乘四季死。形肉已脱，九候虽调，犹死。

七诊虽见，九候皆从者不死，其脉候败者亦死，必发哕噫。脉不往来者，死。中部之候相减者，死。上下左右，相失不可数者，死。盛形脉细，少气不足以息者，死一作危。形瘦脉大，胸中多气者，死。《素问·三部九候论》

七诊，谓独小者病，独大者病，独疾者病，独迟者病，独热者病，独寒者病，独陷下者病。此指十二经之动脉，非寸口也。

脉蔼蔼如车盖者，名曰阳结也蔼蔼，浮气蒸蒸也；脉累累如循长竿者，名曰阴结也累累，梗梗也。脉瞥瞥如羹上肥者，阳气微也瞥瞥，拍拍而轻也；脉萦萦如蜘蛛丝者，阴气衰也“阴”依《脉经》。萦萦，细引微曲也。脉绵绵如泻漆之绝者，亡其血也绵绵，徘徊不进也。五节并出《辨脉》。

阳结阴结，似非死脉，而病急见此，未见能愈。

脉来如屋漏雀啄者，死屋漏者，其来既绝而止，时时复起，而不相连属也。雀啄者，脉来甚数而疾，绝止又复顿来也。又经言：得病七八日，脉如雀啄者，死脉弹人手如黍米也。脉来如弹石，去如解索者，死弹石者，辟辟急也。解索者，动数而随散乱，无复次绪也。病困，脉如虾游鱼翔者，死虾游者，冉冉而起，寻复退没，不知所在，久乃复起，起辄迟而没去速者，是也。鱼翔者，似鱼不行而但掉尾动头，身摇而久住者，是也。脉如悬薄卷索者，死悬薄，散也，与羹上肥相似。卷索，紧而左右弹，无来去。脉如转豆者，死累累如循薏苡子，是心死脉也。脉涌涌不去者，死但出不入也。脉中侈者，死《千金方》作“中移”。脉分绝者，死上下分驰，乍离乍合。脉在指下，如麻子动摇，属肾，名曰结，即死。尺脉不应寸，时如驰，半日死又云：尺脉上应寸口太迟者死。三部脉，如釜中汤沸者，旦得夕死，日中得夜半死。

肝脾俱至则谷不化，肝多即死；肺肝俱至则痈疽，四肢重，肺多即死；心肺俱至则痹，消渴懈怠，心多即死"痹"疑当作"痺"；肾心俱至则难以言，九窍不通，四肢不举，肾多即死；脾肾俱至则五藏败坏，脾多即死。

脉至浮合，浮合如数，一息十至以上，是经气予不足也，微见九十日死微见者，初起也。脉至如火薪[①]然，是心精之予夺也，草干而死。脉至如散叶，是肝气之予虚也，木叶落而死。脉至如省客，省客者，脉塞而鼓，是肾气予不足也，悬去枣华而死。脉至如丸泥，是胃精予不足也，榆荚落而死。脉至如横格，是胆气予不足也，禾熟而死。脉至如弦缕，是胞精予不足也，病善言，下霜而死，不言可治。脉至如交漆，交漆者左右旁至也，微见四十日死。脉至如涌泉，浮鼓肌中，是太阳气予不足也，少气味，韭英而死。脉至如颓[②]土之状，按之不得，是肌气予不足也，五色先见黑白，藟[③]发死。脉至如悬雍，悬

① 薪：原作"新"，据《素问·大奇论》改。
② 颓：原作"委"，据《素问·大奇论》改。
③ 藟：《素问·大奇论》作"壘"。

雍者浮喘，切之益大，是十二俞之予不足也，水凝而死。脉至如偃刀，偃刀者浮之小急，按之坚大急，五藏菀热，寒热独并于肾也，如此其人不得坐，立春而死一作立冬。脉至如丸，滑不直手，不直手者按之不可得也，是大肠气予不足也，枣叶生而死。脉至如春者，令人善恐，不欲坐卧，行立常听，是小肠气予不足也，季秋而死如春，《素问》作"如华"，注谓虚弱不可正取也。三十节并见《脉经》卷五。

尺脉涩而坚，为血实气虚也，其发病腹痛逆满，气上行，此为妇人胞中绝伤，有恶血，久成结瘕，得病以冬时，黍穄[1]赤而死。已下六节并见《脉经》卷四尺脉细而微者，血气俱不足，细而来有力者，是谷气不充，病得节辄动，枣叶生而死，此病秋时得之。左手寸口脉偏动，乍大乍小不齐，从寸至关，关至尺，三部之位，处处动摇，各异不同，其人病仲夏得之，此脉桃花落而死。右手寸口脉偏沉伏，乍小乍大，朝来浮大，暮夜沉伏，浮大即太过，上出鱼际，沉伏即下不至关中，往来无常，时时复来者，榆叶枯落而死。右手尺部脉三十动一止，有顷更还，二十动一止，乍动乍疏，不与息数相应，其人虽食谷，犹不愈，蘩草[2]生而死。左手尺部脉四十动一止，止而复来，来逆如

① 穄（jì祭）：一种不黏的黍类，即糜子。
② 蘩草：白蒿。

循直木，如循张弓弦，絙絙然[①]如两人共引一索，至立冬《千金方》作春死。

文多古奥，卒难索解，涵泳日久，更验之人事，自然开悟矣。盖古文虽奥，而人事则同也。

① 絙絙（gēng 庚）然：绷紧貌。

卷六　名论汇编

讲脉须宗法圣经

高士宗[①]曰：经论脉法，须平素熟于胸中，则临病诊视，无往不宜。故欲求诊脉之法者，考于《灵枢》，详于《素问》，更合仲景《辨脉》《平脉》而会通之，斯得其要矣。

王叔和《脉经》十卷，皆采用古今圣经贤传，异异同同，莫不毕具，任人寻绎而未尝自加断语，古脉书之犹存梗概者，赖有此书也。乃喻嘉言病之曰杂，张隐庵[②]病之曰杜撰，且隐庵以《脉诀》之七表八里九道图画驾于《脉经》，而诋其蛇足，是并未目睹《脉经》也，肆口诋諆[③]何为耶？世之好诋前人者，皆未目睹其书者也。果深究其蕴，自不能生菲薄矣。《平脉》《辨脉》亦有斥为叔和妄说者，是非颠倒，果何日定哉？讲脉学者，黄帝、仲景书外，如《难经》《脉经》《脉诀》《千金方》《诊家枢要》《诊家正眼》《景岳脉神》《石顽三昧》，皆所必潜玩者也。

---

① 高士宗：即高世栻，字士宗，清代钱塘（今杭州）人，著有《素问直解》《医学真传》等。

② 张隐庵：即张志聪，字隐庵，清代钱塘（今杭州）人，著有《素问集注》《灵枢集注》《伤寒论宗印》《伤寒论集注》《金匮要略集注》等。

③ 诋諆（jī 机）：毁谤。

道听涂①说，岂有当乎？

讲脉须推求本原

张隐庵曰：或曰：识脉其难乎？余曰：子但知识脉之难，而不知审脉之更难也。识脉者，如滑伯仁《诊家枢要》，浮，不沉也，沉，不浮也，迟，不及也，数，太过也，以对待之法识之，犹易分别于指下。审脉者，体会所见之脉何因，所主之病何证，以心印之，而后得也。《平脉》曰：浮则为风，数则为热。是则为内伤乎？为外感乎？为气乎？血乎？虚乎？实乎？是必审其证之表里阴阳寒热虚实，病之久新，脉之有力无力，而断之以意也，可矣。

词不达意，当云识脉之当然，不如识脉之所以然。当然者，如浮主风，紧主寒，一脉主数病，数脉主一病，是也。所以然者，如浮主风，必推风之何以令脉浮，紧主寒，必推寒之何以令脉紧，且有时非风而何以脉亦浮，非寒而何以脉亦紧也。推明各脉变动之根原，不必屑屑焉强记各脉之主病，而自能应于无穷矣。拙著此书，详于义理而略于主病，即此义也。

① 涂：同“途”。

脉气资始于肾，资生于胃

卢子繇[1]曰：脉者，水谷之精气分流经络，灌溉藏府，衺行四肢，贯注百体，资始于肾间动气，资生于胃中水谷者也。《难经·六十六》曰：脐下肾间动气者，人之生命也，十二经之根本也，故名曰原。三焦者，原气之别使也，主通行三气，经历于五藏六府。《内经·玉机真藏》曰：五藏皆禀气于胃。胃者，五藏之本也。藏气者，不能自致于手太阴，必因于胃气，乃至于手太阴也。

脉位三部九候有二

卢子由曰：脉有三部九候，三部者寸关尺也，九候者浮中沉也，部各有三，故为九候。其法三指齐截，中指置关之上，食指置关之前，无名指置关之后，度人之长短，以定排指之疏密，更度人之肥瘠缓急，以定按指之轻重。先按后举，初按以验浮，次按以候中，又次按以候沉。切其往来上下，人与脉相应，浮中沉相等，无偏倚者，平脉也。设或参差，察见何部，专指定候，以判其体。至脉来效象，亦不越诊切十法见后，以验寒热血气阴阳之偏胜，或内所因，或外所因，或不内不外，或形干气，或气干形，为用真无尽藏，宜审而别之。此寸口三部九候法也。

---

① 卢子繇：即卢之颐，字子繇（一作子由），明代钱塘（今杭州）人，著有《本草乘雅半偈》《学古诊则》等。

三部九候始自轩岐，而越人则会通体之三停，该摄①于太阴之气口。以本藏气者必因于胃气，乃能至于手太阴，著见于气口而为尺寸，如泉脉之始出，色味纯一荣卫之气，俱由胃径肺以布于周身十二经，张石顽亦曰肺为荣行脉中第一关隘，乃可察土地之优劣，谓汇流川渎则各随川渎之风土，其优劣遂不同矣。摄归太阴，只准《素问》中部之法天以候肺，为一体之眚变。如欲循九体之常变，必诊候体部之专，而后效象乃确。倘中部之候虽独调，而与众藏相失者，或与众藏相减者，则莫可依据也，不若遵古九候者之无疑矣。古之三部九候者，一身之全分为上中下，一部之内各有天地人也，内应九藏，外应九野。九藏者，形藏四，神藏五也。九野者，天分之为九野，地别之为九州也。神藏五者，肺藏魄，心藏神，脾藏意，肝藏魂，肾藏志也。形藏四者，一头角，二耳目，三口齿，四胸中是也。此通体之三部九候法也。

关前关后分阴阳诊法

卢子繇曰：关之前者，阳之动也，脉当见九分而浮。九分阳位，脉当浮也。诊法之指，去其无名指，用中指按关之上，次联食指按关之前，两指令平，先按后举，举至皮毛相得有脉之分，其脉始见为浮。太过者，多出于皮肤

① 该摄：统摄。

之上，浮之太过也。不及者，多入皮肤肤之下，浮之不及也。若按至筋膜之间，则本无脉矣。关以后者，阴之动也，脉当见一寸而沉。一寸阴位，脉当沉也。诊法之指，去其食指，亦用中指按关之上，次联无名指按关之后，两指令平，先举后按，按至肌肉相得有脉之分，其脉始见为沉。太过者多入于肌肉之下，沉之太过也；不及者，多出于肌肉之上，沉之不及也。若举至皮肤之间，则本无脉矣。

卢子由审脉部位至数形体浮沉往来十法

若运行之过与不及，气位主客之相得与否，病传之所胜不胜，标本之层署阴阳，亦莫不各随邪正之浅深微甚实虚新故，著见脉状者，总不越诊法之十则为纲。如度形体以别大小，至数以纪①迟数，往来以循滑涩，部位以度长短，举按以验浮沉。浮者阳，大者阳，数者阳，滑者阳，长者阳也；沉者阴，小者阴，迟者阴，涩者阴，短者阴也。故曰脉有阴阳，亦有一阳一阴而单见，亦有二三四五阳，二三四五阴而并呈，亦有一阳一阴二三阴，一阴一阳二三阳而兼著，亦有二阳一阴二三阴，二阴一阳二三阳，或三阳一二阴，三阴一二阳，或四阳一阴，四阴一阳而错显，悉属十纲脉之互见，未列异相之脉名。至脉状多端，

① 纪：通“记”。《释名·释言语》：“纪，记也，记识之也。”清毕沅疏证引叶德炯：“纪、记二字古通。”

咸凭诊则，各以类从，条分之为目矣。如诊以形体之大者为纲，则曰肥曰洪，曰散曰横，曰弦曰革，皆目矣；诊以形体之小者为纲，则曰弱曰瘦，曰细曰微，曰萦萦如蜘蛛丝，皆目矣；诊以至数之数者为纲，则曰急曰疾，曰击曰搏，曰躁曰喘，曰促曰动，曰奔越无伦，皆目矣；诊以至数之迟者为纲，则曰缓曰脱，曰少气，曰不前，曰止曰歇，曰停按，《伤寒》《金匮》中“停”字皆作“停匀”解，曰代曰结，曰如泻漆之绝，皆目矣；诊以往来之滑者为纲，则曰利曰营，曰啄曰翕，曰章，曰连珠，曰替替然，皆目矣；诊以往来之涩者为纲，则曰紧曰滞，曰行迟，曰不应指，曰参伍不齐，曰往来难且散，曰如雨沾沙，曰如雨渝沙，曰如轻刀刮竹，皆目矣；诊以部位之长者为纲，则曰牒按，牒，非长也，曰高，曰涌，曰端直，曰条达，曰上鱼为溢，皆目矣；诊以部位之短者为纲，则曰抑曰卑，曰退，曰不及指，曰入尺为覆，皆目矣；诊以举按之浮者为纲，则曰盛曰毛，曰泛曰芤，曰如循榆荚，曰肉上行，曰时一浮，曰如水漂木，曰瞥瞥如羹上肥，皆目矣；诊以举按之沉者为纲，则曰潜曰坚，曰伏曰匿，曰遏曰减，曰陷，曰独沉，曰时一沉，曰如绵裹砂，曰如石投水，皆目矣。种种诸目，可以单见，可以并呈，可以兼著，可以错显，亦可纲与目交相见呈，著显隐约于指端者也。又有去来与往来不同。往来者，脉之源，如水之流；去来者，脉之抑扬，如浪之起伏，其义仍不越乎举按之浮沉也。是故诊脉吃紧总在形体至数往来部位举按之十法按，卢氏以往来指尺寸之上下，以去来指浮沉之起伏，上言举按浮沉，乃指脉之在浮在沉也，故不得不补出此层，究竟措词太拙，不如以“势”字括之，较为简当，明乎此则，不待揣摹，而形真已毕露无遁矣。举凡前大后小，前小后大，亦不越乎形体；上盛下衰，下盛上衰，上虚下实，上实下虚，上部有脉，下部无脉，下部有脉，上部无脉，中手长者，中手短者，亦不越乎部位；中手促而上击者，亦不越乎至数；沉而坚，浮而盛，沉而弱，沉而横，沉而喘，固不越乎举按，更兼乎形体往来至数矣；脉盛滑坚，往来兼乎形体。小弱以涩，形体兼乎往来；浮滑而疾，往来兼乎举按至数矣；乍数乍疏，乍短乍长，至数兼乎部位；累累如连珠，如循琅玕，此亦形体；喘喘连属，其中微曲，至数兼乎形体；前曲后居，如操带钩，此亦形体；厌厌聂聂如落榆荚，此亦举按；不上不下，如循[1]鸡毛，此亦形体；如物之浮，如风吹毛，此亦举按；软软招招，如揭长竿末梢，形体兼乎往来部位矣；盈实而滑，如循长竿，形体兼乎往来；来急益劲，如新张弓弦，至数兼乎形体；和柔相离，如鸡践地，形体至数往来部位举按咸备矣。

戴同甫审脉分合偶比类五法

分者，有脉之形分，谓脉各有形状。当先明辨，便了

① 循：通“揗”，抚摩。《说文通训定声·屯部》：“循，假借为‘揗’。”

然不疑。大小浮沉滑涩，可以指别，迥然各异，辨之于毫厘之间，使其形不相混，如举有按无为浮，按有举无为沉之类。有脉之证分，谓脉之一字独见为证。如寸浮，中风头痛之类，不杂他脉，独为见证，今脉诀歌在各脉之后者是也。或独见一部，或通见三部，或两手俱现。

合者，有合众脉之形为一脉者，谓如似沉似伏实大长弦之合为牢，极软浮细之合为濡之类。有合众脉之形为一证者，谓浮缓为不仁，浮滑为饮，浮洪大而长为风眩巅疾。有二脉合者，有三四脉合者。大抵脉独见为证者鲜，参合众脉为证者多。且一脉虽独见，而为证亦不一。如浮为风，又为虚，又为气，各不同，此又一脉之证合也。如此相参以考脉，则思过半矣。

偶者，脉合阴阳，必有偶对。经曰：善为脉者，必以比类奇恒，从容知之因其形之相反而匹配之也。浮沉者，脉之升降也。浮升在上，沉降在下，为诸脉之根本，为阴阳之定位，为表里之定诊。迟数者，脉之紧慢也。脉以四五至为平，减一至曰迟，增一至曰数。《难经》曰：迟则为寒，数则为热。亦阴阳之大别也。虚实者，脉之刚柔也。按之浮中沉皆有力，为实；迟大而软，按之豁豁然空，为虚。虚实之由，皆以有余不足占之，故以按而知。经曰：其气来实强，为太过，病在外；气来虚微，为不及，病在中。长短者，脉之赢缩也。经曰长则气治，以其充而伸也，短则气病，以其减而屈也。滑涩者，脉之通滞也。经曰：滑者阴气有余，涩者阳气有余。又曰：滑者多血少气，涩者少血多气。洪微者，脉之盛衰也。应指洪大，冲涌有余，所谓来盛也；应指微弱，委靡不振，所谓来不盛也。紧缓者，脉之急慢也。阴主敛，故有拘牵之象；阳主舒，故有纵弛之形。仲景曰：风伤卫者脉浮缓，寒伤营者脉浮紧。风为阳邪，寒为阴邪也。动伏者，脉之出处也。动见关上，厥厥如豆，出类而异于众也；伏藏于内，不见其形，如蛰虫之周密也。促结者，因止以别阴阳之盛也。仲景曰：数中一止，阳盛则促；缓中一止，阴盛则结。外此脉不可以偶言者，不敢凿①也。《三因方》尽为偶名，而以弦弱、芤微、濡革、散代亦为偶，非一阴一阳也。因知脉不可尽以偶言也，必一阴一阳而后可偶。不可尽偶，故更增比类二法也。

比者，因其形之相似而拟议之也。比其类而并之，因其疑也；比其类而析之，决其疑也。《内经》曰：脾虚浮似肺，肾小浮似脾，肝急沉似肾，此皆三者之所乱也②，然从容得之。以知其比类也。《难经》曰：心肺俱浮，何以别之？然。浮而大散者心也，浮而短涩者肺也。肝肾俱沉，何以别之？然。沉而牢③者肝也，按之耎，举指来疾④者肾也。此皆于相似之中而别其同中之异也。

类者，《易》曰本乎天者亲上，本乎地者亲下，则各

---

① 凿：穿凿附会。
② 此皆三者之所乱也：《素问·示从容论》作“此皆工之所时乱也”。
③ 沉而牢：《难经·四难》作“牢而长”。
④ 疾：《难经·四难》作“实”。

从其类也。如大、浮、数、动、滑，阳之类也；沉、涩、弱、弦、微，阴之类也。滑伯仁曰：浮为阳，轻手而得之，而芤洪散大长濡弦，皆浮之类也；沉为阴，重手而得之，而伏石短细牢实，皆沉之类也；迟者，减于平脉，而缓结微弱，皆迟之类也；数者，增于平脉，而促疾躁喘，皆数之类也。此又于不似之中而会其异中之同也。此篇与原文不同处，皆据鄙意增损者也。

脉神非从迹象上苦思不能悟入

李士材曰：脉之理微，自古记之。昔在黄帝，生而神灵，犹曰若窥深渊而迎浮云。许叔微曰：脉之理幽而难明，吾意所解，口莫能宣也。凡可以笔墨载、口舌传者，皆迹象也。至于神理，非心领神会，乌能尽其玄微？如古人形容胃气之脉而曰不浮不沉，此迹象也，可以中候求也。不疾不徐，此迹象也，可以至数求也。独所谓意思忻忻，悠悠扬扬，难以名状，非古人秘而不言，欲名状之而不可得，姑引而不发，跃如于言词之表，以待能者之自从耳。东垣至此亦穷于词说，而但言脉贵有神。惟其神也，故不可以迹象求、言语告也。又如形容滑脉而曰替替然如珠之圆转，形容涩脉而曰如雨沾沙，形容紧脉而曰如切绳转索，形容散脉而曰如杨花散漫，形容任脉而曰寸口丸丸[1]，此皆迹象之外别有神理。就其所言之状，正惟穷于言语，始借形似以拟议之耳。盖悟理虽极微之事，然迹象未明，从何处悟入？思境未苦，从何处悟出？必于四言之诀，二十七字之法，诵之极其熟，思之极其苦，夫然后灵明自动，神鬼来通。王启玄曰：欲登泰岱，非径奚从；欲诣扶桑，无舟莫适。其是之谓乎？观于此篇，知士材之功深矣。

韵伯论读脉五法

柯韵伯曰：脉有十种，阴阳两分，即具五法。浮沉是脉体，大弱是脉势，滑涩是脉气，动弦是脉形，迟数是脉息，总是病脉，非平脉也。脉有对看法，有正看法，有反看法，有平看法，有互看法，有彻底看法。如有浮即有沉，有大即有弱，有滑即有涩，有数即有迟。合之于病，则浮为在表，沉为在里，大为有余，弱为不足，滑为血多，涩为气少，动为搏阳，弦为搏阴，数为在府，迟为在藏，此对看法也。如浮大滑动数，脉气之有余者名阳，当知其中有阳胜阴病之机；沉弱涩弦迟，脉气之不足者名阴，当知其中有阴胜阳病之机。此正看法也。夫阴阳之在天地间也，有余而往，不足随之，不足而往，有余从之，知从知随，气可与期。故其始为浮、为大、为滑、为动、为数，其继反沉、反弱、反涩、反弦、反迟者，是阳消阴

① 形容任脉……寸口丸丸：《脉经》卷二："横寸口边丸丸，此为任脉，苦腹中有气如指，上抢心，不得俯仰，拘急。"丸丸，圆滑端直貌。

长之机，其病为进；其始为沉、为弱、为涩、为弦、为迟，其继微浮、微大、微滑、微动、微数者，是阳进阴退之机，其病为欲愈。此反看法也。浮为阳，如更兼大、动、滑、数之阳脉，是为纯阳，必阳盛阴虚之病矣；沉为阴，而更兼弱、涩、弦、迟之阴脉，是为重阴，必阴盛阳虚之病矣。此为平看法。如浮而兼弱、兼涩、兼弦、兼迟者，此阳中有阴，其人阳虚，而阴气早伏于阳脉中也，将有亡阳之变，当以扶阳为急务矣；如沉而兼大、兼滑、兼动、兼数者，此阴中有阳，其人阴虚，而阳邪下陷于阴脉中也，将有阴竭之患，当以存阴为深虑矣。此为互看法。如浮、大、滑、动、数之脉体虽不变，然始为有力之强阳，终为无力之微阳，知阳将绝矣；沉、弱、涩、弦、迟之脉虽喜变而为阳，如忽然暴见浮、大、滑、动、数之状，是阴极似阳，知返照之不长，余烬之易灭也。是谓彻底看法。更有真阴真阳之看法。所谓阳者，胃脘之阳也，脉有胃气，是知不死；所谓阴者，真藏之阴也，脉见真藏者死。然邪气来也紧而疾，谷气来也徐而和，此又不得以迟数定阴阳矣。

从证从脉说景岳有此说，已见卷二

陶节庵[1]曰：脉浮当汗，沉当下，固其宜也。然浮亦

---

① 陶节庵：即陶华，明代医家，字尚文，号节庵，余杭（今属浙江）人，著有《伤寒六书》《伤寒全生集》等。

有可下者，邪热入府，大便难也，大便不难，其敢下乎？沉亦有可汗者，少阴病，身有热也，身不发热，其敢汗乎？

高鼓峰曰：治病之法，在临证时先察其内外、藏府、经络、新久、虚实、痰食、血气，再以脉合之。如证与脉合，或正治，或从治，可也。有证与脉不合者，则当审其轻重，辨其真假，或舍证从脉，或舍脉从证，以治之。复有证与时不合者，或舍证从时，或舍时从证以治之。脉证时三者，须互相参考。

李士材曰：脉浮为表，治宜汗之，此其常也，而亦有宜下者焉。仲景云若脉浮大，心下硬，有热属藏者，攻之，不令发汗是也。脉沉为里，治宜下之，此其常也，而亦有宜汗者焉。少阴病始得之，反发热而脉沉者，麻黄附子细辛汤微汗之是也。脉促为阳，当用葛根芩连清之矣，若脉促厥冷为虚脱，非灸非温不可，此又非促为阳盛之脉也。脉迟为寒，当用干姜附子温之矣，若阳明脉迟，不恶寒，身体濈濈[①]汗出，则用大承气，此又非迟为阴寒之脉矣。四者皆从证不从脉也，世有切脉不问证者，其失可胜言哉？又表证汗之，此其常也。仲景曰：病发热头痛，脉反沉，身体疼痛，当救其里，用四逆汤。此从脉之沉也按脉亦必迟也。里证下之，此其常也。日晡发热者属阳明，脉

---

① 濈濈（jíjí 吉吉）：汗出貌。

浮虚者宜发汗，此从脉之浮也按脉亦必兼紧。结胸证具，常以大小陷胸下之矣，脉浮大者不可下，下之则死，是宜从脉而治其表也。身疼痛者，常以桂枝麻黄解之矣，然尺中迟者不可汗亦不可攻，以营血不足故也，是宜从脉而益其营矣。四者皆从脉不从证也，世有问证而忽脉者，得非仲景之罪人乎？

阴证阳脉阳证阴脉辨

高鼓峰曰：《辨脉》曰：阳证得阴脉者死，阴证得阳脉者生。此二句是论伤寒，若别证，便不可如此断外感重阳，内伤重阴。阳证阴脉，如发热而脉不洪大浮数，此必是火遏也，或胃阴不能充拓也，或胃水不能化其营血也，治之者舍证从脉可也。阴证阳脉，如内伤不发热，其脉当静，反洪大浮躁而数，此是阴亡也，或阳明有食与火也，或肾虚不能纳气也，或过服乌附，下焦津液枯竭也。又有一种重按有力却不弦，从肌肉渗开，脉与肉无界限，此近于浮洪豁大也，总是阴之象也，阴亡也。《辨脉》原文作阴病阳病，今改“病”作“证”，义自不同。

童男童女脉

杜光庭[1]曰：欲识童男与童女，诀在寸关更尺里。自

① 杜光庭：唐末五代道士，字圣宾，又作宾圣，号东瀛子、广成先生，处州缙云（今属浙江）人，著有《广成集》《玉函经》等。

然紧数甚分明，都缘未散精华气。

紧数甚分明，五字著力，此无病者也，有病者别论。病者，泻利便血，经月不调，与久患痈疽也。

李士材人迎气口说

李士材曰：关前一分，人命之主，左为人迎，右为气口，人迎以辨外因，气口以辨内因。又曰：人迎紧盛伤于风，气口紧盛伤于食。盖寸部三分，关部三分，尺部三分，共得九分。每部三分者，前一分，中一分，后一分也。此云关前一分，仍在关上之前一分耳。人多误认关前二字，竟以左寸为人迎，右寸为气口，误矣。须知左关前一分正当肝部，肝为风木之藏，故外伤于风者，内应风藏而为紧盛也；右关前一分正当脾部，脾为仓廪之官，故内伤于食者，内应食藏而为紧盛也。观其但曰伤于风，勿泥外因而概以六气所伤者俱取人迎也；但曰伤于食，勿泥内因而概以七情所伤者俱取气口也。又曰：古法人迎、气口有两说：在左右两手分之，左为人迎，右为气口；在右手一手分之，肺在寸为人迎，脾在关为气口。盖肺主毛皮，司腠理，凡风邪来客，先犯皮毛，皆肺经腠理不密所致也。

按：人迎气口之说，聚讼纷纭，迄无定论。窃谓结喉两旁，有穴名人迎，无人迎脉也，两手高骨，有脉名气口，无气口穴也，不得相提并论。义固显然，不待比较二脉之大小也。惟左主外，右主中者，何也？盖即左升右降之义耳。经曰：左右者，阴阳之道路也。阳自左升，而外感遏其阳之出路，故气口紧盛矣；阴自右降，而内伤遏其阴之归路，故气口紧盛矣。是知分三部九候者，分候经络藏府也；分人迎气口者，统候阴阳升降也。拘拘于肝脾，失之矣。

李东垣内外伤辨脉

东垣曰：古人于脉上辨内外伤于人迎气口，人迎脉大于气口为外伤，气口脉大于人迎为内伤。此辨固是，但其说有所未尽耳。外感风寒，皆有余之证，是从前客邪来犯也，其病必见于左手，左手主表，乃行阳二十五度；内伤饮食及饮食不节、劳倦过度，皆不足之病也，必见于右手，右手主里，乃行阴二十五度。故外感寒邪，则独左寸人迎脉浮紧，按之洪大，紧者急甚于弦，是足太阳寒水之脉。按之洪大而有力，中见手少阴心火之脉，丁与壬合，内显洪大，乃伤寒脉也火为水抑故也。若外感风邪，则人迎脉缓大于气口一倍，或两倍三倍；内伤饮食，则右寸气口大于人迎一倍。伤之重者重者病久邪盛，深入里也，过在少阴则二倍，太阴则三倍，此内伤饮食之脉。若饮食不节，劳役过甚，则心脉变见于气口，是心火刑肺，其肝木挟心火之势，亦来薄肺，经云侮所不胜，寡于畏者是也，故气口脉急大涩数，时一代也。涩者，肺之本脉；代者，元气不相接，脾胃不及之脉；洪大而数者，心火刑肺也；急者，肝木挟心火而反克肺金也。若不甚劳役，惟右关脾脉大而数，谓独大于五脉，数中显缓，时一代也。如饮食不节，寒温失所，则先右关胃脉损弱，甚则隐而不见，惟内显脾脉之大数微缓，时一代也。宿食不消，则独右关脉沉而滑，经云脉滑者有宿食也。以此辨之，岂不明白易晓乎？

又曰：如腹痛恶寒而脉弦者，是木来克土也，小建中主之。如脉沉细，腹痛者，是水来侮土，理中主之。如脉缓体重，腹胀自利，是湿胜也，平胃散主之。

东垣辨脉悉矣，而条理未尽。前人已有辨之者，谓内伤饮食有伤饱伤饥不同也，又谓劳役当作劳逸，世只知有劳病，而不知有逸病也，此即《内经》形志俱乐，病生于肉之义也。窃谓劳役之中亦尚有劳心劳力之辨，形苦志苦，不得混治。劳力伤卫伤筋，病在肝脾；劳心伤营伤血，病在心肾。劳力脉涩而芤，劳心脉细而结；劳力脉强而坚，劳心脉虚而散。

陶节庵伤寒六经脉证附史载之说

陶节庵曰：经云尺寸俱浮大者，太阳受病也，当一二日发，以其脉上连风府，故头项痛，腰脊强，伤寒则发热恶寒无汗，伤风则鼻塞恶风有汗按，伤寒亦鼻塞，伤风亦发热，但伤寒热紧而无汗，伤风热缓而易汗。尺寸俱长者，阳明受病也，当二三日发，以其脉侠鼻络于目，故身热，目疼鼻干，不得卧。又曰：不恶寒而作渴，此为在经；不恶寒，反恶热，自汗出，大便难，此为在府阳明气血俱多，故其脉长。尺寸俱弦者，少阳受病也，当三四日发，以其脉循胁，络于耳，故胸胁痛而耳聋口苦，咽干目眩，往来寒热而呕。此三经受病，未入于府者，可汗而已。尺寸俱沉细者，太阴受病也，当四五日发，以其脉布胃中，络于嗌，故腹满而咽干，或腹痛，手足温，自利不渴。尺寸俱沉者，少阴受病也，当五六日发，以其脉贯肾，络于肺，系舌本，故口燥舌干而渴，恶寒，口中和，默默欲寐，时时腹痛，又咽痛。尺寸俱微缓者，厥阴受病也，当六七日发，以其脉循阴器，络于肝，故烦满而囊缩唇青，舌卷筋急，或渴不欲饮，食即吐蛔。此三经受病，已入于府者，可下而已。此皆自阳经传来者，故宜下而去之。非若阴经直中之寒，为真阴证，当用四逆汤辈温之。

按：伤寒六经，三阳之脉乃较其本脉之气而太过也，病属邪盛；三阴之脉乃较其本脉之气而不及也，病兼正虚。太阴湿土脉当缓，少阴君火脉当洪，厥阴风木脉当弦也。细者缓之反也，沉者洪之反也，缓者弦之反也，世或以为六经之本脉，误矣。

史载之[1]曰：一日巨阳受之，其脉当疾数而浮以散，如新浴沐如风，而左尺脉微紧而数。二日阳明受之，其脉

---

① 史载之：即史堪，字载之，宋代医家，眉州（今四川眉山）人，著有《史载之方》等。

当疾数而浮，渐渐按之，如通于里，以阳明主肉，通于筋也，六脉虽浮数，而胃脉一指微洪而数。三日少阳受之，其脉当疾数而利，得六七至以上，而肝脉又差数。此三阳受病，皆属于表，故其脉疾数而浮。四日太阴受之，其脉当疾数而洪大有骨力，胃脉差大。五日少阴受之，其脉最为洪大，六七至以上，心脉隐隐应指，来去如一。六日厥阴受之，其脉疾数如长。按史氏所叙六经脉与陶氏异者，陶本仲景原文，史据素所亲历也。细求之，实皆相同而未尝异也。即如太阴脉细，史谓洪大而有骨力，则知细者专取其骨力言之也，余可例推。尝诊伤寒病稍重及为日稍久者，多见少阳脉，少阳脉者细数微弦，趯趯①于中沉之分，而其气不扬也。热入血室，昏寐谵语者，亦多见此脉。皆宜清解疏通，不可汗下，妄用即死。

张景岳曰：凡脉见浮空无力，或沉紧细弱者，皆太阳合少阴之阴证也。凡脉见浮长无力，或短细结促者，皆阳明合太阴之阴证也。凡脉见弦数无力，或沉细微弱者，皆少阳合厥阴之阴证也。此内伤而合外邪，非两感也，两感者，外邪并伤其阴阳也。

陶节庵伤寒脉伏说

陶节庵曰：夫头疼发热恶寒，或一手无脉，或两手全

---

① 趯（tì替）趯：跳跃貌。趯，跳跃。

无者，庸俗以为阳证得阴脉，便以为死证。不知此因寒邪不得发越，便为隐伏，必有邪汗也，当攻之。又有伤寒六七日以来，别无刑克证候，或昏沉冒昧，不知人事，六脉俱静，或至无脉，此欲正汗也，勿攻之。此二者便如久旱将雨，六合阴晦，万木无声，雨后庶物皆苏之意。当攻者发汗，冬麻黄汤，三时羌活冲和汤，勿攻者止汗，五味子汤，各有治法，宜切记之，勿误也。欲汗脉伏，按至骨中，必当隐隐动滑应指也。

易思兰[1]杂病脉伏治验

临证见伏脉多致惶惑，故独录治案俾预讲焉。

《易氏医案》曰：瑞州一妇，产后逆吐清水。以为胃寒，煮鸡倍用姜椒其俗常用此也，初觉相宜，至三五日愈觉清水，近一月口气渐冷，四肢发厥，昼夜作逆，腹中冷气难堪，有时战栗。诊其六脉俱无，以食指复按尺部，而以中指无名指按尺部之后，脉来数实有力，左右皆同。发言壮厉，一气可说三五句，唇焦颊赤，大便五六日一次，小便赤少。此实热证也。以三黄汤连进四盏，六脉俱见，至四日口中热气上升，满口舌尖俱发黄小粟疮，后又吐出酸水一二碗，下黑弹粪十数枚，调理一月乃愈。

又曰：瑞昌王妃患泄泻，屡用消导，四五年不愈。后

---

① 易思兰：即易大艮，明末医家，字思兰，临川（今江西抚州）人，今传《易氏医案》，收入《医林指月》中。

用补中益气加人参服之，泄止。一月忽觉胸膈胀满，腹响如雷，大泻如倾，昏不知人，口气手足俱冷，浑身汗出如雨，又以参汤灌苏。后至肌肤如冰，夏不知热，再加桂附，饮食入口即泻出，腹中即饥，饥即欲食，食又即泻。至冬身不知寒，目畏灯火，诊其六脉全无，久按六部，来急去缓有力如石，语声雄壮，乃大郁火证也。

二按皆有语声壮厉，然热伤元气，亦有出语懒怯而喘促者，且此皆因过服热药所致。若真邪热至此，则正气败而难治矣。

吕元膺[①]伤寒发癍脉伏治验

赵氏子，伤寒十余日，身热而人静，六脉尽伏，医以为死也。吕诊之，三部举按皆无，舌胎滑，而颧赤如火，语言不乱。因曰：此必大发赤癍。脉者，血之波澜也，今血为热所搏，犹沟渎之水，虽有风不能成波澜，癍消则脉出矣。及揭其衾，已见赤癍烂然。因用白虎加人参汤化其癍，脉乃复常。继投承气下之，愈。

全本然，伤寒旬日，邪入阳明。医以为津液外出，脉虚自汗，进真武汤实之，遂神昏如熟睡。其家邀元膺，问死期。切其脉，皆伏不见，而肌热灼指。曰：此必荣热致癍，非阳病阴脉也。见癍则应候，否则畜血耳。视其隐处

① 吕元膺：即吕复，元末明初医家，字元膺，晚号沧州翁，鄞县（今宁波）人，著有《内经或问》《灵枢经脉笺》等。

及少腹，果见赤瘢，脐下石坚，且痛拒按。为进化瘢汤半剂，即瘢消脉出。复用韩氏地黄汤逐其血，是夕下黑血。后三日腹又痛，遂用桃仁承气攻之，所下如前而愈。

俞震[1]曰：阅二案，知发瘢、畜血俱有脉伏。然瘢未出而脉伏，理或有之，瘢既透矣，何以必待化瘢脉始复耶？吴又可有脉厥之说，用承气微下则脉出，其义与此仿佛。

按：有阴证发瘢，脉或浮大，或沉细，必俱躁疾而无力，形证亦必不同。

诸家各病脉伏治验

许学士治一人，头疼身温躁烦，指末皆冷，胸满恶心，六脉沉伏，深按至骨则若有力。曰：此阴中伏阳也，须用破散阴气导达真火之药，使火升水降，然后得汗而解。授破阴丹二百粒，作一服，盐汤送下，不时烦躁，自昏达旦，热退病除。破阴丹方：硫黄、水银等分，镕结成砂，加陈皮、青皮减半，细末，糊丸梧子大。火升水降有大学问。他书引作水升火降，谬。近日此病极多，而治法不明，枉死甚众。

王肯堂治一人，六月患热病，肢体不甚热而间扬踯手足，如躁扰状，昏愦不知人事，时发一二语，不可了而非

---

① 俞震：清代医家，字东扶，号惺斋，浙江嘉善人，著有《古今医案按》等。

谵也，脉微细欲绝。或谓宜温，或谓宜下。王曰：姑以大柴胡汤下之。时大黄止用二钱，又熟煎，他医以为太少。金坛曰：如此脉证，岂宜峻下？及服药大便即行，脉已出，手足温矣。继以黄连解毒，数服而平。此即刘河间《伤寒直格》所谓畜热内盛，脉道不利，反致沉细欲绝者，通宜解毒合承气下之，俗医不知，误认阴寒，多致危殆者是也。

慎柔[1]治一仆，远行忍饥，又相殴脱力，遂发热谵语，六脉俱无，乍有则甚细。曰：此阳虚也。舍证从脉治之，用附子理中冷服，二帖脉稍见，六帖脉如常。但谵语未已，曰：此有燥粪也。以猪胆汁导之而愈。按：脉伏而谵语不已，亦有由于畜血者。

张路玉治一人，伤寒恶寒，三日不止。已服过发散药二剂，至第七日躁扰不宁，六脉不至，手足厥逆，独左寸厥厥动摇，知是欲作战汗之候。令勿服药，但与热姜汤助其作汗，果如言而愈。

按：统观诸论案，伏脉大义尽矣。伏之主病，有寒有热，有闭有脱。伏之为脉，有极沉细见于骨分者，有极短缩见于尺后。如易氏所云者，此犹非真伏脉也。有两手全无而但见头项之脉者，有头项全无而但见趺踝之脉者，有趺踝亦无而但见股阴之脉，如扁鹊之诊虢太子者。总有一

---

① 慎柔：即胡慎柔，明末僧人，法名释住想，毗陵（今江苏常州）人，精于医，今传有《慎柔五书》。

部脉见，须就见脉处诊其有力无力，是空是实，参合于证，自有把握。至于病之变化，则前列诸案，略已备之。

慎柔一案，先用附子理中，后用胆导，前后若两岐[①]者。凡素体多热而偶中于寒，素体多寒而偶中于热，治法多是如此，是先治其胜，后治其复也，岂得谓忽补忽泻，忽热忽寒，中无定见耶？徐灵胎治中暑误服凉药，先用附子，后用西瓜，即此义也。慎柔用胆导而不服药，尤巧而稳。

张路玉所谓左寸动摇，知欲作汗，即彼释阳动则汗出，谓阳动为人迎之义也。然汗为心液，心脉勃勃，自是发越之机，何必附会阳动则汗上去？

《三因》论五藏相乘脉

陈无择曰：人之五藏配木火土金水，以养魂神意魄志，生怒喜思悲恐。故怒则魂门弛张，木气奋激，肺金乘之，脉必弦涩若肝强克脾，又当脉见弦缓，余仿此；喜则神廷融泄，火气赫义，肾水乘之，脉必沉散；思则意舍不宁，土气凝结，肝木乘之，脉必弦弱；忧则魄户不闭，金气聚涩，心火乘之，脉必洪短；恐则志室不遂，水气旋却，脾土乘之，脉必沉缓。此盖五情动不以正，侮所不胜，既不慕德，反能胜而乘之，侮反受邪，此之谓也。其病有五，

---

① 岐：同“歧”。

五五二十五变。若其交互传受，胜克流变，又当详而论之。

按：据理动者克人，而静者受克，如肝木因怒而动，则必克土。今曰木受金克，何也？观其末云侮反受邪，是推其变之极致而言之也。《脉经·论五藏相乘并至脉》甚显，详见前卷《死脉篇》。

新病旧病相杂脉

张石顽曰：素有动气、怔忡、寒疝、脚气种种宿病，而夹外感之邪，于浮紧数大中委曲搜求，弦象必隐于内。

王汉皋[1]曰：旧日曾患梅疮，虽医愈，伏毒未尽者，今有病时，左关重取，常芤而结，忽大忽小，左尺重取，常细而涩。旧有痔漏者，今有病时，右尺重取，常涩而结。

又曰：感冒时疾而先有杂疾，则旧病之脉不见，惟见新病之脉。但旧有虚弱病，则脉虽浮数，亦不比壮人之脉盛也。须问明新旧之病，治新病，勿妨其旧病。

又曰：外感脉证相符，若兼内伤，或夹食水血怒遗精等杂疾，则脉证不符。内伤脉证相符，偶夹外感，则脉证不符。假如昔伤惊恐，今肺脉细弱，是虚在肺，肺主皮毛，风寒必易入，又必常咳嗽，肺司宗气，虚则力弱，此

---

① 王汉皋：即王燕昌，清代医家，字汉皋，固始（今属河南）人，集有《王氏医存》。

肺家有未愈之惊恐也惊恐伤肺，常见人立而有从后突拍其肩，立者急惊，旋即发热神呆，小便不禁。又如百至之中，偶一芤涩血也，偶结气也，偶沉怒也，偶数热也，偶迟寒也，偶滑痰也，偶洪暑也。偶如七怪脉，忽迟忽数，大小不匀，老痰在藏府也。凡伏疾，其见于百至内之脉，沉细数涩者多，迟者少也。若迟中见结而其后发疽，必难治。

按：旧病未愈而增新病，如旧病深重，则见旧病脉多，新病深重，则见新病脉多。旧病已愈而生新病，必旧病伤及本元未复，乃见脉也。

早晚不同脉必难治附新卧起脉吐脉

韩飞霞曰：重大之病，一日三脉多变，难治。沉疴日日脉不移，难治。

易思兰曰：久病气虚，早晚脉同，虽危可疗。

《脉经》曰：左手寸口脉偏沉伏，乍小乍大，朝来浮大，暮夜沉伏。浮大即太过，上出鱼际。沉伏即不至关中，往来无常。时时复来者，榆叶枯落而死复来者，频并也。

常见劳损之人，脉象早晚不一，时迟时数，时缓时急，时浮时沉，时如无病，时如病危。此即所谓正气不能自主，或痰饮尸注所为，故每难治。使医者不能得其病之真际，即病者亦不能自知其病之真状也。

《脉经》曰：夫吐家，脉来形状如新卧起。

按：新卧起者，午睡初起也，其形圆滑而上击，以卧则气上壅也。医者诊见此脉，即须问明，于妇人之孕脉尤易相混。《伤寒论》曰：关上脉细数者，吐之过也。又曰：寸口脉滑者，可吐之。

内因外因脉

高鼓峰曰：何谓内？言七情也，喜怒忧思悲惊恐也。七情之病起于藏，七情过极，必生怫郁，病从内起。怫郁之脉，大抵多弦涩凝滞，其来也必不能缓，其去也必不肯迟，先有一种似数非数躁动之象，细体之来往不圆滑也可谓摩绘入微矣，拙著《补义》有论喘、躁、驶三脉，文内所论躁脉即此，此为郁脉，法当疏之发之。如火在下而以湿草盖之，则闷而不宣，必至烧干而自尽，疏之发之，使火气透，则可以自存。何也？郁是气抑，抑则气不透，不透则热，热则为火矣。胡念庵[1]曰：七情不专主郁，《内经·九气论》言之详矣。

何谓外？言六淫也，风寒暑湿燥火是也。六淫之邪，或从皮毛传络，从络传经，从经传府传藏是也。亦有竟[2]感于络，竟感于经者。六淫所感，必生怫郁，病从外入，故必皮毛先闭，外束其所感之邪而蒸蒸发热也，法当疏之散之。大抵脉浮，或洪或大或紧，而必数者也，是往来不

---

① 胡念庵：即胡珏，字念庵，号古月老人，清代医家，钱塘（今杭州）人，曾订正高鼓峰《医家心法》，又为《扁鹊心书》作评注。

② 竟：直接。

肯沉静，而必欲出于皮肤之外也“必欲”二字新增，亦谓之郁脉，是外郁也。疏发之不愈，则霜雪以压之，古方麻黄、桂枝、白虎、承气是也，此真外感也。有内伤似外感者，此火不可发散也，散之则亡阳，不可以霜雪压也，压之则火灭。胡念庵曰：六淫亦不可概言郁也，况风主疏泄，善行数变耶。

血积脉附治验

高鼓峰曰：何谓血？凡六淫七情之病，皆有因死血薄积于藏府而成者。其证见于外，或似外感，或似内伤，医者多以见证治之，鲜不失矣。大凡死血在内，脉必涩滞，其出于皮肤也，必不满，其入于筋骨也，必不完，其形大都如线涂生漆不能充润之象。医者遇此，多以痰食求之，而于死血多不加察也。

喻嘉言曰：大抵挟血之脉，乍涩乍数，或沉伏。血热交并则脉洪盛。男子多在左手，女子多在右手也。《论热入血室》

孙文垣[①]曰：书云滑为痰，弦为饮，若瘀血，脉必沉伏，或芤或涩也，面色亦必带黄。

易思兰曰：大司马[②]潭石吴公患痰咳喘促，诊其脉，

① 孙文垣：即孙一奎，明代医家，字文垣，号东宿，安徽休宁人，著有《赤水玄珠》等。又，“垣”原作“宿”，是误记字号，今改。

② 大司马：明清时对兵部尚书的敬称。

左寸浮弱，左关弦长，按之洪大，左尺沉弱，右寸沉而芤，气口脉按之紧而且牢，时或一驶[①]，右关尺和而无力。此为不病，当以右寸并气口断之。右寸沉而芤，非痰乃血也。书云：弦驶而紧，沉细而牢，六部见之，皆为积聚。今气口紧而駃，乃积血在肠胃之间壅滞其气，气滞则血愈凝，故为积血证也。时值季春，地气上升，以越法治之可知脉见气口，血止在胃，不在肠也，吐出紫黑血二三升，臭不可闻，证顿减。予曰：夜半时当有汗，可预防之，勿令太过。至时果然。次日脉气和平，以枳桔二陈汤加香附、归尾、茜根、茅根、童便调理，半月全愈。

又曰：瑞昌王镇国将军，久患腹痛，每饮诸药不效，饮烧酒数杯即止。诊其脉，左寸沉大有力，左关弦大而坚，时或一驶，左尺沉弱无力。曰：此积血证也。弦大而坚，血有余也；时或一驶，血积而不行也。

合观二案，是血积证以弦坚牢直为主脉，与痰食正自相同。其芤涩者，非血积也，乃血虚而燥也，或血积日久而新血不生也。与第四卷芤脉篇参看。

气郁脉附治验

戴元礼曰：郁者，结聚而不得发越也。当升者不得升，当降者不得降，当变化者不得变化，此为传化失常，

① 驶（kuài 快）：通“快”。《说文解字·马部》徐铉注：“（驶）今俗与‘快’同用。”

六郁之病见矣。气郁者，胸胁痛，脉沉涩；湿郁者，周身走痛，或关节痛，遇阴寒即发，脉沉细；痰郁者，动即喘，寸口脉沉滑；热郁者，瞀[①]，小便赤，脉沉数；血郁者，四肢无力，能食便红，脉沉；食郁者，嗳酸腹满，不能食，人迎脉平，气口紧盛是也。

王汉皋曰：气郁则热，而血液又凝，故每于洪滑中见细。如右寸洪，肺热也，洪而滑，又有痰，而中有一线之细，是其虽细而力强，乃能见象于洪滑之中，主上焦有痛。不为促结弦大而为细，其痛是郁热，非实火。治宜解郁，清肺化痰，不宜寒凉攻伐。余仿此。

又曰：脉有反象，皆郁极而阻闭者也。如肝病，左关弦，郁则细而弦，郁极则细而结，甚则伏矣。然其弦反见于相克之经，故右关弦也。余例推。凝痰宿食，填塞膻中，脉有见迟弱者，即此义也。

又曰：凡两关重取，至数不匀而见结促，皆郁脉也，须解肝脾之郁。在杂疾须先解郁而后治病，常有脉证相符，医之不应者，皆有郁未解也。近郁易愈，远郁难愈。盖初郁为病，其抑遏阻闭处必有显而易见之脉之证，但用宣通之剂即应矣。若日久未治，又生他病，医者留心四诊，见为兼郁，则于方中兼用宣通之品，亦可并愈。若但治新证，未知解郁，不独久郁未除，即新病亦不应药。如肝木郁必克脾土，土受克则湿生，脾湿则阴寒聚于下，肝

① 瞀（mào 貌）：昏眩。

郁则虚热积于上，上热则周身之火上炎，诸虚热证作矣，下寒则周身之水下注，诸虚寒证作矣。治虚热用寒凉固非，用温补又因上热而有妨；治虚寒用温平固谬，用峻补亦因上热而不受。盖郁未解而遽温之，必助相火；湿未渗而辄补之，转滞胸膈。相火久浮于上则热结，寒湿久蓄于下则寒凝，解郁渗湿，其可缓乎？解肝之郁，宜兼养真阴以销结热；渗脾之湿，宜兼扶真阳以化凝寒。朱丹溪治久病必兼郁法，与刘河间极论玄府，叶天士重讲疏络，皆《内经》守经隧之义也。

又曰：平常郁结之脉，兼热则数中见促，兼寒则迟中见结，乃数息中偶见结促也。若逐息皆见促结，乃疼痛之脉，非郁结也。

又曰：伊参戎[①]昌阿，暑月忽僵仆，不能言。诊之，六脉沉弦不数，二便不利，面赤唇紫。问其怒否，其仆曰：大怒未发，不时即病也此即《生气通天论》所谓薄厥也。夫唇紫、二便不利，乃积食作热是必饱后怒也，饥后大怒则必气脱；脉沉，中气也，脉弦，肝木克土也；舌本属脾，以大怒之郁克之，则痰随气升，僵硬不灵，故不能言。乃先用宣郁降气以达经络而利机关，后加消食化痰，全愈。此怒郁也。

又曰：一女子，忽嬉笑怒骂，经巫婆治，数日更甚。医用祛痰镇心药，止而复发。诊得六脉沉细略数，望其目

---

① 参戎：即参将，武官名。

赤眉红，问其二便有热。乃用逍遥散加山栀、丹皮，同甘草小麦汤，一剂证止，三剂全愈。盖思有所郁兼藏燥也。此思郁也。汪石山亦有此案，藏燥多悲，自古竟无二治法。

仓公曰：济北王侍者韩女，病要[①]背痛，寒热。臣意诊，曰：内寒，月事不下也。即窜以药，旋下，病已。病得之欲男子而不可得也。所以知韩女之病者，诊其脉时，切之，肾脉也，啬[②]而不属[③]。啬而不属者，其来难坚，故曰月不下。肝脉弦，出左口，故曰欲男子不可得也。此欲郁也。思与欲不同，思则兼忧。

气血痛脉

王汉皋曰：气痛，脉两关沉细而数，正痛则促矣，甚则弦紧。其异于他证者，有时痛止则但沉细也。此多有热，故痛有止时。血痛，脉两关沉涩无力而迟，正痛则细，甚则细结，痛减则迟缓而仍结。此皆寒证也。

考诸经论，曰动则为痛，紧则为痛，弦则为痛，沉则为痛，伏则为痛，细则为痛，牢则为痛，结则为痛，促则为痛，代则乍痛乍止。一痛也，而脉如是不同者，有气、血、寒、热、虚、实不同也。血热气实则动滑促数，气虚血寒则结涩迟紧。至于弦与伏，则郁与闭之所分也。前贤

① 要：同“腰”。
② 啬：涩滞。
③ 属：连续。

有云：痛在经者，脉多弦大；痛在藏者，脉多沉微。

结脉主证

《金匮》曰：寸口脉紧而芤，紧则为寒，芤则为虚，虚寒相搏，脉为阴。结而迟，其人则噎。关上脉数，其人则吐。数，一音促。

王汉皋曰：右寸细迟而略结者，苟无胸痛之证，必作半截呃，不能作长呃也，即噎食之初起。按：此脉必应指促上击而中有细线。

又曰：杂病，左关浮结细紧，背胛痛，右关浮结细紧，胸腹痛，左全浮结，大背不舒，右全浮结，大腹不畅。按：此即左阳右阴、背阳腹阴之义也。滑伯仁曰：左尺主小肠前阴之病，右尺主大肠后阴之病。又别是一义。

又曰：有初病而脉结者，在外感主周身麻痛，乃气血瘀滞也，亟宜宣通气血，但分有汗无汗、行气行血之不同，在杂病乃湿寒食积滞其气也，当渗湿温寒，消积调气开郁。按：此即高鼓峰所谓血也。

临诊先据见证

王汉皋曰：九窍者，藏府之门户也，故临证先据九窍所见之证与脉核对。自胸至头有证，必见象于寸；脐上两手两胁有证，必见象于关；少腹两腿大小便有证，必见象于尺。

临诊先问病因

朱丹溪曰：良医治病，必先求其得病之因。虚邪当治其母，实邪当治其子，微邪当治其所胜，贼邪当治其所不胜。正邪当治其本经。杂受病邪者，非止一端，察其杂合之重轻，视其标本之缓急，以为施治之先后。按：张景岳解治病必求于本，有曰从此来者须从此去，即丹溪意也。

王汉皋曰：因乃病之由来也，问明病因，然后切脉问证，望其形体之强弱，容色之枯润，闻其声音之巨细，呼吸之缓急，则是据其病因，再参合望闻问切四法，虽脉有侊侗[1]，或反形，或闭伏，而病情已得于五法中矣，指下之疑自释也。如腿痛病，左关尺浮洪五至，知其痛在肝胆膀胱之络，右关虽有力而不浮，并无口渴、口苦、胃热等证，问得素嗜肥豚，是因湿热生痰，下注于腿而痛也。土旺而木不能疏，故胃不浮，而浮洪五至但见于左关尺。脾属四肢，为湿土，故湿热从类而注于腿。其湿随热入络，未入肠，故不泄。苟右关虽大而无神，则又脾湿困倦也。

病脉有定位无定位

王汉皋曰：寸主上焦，关主中焦，尺主下焦。头左偏痛则左寸浮，上于鱼际，不上鱼际但主膻中；左少腹腿足痛则左尺浮，下于尺泽，不下尺泽但主小肠膀胱；头右偏

① 侊侗（lǒngtǒng 拢桶）：浑然不别貌。

痛则右寸浮，上于鱼际，不上鱼际但主胸膈；右少腹腿足痛则右尺浮，下于尺泽，不下尺泽但主大肠大便久结之脉，有尺伏而沉短者，有浮长下尺泽者。腹左偏与胆经病，则左关浮，腹右偏与胃经病，则右关浮，以单指按之自见也。左寸盛忌参及补心火，右寸盛忌耆及补肺补中，关尺以此例推。

又曰：实热之脉常浮数，火性炎上，故尤强在寸，治之须由寸渐降于关尺而始平。若沉数，则多虚热而实热少。

又曰：藏府杂证，各有主病即各有主脉。如心实火盛，则左寸洪数有力，火生于木，左关必盛，且诸火皆因而动，诸脉皆因而数，其定为心病者，以所见之证皆心经实热之证，并无他藏府大热也。或略兼别经，如口渴，不知味，右关亦浮，似系胃热，究竟渴非多饮，口非干苦，舌无黄胎，其热乃心火所延，何则？火炎土自燥，其脉其证必未如心经之剧也。

又曰：左寸浮，宜小肠病。参以望闻问，果有小肠证则医之。若无小肠证，惟是头痛发热，脊强无汗，则非小肠病，乃膀胱经初感寒也。若又无太阳经证，惟心烦咽干，舌痛，内眦痛，乃热在膻中也此亦小肠经证。若小便见热证，乃淋浊，小腹痛，其膀胱小肠脉乃见于左尺。

又曰：右尺浮数，若见三焦热证，是病在三焦。若无三焦证，则必是大肠热证。若浮数，有力则便结，无力则便泄，结则肛痛，芤则便血。若虚大而迟，右寸亦弱，则脱肛。右尺若浮细涩促，则肛风生虫，浮滑而结则泄利，迟而滑则虚泄。滑伯仁曰：左尺主小肠膀胱前阴之病，右尺主大肠后阴之病。

又曰：以脉求病，只论经络，不执部位。如膀胱在左尺轻诊，然太阳经证初取左寸之浮，渐及左三部皆浮。肾在左尺重诊，而少阴经证常上见于耳目口咽。又如杂疾，脉多见于两寸两尺，时疾脉多见于两关。又如三焦命门，本在右尺，其病在下则脉见于尺，若病在上则脉见于寸。大肠与肺在右寸，小肠与心在左寸。其病在上则脉见于寸，若病在下则脉见于尺。盖脉象见于何部，知其病到此经，究不可专执而谓彼此不相涉也。

病脉有定象无定象

王汉皋曰：凡左脉弱，右脉强，主汗多、遗精、肝郁等证。右脉弱，左脉强，主易怒腹痛，及误服补火丸散，必生肝热滑精诸证。右脉盛，左手无脉，主痰结气虚。左脉盛，右手无脉，主食滞肝郁。

又曰：表有风寒热燥者脉浮，而虚病阳脱，久病临危，脉皆浮。病在里者脉沉，而暴怒者，腹痛极者，水肿者，瘟疫汗不能出者，脉皆沉。寒病脉迟，而伤暑滞食，困水及冷风迫汗，凝滞其气血者，脉皆迟。热病脉数，而内痛甚者，汗将出者，虚阳将越者，及泄利疮疡，初产，喘咳呕吐，脉皆数。故须参望闻问以辨之。

又曰：头痛者脉上鱼际，而耳目口鼻喉舌病，及三阳有燥热致遗精血漏者，脉亦上鱼际，两尺反不盛。

又曰：二便有热者，尺脉浮盛，而发得上半身汗者，尺赤浮盛。腿足痛者，尺脉下尺泽，而疝瘕痔漏者亦下尺泽，足心贴膏者亦下尺泽。

又曰：伤寒少阳病脉弦，而瘟疫疟疾，及寒冷闭汗者，脉皆弦。按：寒热脉弦者防成疟，泄利脉弦者防化疟，泄利脉弦而芤者中气竭也。

又曰：失血者脉芤，而肝郁胃热，吐血正多而未平者，脉弦数，反不芤。按：此乃初吐而邪在内者，正可察其初起之脉象，审其何邪而治其本也，久则同归于芤矣。

按：血虚者脉芤，血虚气滞者脉芤而涩。更有血虚内热，大便不通，脉反沉滑数盛，有力搏指，此乃血中之津为热所灼，血不淖泽，不能流通，陈远公[1]所谓大则血干，非血少而虚也。尝见产后及大热病后有此脉，其证皆心中懊侬，四肢困倦。若误认为痰，仍用疏药渗药，则真阴愈伤，孤阳无依，愈见滑搏矣。急用清润，脉见缓弱，或转见濡涩，斯邪热退而津液日生矣。用清润者，益津也，不可补血也，叶天士所谓救阴不在补血而在养津是也。由此推之，水泄日久，并非有热，而脉来搏击，以伤津也。有

---

① 陈远公：即陈士铎，明末清初医家，字敬之，号远公，山阴（今浙江绍兴）人，著有《石室秘录》《辨证录》等。

热者易治，以能胜清润也；无热者虽有力而无神，必难治，以其不受清润也。

太素脉

吴崑曰：太素之说，固不可信，然亦有可采者。如曰脉形圆净，至数分明，谓之清；脉形散涩，至数模糊，谓之浊。质清脉清，富贵而多喜；质浊脉浊，贫贱而多忧。质清脉浊，此为清中之浊，外富贵而内贫贱，失意处多，得意处少也；质浊脉清，此为浊中之清，外贫践而内富贵，得意处多，失意处少也。若清不甚清，浊不甚浊，其得失相半，而无大得丧也。富贵而寿，脉清而长；贫贱而夭，脉浊而促。清而促者，富贵而夭；浊而长者，贫贱而寿。此皆太素可采之句也。巢氏曰：太素者，善于相法，特假是以神其术耳。

明熹脉

史载之曰：春戌夏丑，秋辰冬未，四时之喜神，取五行之养气为用，皆历三辰而数。如春以戌为喜神，即正月在戌，二月在亥，三月在子，四时仿此而推。若于脉中得之，不犯他脉，主有喜庆之事。四时脉皆于胃中见，以五行皆资土以致用，而周身之脉亦因胃气乃见于气口。如春脉以弦为主，须六部皆循循，不急不绝，不紧不数，而胃脉微弦而缓。弦为春，缓为本，六脉无犯，主一月内喜应。若正月于戌日见，二月于亥日见，三月于子日见，则旬内应。如胃脉带弦而毛，则主灾。夏脉以洪为主，六脉皆隐隐而大，不散不浮，不滑不数，胃脉微洪而缓。洪为夏，缓为本，六脉无犯，一月内喜应，旬内得脉，皆不出旬。秋脉主毛，胃脉上轻带毛而缓，又须有根蒂。此一脉难辨于四时之脉，盖若毛而轻，如风如气，则反为灾，不为喜脉。惟不浮不轻，缓缓而徐，浮手按之，乍如秋脉，重手取之，则去来如一，压之不散，举之不轻，然后为喜脉。日辰之应，与春夏同法。冬脉最为易辨，但胃脉沉而不击即是。

因形气以定诊

李士材曰：逐脉审察者，一成之矩[①]也；随人变通者，圆机之士也。肥盛之人，气居于表，六脉常带浮洪；瘦小之人，气敛于中，六脉常带沉数。性急之人，五至方为平脉；性缓之人，五至便作热医。身长之人，下指宣疏；身短之人，下指宜密。北方之人，每见实强；南方之人，恒多软弱。少壮之脉多大，老耄之脉多虚。酒后之脉常数，饭后之脉常洪。远行之脉必疾，久饥之脉必空。室女尼姑多濡弱，婴儿之脉常七至。经曰形气相得者生，参伍不调者死，其可不察于此乎？

① 一成之矩：一定的规格。

按：仲景曰：肥人当沉，瘦人当浮。与此异者，谓肥人多皮厚而肉坚，瘦人多皮薄而肉淖①也。室女尼姑多濡弱，亦未确切。室女，童女也，脉宜紧盛。尼姑之脉，亦宜视其老少强弱而定之。

王汉皋论老人脉病证治

老年之伤，多食痰忧郁。

呼吸速则脉至多，呼吸慢则脉至少。故婴儿气盛身短，脉络近，故呼吸速，脉至多；老耄元气耗，而脉络有不尽之痰，故呼吸不匀，六脉滑结。

凡人六十岁后，六脉弦实而不数，其人素勤俭能食，应有之平脉。偶感风寒，酌量诊治，勿以太盛为疑。

老人、虚人、产后、久病人，最忌脉忽强盛，恐汗出上脱，立危也。又忌便溏或泻，恐下脱。又忌心嘈，中气败也。

老人真阴不足，津液既亏，故多燥证。如嗜茶汤则生湿，嗜酒则生热，嗜坚黏食物则多积滞，大便结，故大便燥润不时，大肠燥与脾湿也；小便短者，小肠热也；小便赤浊，小肠热与膀胱湿也；脐腹时痛时缓，积滞在胃也；大便结秘，右尺不浮不盛，大肠与肺伤热而气弱，不足以运送也；小便闭涩，左尺不浮不数，小肠燥热上行膻中，

---

① 淖：柔弱。

胃之湿热下渗膀胱，津液不足以化水，中气又不足运送也；干咳者，热伤肺也；咳多痰者，湿热蒸肺也；牙血，胃热也；咯血，肺热也；喉干舌强，脾热肾涸也。怔忡头晕，二便有热者，肺不生津，阴不足以养阳，膻中小肠脉皆上行，故不能眠也。若二便无热，乃元阳已亏，血不养心，故怔忡，髓不实脑，故头晕。目昏者，脾湿乘肝热而上蒸；目陨花者，真阳虚而光不聚也；并无外感，而鼻塞口干，是湿热淤滞肺窍也。

老人不眠头晕、怔忡心烦、干咳咯血、粪干尿赤、痰稠等证，皆宜养阴生津，固气益血，如白芍、二冬、石斛、乌梅、三仁、芝麻、蜂蜜、梨汁、萝卜汁、饴糖、北沙参、苁蓉，一切清润之味为妙。若作实热治之，如新受外感，或可不坏，若系宿疾则大误矣；若泥执虚寒而常用温补，如龙眼、益智仁等味，必生上热胸满诸证；若利气化痰而用二陈、沉香、南星、礞石，定伤中气。若发汗必上脱，若攻下必下脱。老人日久思虑伤脾，故少食也；津液涸，故咽干便燥也；不眠者，肝热也；胸烦怔忡心跳者，胃热肺燥也；噎食者，三阳经郁热也；烦渴多饮者，胃燥也；下身肿者，脾湿不能摄水也；能食不能消，胃热脾虚也。果系实热，大便结而润之不下者，须稍加人参或潞党参，盖气盛乃能使下，气弱不足转运，虽攻亦不下矣。小便涩而欲利水者同法，盖清气未能上升，则淤浊皆下陷，水道仍阻耳。按：老人上盛下虚，气郁于上而下元不能接引，则不能顺降，补足其气，自能周流矣，塞因塞用也。

老年津液亏则生燥，故有头晕耳聋，发白眼花，怔忡健忘不寐[①]，久咳口臭，一切上焦热证，皆燥也。又有大便干结，小便赤数，则燥热在二肠。又有口渴，而多饮茶水则作胀闷，食干物则噎而难下，燥热在上脘。凡诸燥证，皆不可认为实火。盖津液乃化生之原，人身内外赖以滋濡，况老年真阴不足以化生津液，亟须保养真阴，生津润燥，则上下一切假热证自愈。若但曰水不胜火而直补其水，则必作寒泻，中气易陷矣；若但曰脾胃弱而直补其土，则津液被茯苓所渗而燥更甚，纵教胃热能食，而脾虚不化，积滞生矣若合和失法，即术亦为燥；若但疏达肝木则疏泄令行，易汗易尿易泻，津液益亡而燥益胜；若清理胃土，中气本虚，又受抑遏，必作胃寒之证；若但清其肺金，金冷不足以生水而微阳受制，必生畏寒、手足冷等证。按：经云心营肺卫，余每用桑白皮则身洒淅畏寒，故泻白散为老年禁药。

老年病愈之后，亟须峻补元气。若元气足，则动而生阳而真火发，静而生阴而真水潮，神力自健，津液自生。神力健则周身爽利，醒睡皆安；津液生则口体滋濡，渴烦皆免。加以清补肺金而勿用寒凉，舒畅肝木而勿用热燥，使金自生水，无待于补水，木自生火，无待于补火，每日

① 寐：原作“昧”，据《王氏医存》卷八改。

饮食留心调养脾胃，务使胃强能食而不致饱闷、嘈杂、吐酸、嗳呃，脾健能消而不为飧泄、燥结、腹胀、脐痛、尿赤，斯真老当益壮矣。

老弱人皆表虚易汗，凡麻黄、羌活、独活、荆芥、防风、白芷、细辛，一切发汗之药，固当慎用。然补虚方中常有桂枝、肉桂、升麻、干姜，凡属宣扬疏达之性，皆能发汗。又如当归能温血，血温则汗出，得川芎更易汗矣。又脾虚则易泻，凡大黄、芒硝、二丑、巴豆攻下之药，固当慎用。而补虚方中常有二冬、二地、知母、莲子，凡属阴寒油湿滑润之性，皆能致泻。又降香、沉香、山查[①]、麦芽、只壳[②]、苏子等，皆能破气，若用此而无固气之药，则气虚更易汗泻也。故有不发表而汗，不攻下而泻，甚有汗脱泻脱者，此类是也。然则见为不宜汗，则当留心于能汗之药，见为不宜泻，则当留心于能泻之药，盖立方大非易事也。

老人久病未痊，偶见泻证，乃有限之元气将脱也。或并无大痰大热、大烦大燥，但每日零进饮食，而卧床不起，时清时愦，即危证也。若偶而汗出，或二便数次，皆危证也。此但据证而脉不可恃矣。按：此证多属肝木克脾土，脉来弦而怠缓，颇似无病长缓之象。《脉经》所谓肝脾俱至，则[③]谷

① 山查：山楂。

② 只壳：枳壳。

③ 则：原作“食多”二字，据《脉经》卷五改。

不化，肝多即死，岂真脉不可恃乎？

诸家论老人脉病证治

《脉经》曰：老人脉微，阳羸阴强者生，脉焱大①加急者死。阴弱阳强，脉至而代，奇月而死。李士材有曰少得代者死，老得代者生，未知何义。

李士材曰：老者脉宜衰弱，若过旺者病也；壮者脉宜充实，若衰弱者病也。虽然，老者脉旺而非躁，此禀之厚，寿之征也，若其躁疾，有表无里来多去少，阴力不吸，此孤阳外脱，死期近矣；壮者脉细而和缓来去一样，是谓无病，三部同等，此禀之静，养之定也，若细而劲直，前后不等，死期近矣。

屡诊寿脉，皆弦长滑实，其步履饮啖，过于常人，此其素禀然也。若素小而忽大，以及弦长呆硬，或来盛去衰者，皆凶。又尝诊夭脉，应指无力无神，如不欲动，即重按亦来不击指，去不极底，外强而中干矣。

喻嘉言曰：事亲养老诸方皆以温养下元为务，诚有见于老少不同治。少年人惟恐有火，高年人惟恐无火，无火则运化艰而易衰溢于上则为涕为涎，郁于中则吞酸吐酸，有火则精神健而难老，故火者老人性命之根，未可以水轻折也。温养下元者，所以收摄肾气也。高年之人，肾水已亏，真

---

① 焱（yàn 燕）大：脉突现浮大而无根。焱，火焰。

火易露，故肾中之气易出难收，况有厥阴风木为之挹取[1]乎？故收摄肾气者，老人之先务也，用药须知引阴引阳之法。阳不入阴者，用七分阳药、三分阴药而夜服，从阴以引其阳；阴不至阳者，用七分阴药、三分阳药而昼服，从阳以引其阴。又如以姜附肉桂为小丸，曝令干坚，然后以他药为外廓，俾喉胃间不致助中上二焦之虚热，而直达下焦，以补元阳也。

喻嘉言曰：黄起潜患时温，头面甚红。谓曰：望八老翁，下元虚惫，阳浮于上，与在表之邪相合，所谓戴阳也。不知者更行表散，则孤阳飞越而立危矣原文取陶氏参附汤加葱白法，表里兼顾。又曰：石晓开病伤风咳嗽，未尝发热，自觉急迫欲死，呼吸不能相续。见其头面赤红，躁扰不宁，脉亦豁大而空，讶曰：此戴阳也，何以伤风小恙亦有之？询知因连服麻黄药四剂，遂尔躁急欲死。总因其人平素下虚，是以真阳易于上越耳。按：此证呼吸闷急，孔窍生烟，目畏灯光，恶闻热气，由冬不藏精，或汗泄太过，真液不足也。故春温秋燥，多有此证。

喻嘉言曰：补虚有二法，一补脾，一补胃。如疟痢后脾气衰弱，饮食不能运化，宜补其脾补脾之阳，即补肾中真阳，火生土也，如伤寒后胃中津液久耗，新者未生，宜补其胃补胃之阴，即补肾中真阴，津血相资也，二者有霄壤之殊也。清热亦有二法，初病为实热，宜以苦寒清之，大病后为虚

① 挹取：汲取，此谓耗伤。

热，宜以甘寒清之，二者亦霄壤之殊也。人身天真之气全在胃口，津液不足即是虚，生津液即是补虚，故以生津之药合甘寒泻热之药，以治病后之虚热，最为合法。设使误投参耆苓术补脾之剂，则余焰不复起乎钱仲阳亦曰：热病愈后不可行温补，温补则病必复？至于饮食之补，但取其气，不取其味，如五谷之气以养之，五菜之气以充之，每食之间便觉蒸蒸欲汗不可真有汗也。原作“津津汗透”，失之，将身中蕴蓄之邪热以渐运出于毛孔，何其快哉？世不知此理，急用厚味阻滞经络，则邪热余气愈无出期，而星火且将燎原矣。《内经》所谓热病时有所遗者，谷入太过，食入于阴，长气于阳，夺其食即已是也。

喻嘉言曰：老人患热证，但小水仍通，即是肾水有余，阴气未绝之征也，可治。

黄履素[①]曰：损病六脉俱数，经云数则脾气虚，此真阴虚也。用四君加味煎，去头煎不用，止服第二三煎，此为养脾阴秘法也。嗣用参苓白术散，亦去头煎，晒干为末，糊丸，百沸汤下。盖煎去头煎则燥气尽，遂成甘淡之味，淡养胃气，微甘养脾阴，师师相承之秘，毋轻忽焉按：此法陈修园亦极赏之。盖凡物生皆有黏汁，去头煎则黏汁轻矣。老人煮饭宜用陈米，无陈米，即先将米略炒再煮，亦取其不黏而易于运化也。《慎柔五书》论虚损调理法甚详，正可移为老人调理法也。

---

① 黄履素：即黄承昊，字履素，号闇斋，秀水（今浙江嘉兴）人，著有《折肱漫录》《医宗撮精》等。

陈修园曰：老人虚人，正气既衰，邪气方盛，或先服补药，然后攻之，或攻药去病之半而即补之，或服攻药三日，服补药一日。神而明之，存乎其人。

按：邪在身而用补，须知避邪之法。如邪在气，则补其血而疏其气，邪在血，则补其气而攻其血，自不相碍矣。若不如此，虽分日间服，仍必偾事[①]。钱仲阳曰：邪在肺而气虚者，先补其母，使脾气足而后攻其肺。此亦避邪之法也。

洋烟体性功用全出王汉皋《医存》

洋烟味苦性涩臭香，苦则助火，涩则凝血，香则散气，与各血相反，犯之者死。

本草载阿芙蓉，即鸦片也，谓以二三厘开水冲服，能救危急诸证，又能止诸痛。

瘾者多不染瘟疫，以疫邪由鼻孔入膜原，洋烟亦入膜原，故足以御之。

孕妇闪跌，腰痛胎动，急吸洋烟二三口，曲身稳卧，再从容以药治之，亦救急法。

瘾者病证

凡诊瘾者病，须知其病皆有所兼，如兼痰、兼湿、兼

① 偾（fèn 愤）事：坏事。

食、兼虫之类腹疼而面有白点者是虫，唇有白点者亦是，其证不等。且无病吸烟成瘾与有病吸烟成瘾者，均宜分别。因病吸烟成瘾者，瘾至而吸迟则原病必发，盖病因烟愈，根株仍在，吸迟则证见也。有因倦吸烟成瘾者，吸迟则思卧。因好色吸烟成瘾者，吸迟则精滑。总之，因何成瘾，瘾来则原因皆见，此乃本病。若新受外感内伤，为其标病，医者治标病，要须问明本病而兼治之。瘾伤何经，各有见证。伤肺者喷嚏，伤心者汗出，伤脾者倦卧，伤肝者泪流，伤肾者腰痛精滑。

瘾者脉象

瘾者之脉以缓而无力为平，原为烟所凝滞也。

凡瘾者脉，多左弱右强，左沉右浮。左弱者，气伤而虚也，沉者，阳滞而陷于阴也；右强非健，津液不足而胃燥肺热也；浮非风，津液不足而化痰也。故壮人吸烟即成弱人，气伤阳陷故也。肥人吸烟即成瘦人，脾胃干涸，不生肌肉，肺液成痰，无以华表故也。

瘾者上焦皆燥痰，中焦皆积滞，下焦皆寒湿。其热在府，其虚在藏。瘾将至而未吸烟，其脉各见，应有病象，若既吸则脉证不符矣。

瘾既至而未吸烟者，何部脉偏强，则此经有实与热矣，何部脉偏弱，则此经有虚与寒矣。浮则病在表在府，沉则病在里在藏。又须晨起诊之，尤妙。

瘾者延医常于吸烟后，故脉浮数而弦，与证多不符，须以问为先，问得本病与诸兼病因，乃有下手处。盖未吸烟时气滞血凝，面色淡白而青，声音迟钝，精神倦怠，迨吸烟后一切改观，故望闻与脉不足据也，先之以问，病无遁情矣。

瘾者患病治法

烟力迅烈，片刻周身，入口即与卫气激撞，卫气猛被抑遏，晕而似爽。故阳气受涩则化燥，津液受燥则化痰，填塞胸膜，故吸烟之后六脉皆弦，缘由膜原串入腠理故也。善治瘾病者，均宜加用达膜原、润胸臆之药，再各随证而治之。脉弦者，以其燥也。

素受烟伤，与虚弱同体，凡有感冒，则郁热在胸，不爱吸烟，亦犹常人感冒不爱吸水烟旱烟，同是肺窍塞也。盖瘾者凡病连一二日不能吸烟，元气定不能支，或汗不止，或泻不止，或遗精，即是脱烟。但知治病，药皆不应，延至日久，力乏而吸不能入，医益棘手矣。

瘾病误用桂附，则上下生热，或大汗不止；误服大黄、芒硝则泻脱；误服羌活、麻黄则汗脱；误服半夏，痰未化而烦燥生；误服香散药，防破气而不能食；误服消导药，防大泄而不能食。

烟利烟脱

凡人病泄利，以其脾湿而有积滞也。瘾者泄利，乃元气耗竭，阳不上升，阴从下注，加冷食杂积淤腐于肠胃之中。初时元气未竭，兼受烟之涩滞，故便结不泄。今元气久虚，提摄全无，脾湿下陷，因而成痢。其脉象证候与众略同，而病原大异。众利初起，宜重用归、芍润下，久病宜消补兼施。烟利初起，即宜渗湿固脾，扶助元阳，日久形脱神败，面色晦暗，阴臀无肉，不日即危。

凡瘾者病时不能吸烟，其初左三脉弱，右三脉强，即脱烟也。其证必略能食粥，胸似结而舌无胎，口不苦而汗常出，甚则便泻不止，右关盛而口渴，喜饮热，不喜饮冷，左关弱而耳反聋。盖汗乃上脱，泻乃下脱也。右脉盛，口渴食粥者，肠胃燥也；饮喜热，舌无胎，非实火也。治法：急用上好烟泡一粒化开，水服。每剂药中再加烟泡一粒，较为妥便。若但吸烟服药则功缓，且气弱之人烟亦未吸入内耳。若病久六脉不全，或二手无脉，即难救矣。

戒 烟

凡欲戒烟，皆须治愈其本有之病，俟气血足，然后立方以戒烟。若不先治其本病而骤然戒烟，定生大病。盖无瘾之人，卫气自充于腠理，中气自升于中宫。有瘾之人，其气久为烟所提涩，即赖烟为助力。若偶而不吸，则卫气之力不足充于腠理，中气之力不足升于中宫矣。故凡病忌开腠理，开则汗出不易收，忌攻脾胃，攻则便泻不易止。

一少年，四月戒烟，午节后感冒。初用桂附，致尿赤多汗谵语。复用大黄，致便滑结胸，十日矣。诊其左脉沉细无力，右脉皆洪，寸上鱼际，尺下尺泽，耳聋，唇舌如常，有津而渴，喜饮热，频汗频泻，长卧而已，知非实热，而结胸又不可补。用洋参、白芍、贝母等无效，嗣问知戒烟未久，急用烟泡一粒开水化服，再用生首乌、洋参、甘草、麦冬、牡蛎、贝母等味，仍加烟泡一粒，数日愈。

前谓凡欲戒烟，须先治本病，俟气血足乃戒烟，此非笃论也。补药与洋烟并进，则烟毒愈为补药所留矣，气血何由而足耶？必须先洗去烟毒之半，使本病露出真相，然后因而补之。兹分新瘾久瘾、体强体弱两法。如新瘾一年以内而体强者，可先用解毒清热药加大黄、车前，利一二日，然后用四君、六君补之。利不止者，加益智、肉果。能截然断去不吸者最好，否则起手停去一半，此一半逐日减之，须有恒心也。久瘾在一年以外及体弱有病者，可先用清热解毒药略洗烟毒，十日半月烟瘾似减，肺气似弱，大便略溏，小便略清，即兼服补药，随病立方。解毒宜空心早服，补益宜临卧夜服，皆以膏为妙，丸次之。不可用汤剂，伤脾也。烟瘾逐日略减，须从夜间减起。凡人惮于戒烟者，多因日间应事接物，力不能支也，夜烟渐减而补药夜服，又不相碍矣。夜烟最伤人，而夜补又最得力，昔人云病在骨髓者服药宜临卧而在夜，即此义也。又凡戒烟，宜在冬后，最忌夏秋，汗泄气散也。

齐德之《外科精义·论脉证名状二十六种》

夫脉之大体，二十六种，此诊脉之纪纲也。细而论之，毫厘少差，举止必远。总而言之，逆从虚实，阴阳而已。两者议之，以要其中，谨于诸家脉法中撮其机要，翦去繁芜，载其精义如下：

浮脉之诊，浮于指下，按之不足，举之有余，再再寻之，状如太过，瞥瞥然见于皮毛间。其主表证，或为风，或为虚。浮而散大者心也，浮而短涩者肺也，浮而数者热也。浮数之脉，应发热，其不发热而反恶寒者，疮疽之谓也。

洪脉之诊，似浮而大，按举之则泛泛然满三部，其状如水之洪流，波之涌起。其主血实积热。《疮肿论》曰：脉洪大者，疮疽之病进也。如疮疽结脓未成者，宜下之。脓溃之后，脉见洪大则难治。若自利者，不可救治也。

滑脉之诊，实大相兼，往来流利如珠，按之则累累然滑也。其主或为热，或为虚，此阳脉也。疮疽之病，脓未溃者宜内消也，脓溃之后宜托里也，所谓始为热而后为虚也。

数脉之诊，按之则呼吸之间动及六至，其状似滑而数也。若浮而数则表热也，沉而数则里热也。又曰：诸数为热。仲景曰：脉数不时见，则生恶疮也。又曰：肺脉洪数，则生疮也。诊诸疮洪数者，里欲有脓结也。

散脉之诊，似浮而散，按之则散而欲去，举之则大而无力。其主气实而血虚，有表无里。疮肿脓溃之后而烦痛尚未全退者，诊其脉洪滑粗散，难治也，以其正气虚而邪气实也。又曰肢体沉重，肺脉大则毙，谓浮散者也。

芤脉之诊，似浮而软，按之中央空，两边实。其主血虚，或为失血。疮肿之病，诊得芤脉，脓溃后易治，以其脉病相应也。

长脉之诊，按之则洪大而长，出于本位。其主阳气有余也。伤寒得之，欲汗出自解也。长而缓者，胃脉也，百病皆愈，谓之长则气治也。

牢脉之诊，按之实大而弦，且沉且浮，而有牢坚之意。若瘰疬结肿，诊得牢脉者，不可内消也宜温消，不宜攻下也。

实脉之诊，按举有力而类结，曰实。经曰邪气盛则实，久病虚人，得此最忌。疮疽之人得此，宜急下之，以其邪气与脏腑俱实故也。

弦脉之诊，按之则紧而弦。其似紧者为弦，如按弦而不移，紧如切绳而转动，以此为异。春脉浮弦而平，不时见，则为饮为痛，主寒主虚。《疮疽论》曰：弦洪相搏，外紧内热，欲发疮疽也。

紧脉之诊，似弦而紧，按之如切绳而转动。其主切痛积癖也。疮肿得之，气血沉涩也，亦主痛也。

涩脉之诊，按之则散而复来，举之则细而不足。脉涩则气涩也，亦主血虚。疮肿溃后得之，无妨也。

短脉之诊，按举则不及本位。《内经》曰短则气病，以其无胃气也。诸病脉短，皆难治也。疮肿脉短，真气短也。

细脉之诊，按之则萦萦如蜘蛛之丝而欲绝，举之如无而似有。细而微，其主亡阳衰也。疮肿之病，脉来细而沉，时直者，里虚而欲变证也。

微脉之诊，按之则软，小而极微。其主虚也，真气复者生，邪气胜者危。疮肿之病溃后脉微而匀举，自差也。

迟脉之诊，按举来迟，呼吸定息，方得三至，其状似缓而稍迟。痼疾得之则善，新疾得之则正气虚惫。疮肿得之，溃后自痊。

缓脉之诊，按举似迟而稍驶于迟。仲景曰：阳脉浮大而濡，阴脉浮大而濡，阴阳同等谓之缓。脉见长缓，百疾自瘳[①]。凡诸疮肿溃后，其脉涩迟缓者，皆易愈，以其脉候相应，是有胃气也。

沉脉之诊，举之不足，按之方见，如烂绵。其主邪气在脏也，水气得之则逆，此阴脉也。疮肿得之，邪气深也。

伏脉之诊，比沉而伏，举之则无，按之至骨方得。与

① 瘳（chōu 抽）：病愈。

沉相类而邪气益深也。

虚脉之诊，按之不足，迟大而软，轻举指下豁然而空。经曰脉虚则血虚，血虚生寒，阳气不足也。疮肿脉虚，宜托里和气养血也。

软脉之诊，按之则如帛在水中，极软而沉细，亦谓之濡。其主胃气弱。疮肿得之，补虚排脓托里。

弱脉之诊，似软而极微，来迟而似有。仲景曰：微弱之脉，绵绵如泻漆之绝。其主血气俱虚，形精不足。大抵疮家沉迟濡弱，皆宜托里。

促脉之诊，按之则去来数，时一止而复来。仲景曰阳盛则促，主热畜于里也，下之则和。疮肿脉促，亦急下之。

结脉之诊，按之则往来迟缓，时一止复来。仲景曰阴盛则结，经曰促结则生，代则死。

代脉之诊，按之则往来动而中止，不能自还，因而复动者，曰代脉也。代者，气衰也，诸病见之不祥。大凡疮肿之病，脉促结者难治，而况见代脉乎？

动脉之诊，见于关上，无头尾，如豆大厥厥然而动摇者是也。《脉经》曰：阴阳相搏，故谓之动。动于阳则阳气虚而发厥，动于阴则阴气虚而发热，是阳生于尺而动于寸，阴生于寸而动于尺，不可不辩[1]也。

---

① 辩：通“辨”。《说文通训定声·坤部》：“辩，假借为‘辨’。”

齐德之《外科精义·论三部诸脉主证》

夫寸关尺者，脉之位也；浮沉滑涩者，脉之体也。奠位分体，指文语证者，诊脉之要道也。《脉经》曰：大凡诊候，两手三部脉滑而迟，不浮不沉，不长不短，去来齐等者，无病也。

寸口脉浮者，伤风也；紧者，伤寒也；弦者，伤食也；浮而缓者，中风也；浮而数者，头痛也；浮而紧者，膈上寒，胁下冷饮也；沉而紧者，心下寒而积痛；沉而弱者，虚损也；缓而迟者，虚寒也；微弱者，血气俱虚也。弦者，头痛，心下有水也；双弦者，两胁下痛也；偏绝者，不遂也；俱绝者，不治也；瀚瀚如羹上肥者，阳气微也；连连如蜘蛛丝者，阳气衰也一作阴气衰。

关主中焦胸腹中事，去来徐而缓者，无病也。浮者，腹满而不欲食，胃虚胀也；滑者，客热在胃也；数者，热结中焦也；沉伏者，中焦水气，或呕逆而吞酸也；弱者，胃气虚也，虽有虚热，不可大攻，须防热去则生寒也；牢而实者，腹满响响，噎塞而不通，或复大痛；涩者气逆也，芤则泻血；涩坚大实，按之不减而有力者，中焦实，有结伏在胃也；微浮者，积热不消，蛔动心悸也。

尺主下焦腰肾膝胫足中事也。足脉浮者，风热，小便难也；沉者，腰背痛而肾气不足；数者，脐下热痛，小便赤色而恶寒也；迟者，下焦寒而阴虚也；紧者，脐下小腹急痛也；缓者，脚弱下肿而痿痹也；弱者，下冷而肾气衰也；软者，脚不收而风痹，小便难也；伏者，小腹痛而疝瘕，谷不化也；细者，溏泄而下冷也；芤者，小便溺血而下虚也；牢而小者，足膝寒痹，脚下隐隐疼痛也；细而急者，筋挛不能行也；来而断绝者，男子小腹有滞气也，妇人月水不利也。

卷七　妇科诊略

妇人常脉

凡妇人脉，常欲濡弱于丈夫也。《千金翼方》

脉之大小缓急，根于性气者也。女脉弦长多悍，洪滑多淫。右尺洪数，与左寸相应，或左关长出寸口，气来上击者，恒主多欲未遂。大率女子体静气阴，脉宜略沉而静，其形柔软为佳。若有一部独乖①，本于禀赋者，即非美质。《脉如》曰：乍浮乍沉，乍迟乍疾，稍兼虚散而数者，问无别证，即与人期约私会也。是未必然。

男子脉在关上，女子脉在关下，故男子尺脉恒弱，女子尺脉恒盛，是其常也。反者，男得女脉为不足，病在内；女得男脉为有余，病在四肢。左得之病在左，右得之病在右。随脉言之，此之谓也。《难经·十九》

魂魄谷神，皆见寸口。左主司官，右主司府。左大顺男，右大顺女。《脉经》

经曰：左右者，阴阳之道路也②。左为阳，右为阴。男脉左大，女脉右大，夫复何疑？然他书多言左主血，右主气，女血盛，故左大，男气盛，故右大者，何也？盖男

① 乖：背离。

② 左右者……之道路也：语出《素问·阴阳应象大论》。

右女左者，以血气之本体言之，即以脉之形状言之也；男左女右者，以阴阳之升降言之，即以脉之来去言之也。故《脉经》专取寸口言之，来去之盛衰，最显于寸部也；他书盖取尺中言之，形体之虚实，最重于尺部也。丹溪于《脉经》不得其解，以医者之左右手释之，岂非离遁[1]之词耶？又有以妊娠之男女言者，于本文上下亦乖。

张石顽曰：古人虽有女子右脉常盛及女脉在关下之说，要非定论[2]。何梦瑶曰：古谓女脉左大于右，验之不然。盖人右手比左手略大，故脉亦应之而右大于左也[3]。按：右大于左者，因人右手常劳于左，故其气强于左也。即女尺恒盛，亦不过尺寸平等，不似男脉尺弱于寸耳，非能更盛于寸也。

经月不调杂病脉证

妇人左[4]关尺忽洪大于右[5]手者，口不苦，身不热，腹不胀，此经将至之时也。《医存》

月事不来者，胞脉闭也。胞脉者，属心而络于胞中。今气上迫肺，心气不得下通，故月事不来也。《素问·评热病论》

---

① 离遁：背离（医理）。

② 古人虽有……定论：语出《诊宗三昧·妇人》。

③ 古谓女脉……于左也：语本《医碥》卷五。

④ 左：《王氏医存》卷十二作“右”。

⑤ 右：《王氏医存》卷十二作“左”。

此外热邪风所灼也，宜滋养心液，清降肺气。

二阳之病发心脾，有不得隐曲，女子不月，其传为风消，其传为息贲者，死不治。《阴阳别论》

此忧思郁结所致也前节为外因，此节为内因。二阳，胃及大肠也；病者，胃不容纳，大肠秘结也；发心脾者，发原于心脾也；有不得隐曲者，忧思之郁结也。忧愁思虑伤于心脾，则三焦不通，故上拒于纳，下艰于出也，若在女子则为不月矣。风消，所谓干血痨也；息贲，胸膈气结而喘，如肺积也。

肾脉微涩为不月。《灵枢·邪气藏府病形》篇。微，未甚也。

尺脉滑，血气实，妇人经脉不利，男子溺血，宜服朴硝煎、大黄汤，下去经血。前节为虚闭，此节为实闭。

《内经》曰：缓而滑曰热中。《脉经》曰：尺脉滑而疾，血虚。《慎柔五书》曰：脾经湿热盛则克肾水[1]。尺脉滑者，土厚而水壅也，故以朴硝、大黄下之。已上四节，病因与脉大概尽矣。

左手关后尺中阳绝者，无膀胱脉也，苦逆冷，妇人月使不调，王月则闭，男子失精，尿有余沥。刺足少阴经，治阴。右手关后尺中阳绝者，无子户脉也，苦足逆寒，绝产带下，无子，阴中寒。刺足少阴经，治阴。王月，膀胱寒水，王月是仲冬也。

① 脾经湿热盛则克肾水：语本《慎柔五书》卷一。

左手关上脉阴虚者，足厥阴经也。病苦胁下坚，寒热腹满，不欲饮食，腹胀，悒悒[①]不乐，妇人月经不利，腰腹痛。

从寸口邪入上者，名曰解脉来至，状如琴弦，苦少腹痛。女子经月不利，孔窍生疮。男子病痔，左右胁下有疮。《脉经》

有病胸胁支满者，妨于食，病至则先闻腥臊臭，出清液，先唾血，四肢清，目眩，时时前后血，病名为何？何以得之？岐伯曰：病名血枯，此得之年少时有所大脱血，若醉入房，中气竭，肝伤，故月事衰少不来也。治之奈何？曰：以四乌鲗骨一藘茹[②]，二物并合之，丸以雀卵，大如小豆，以五丸为后饭，饮以鲍鱼汁，利伤中一作肠中，及伤肝也。《素问·腹中论》

此与下节病证略同而更重。下为坠堕而畜血，属于实，故肝脉浮沉皆急。此为大脱血，属于虚，观于中气竭、肝伤，是损及血分，肝脉虚散可知也。男女破身太早，有患此者。

肝脉沉之而急，浮之亦然，苦胁下痛，有气支满，引少腹而痛，时小便难，苦目眩头痛，腰背痛，足逆寒，时癃，女子月信不来，时无时有，得之少时有所坠堕。

脾脉沉之而濡，浮之而虚，苦腹胀烦满，胃中有热，

---

① 悒悒：愁闷不乐貌。
② 藘（lǘ 驴）茹：茜草。

不嗜食，食而不化，大便难，四肢苦痹，时不仁，得之房内，月使不来，来而频并。《脉经》

来而频并，无定期也。脾主信[1]，脾虚故尔。

妇人脉，寸关调如故，而尺脉绝不至者，月经不利，当患少腹引腰绞痛，气积聚，上叉胸胁也。巢氏

统观诸文，凡月事不调，未有不胸胁支满，腰腹胀痛，目眩头痛者，大概实者多痛，虚者多胀也。

已上诸文，率推原月使不调之因。窃尝深维[2]其义，病之处所在于肝肾，病之根原在于心脾，而旋转之枢纽则全在肺也。缪仲醇[3]谓白薇为调经圣药[4]。白薇，清降肺气者也，气逆降而降之，气陷宣而降之，血实决而降之，血虚补而降之，血寒温而降之，血热清而降之，未有肺气调而月使不调者也，未有肺气不调而月使调者也。昔人或注意肾，或注意脾，虽皆属吃紧，而不理肺气，仍是无效。肺气不调，半由肝热，半由脾湿也。

脉微而涩，血气俱虚，年少者亡血也。乳子下利为可，不者，此为居经，三月一来。《脉经》，下并同。

寸口脉，卫浮而大，荣反而弱，浮大则气强，反弱则

---

① 脾主信：古时将五脏与仁、义、礼、智、信“五常”相配，脾与信配，因称。

② 维：通“惟”，思。《说文通训定声·履部》：“维，假借为‘惟’。”

③ 缪仲醇：即缪希雍，明代医家，字仲醇，江苏常熟人，著有《神农本草经疏》。

④ 白薇为调经圣药：《神农本草经疏》卷八：“妇人调经种子方中往往用之……其方以白薇为君，佐以地黄、白芍药……久服可使易孕。”

少血。孤阳独呼，阴不能吸，二气不停不停匀也，卫降荣竭。阴为积寒，阳为聚热，阳盛不润，经络不足，阴虚阳往，故令少血。时发洒淅，咽燥汗出，或溲稠数，多唾涎沫，此令重虚，津液漏泄，故知非躯，畜烦满洫[①]。月禀一经，三月一来，阴盛则泻，名曰居经。“畜烦”二字未晓。

寸口脉微而涩，微则卫气不足，涩则血气无余。卫不足，其息短，其形燥；血不足，其形逆，营卫俱虚，言语谬误。趺阳脉微而涩，微则胃气虚，虚则短气，咽燥而口苦，胃气[②]涩则失液。少阴脉微而迟，微则无精，迟则阴中寒，涩则血不行[③]，此为居经，三月一来。

妇人经一月再来者，经来其脉欲自如常而反微，不利、不汗出者，其经二月必来。谓必间[④]月至第二月始能来也。

《医存》曰：妇人脉耎[⑤]如常，虽经水或前或后，或多或少，或一月未来，皆不成经病。又曰：妇人有两月而经一行者，有三月而一行者，有一生不行经者，皆由禀赋，无妨生育。又有怀孕后逐月行经者，亦禀赋然也。夫两三月而经一行及一生不行经者，凡病不宜过凉其血及破其血。孕后逐月行经者，凡病皆宜清血热，兼固中气。又有倒行经者，每月依期鼻衄而不下行，多由血热而下有寒湿

① 洫：田间水沟，喻经脉。
② 气：原作“热”，据《脉经》卷九改。
③ 行：《脉经》卷九作“来”。
④ 间：间隔。
⑤ 耎（ruǎn 软）：软弱。

也。多行者，肝不摄、脾不举也；逆行者，肾不纳、肺不降也。

妇人来脉，反得微涩，法当吐。若下利，而言不，因言夫人年几何，夫人年七七四十九，经水当断，反至今不止，以故致此虚也。

妇人来诊，言经[①]少，不如前者，何也？曰：曾更下利。若汗出、小便利者可。何以故？曰：亡其津液，故令经[②]少。设经下反多于前者，当所困苦，当言恐大便难，身无复汗也。

脉浮，汗出者，必闭。

《寓意草》曰：杨季登长女及笄[③]，经闭逾年，发热食少，肌削多汗。嘉言诊之，曰：此证可疗处全在有汗，汗亦血也。设无汗而血不流，则皮毛槁，死矣。宜用极苦药敛血入内，下通冲脉。于是以龙荟丸，两月而经水大至，诸证全瘳。次女亦病多汗，食减肌削，诊时手间筋掣肉颤，始以为大惊大虚之候，治以温补，略无增减。继见面色时赤时黄无定，知有邪祟附人藏府，于是以犀角、羚羊角、龙齿、虎威骨[④]、牡蛎粉、鹿角霜、人参、黄芪合末，以羊肉半斤煎浓汁，调末，一次尽服之，竟愈。

妇人常呕吐而胃反，若常喘一作多唾，其经必断。设来

---

① 经：《脉经》卷九作“经水”二字。

② 经：《脉经》卷九作“经水”二字。

③ 及笄（jī 机）：古时女子十五岁盘发插笄，为成年之礼。

④ 虎威骨：《本草纲目》卷五十一：“（藏器曰）虎有威骨如乙字，长一寸，在胁两傍，破肉取之。尾端亦有，不及胁骨。”

者必少。

妇人血下，咽干而不渴，其经必断。此荣不足，本有微寒，故不引饮。渴而引饮者，津液得通，荣卫自和，其经复下。上并出《脉经》。

肝心脉弦紧而疾，肺脉浮而大，尺泽郁郁不散，月候不通，大府[①]秘热，两足痛不能行，肌肉消瘦，渐如马蓝节。

六脉弦紧而长，心脉洪大而实，尺脉结，月经不通，时常淤怒，不得安处淤怒，即郁怒也，忽忽似颠[②]狂，夜不睡，小便赤，大府如常，或[③]下鸭溏。

肝脉虚弦而长，按之无骨力，心脉动而疾，肝邪传心，日夜烦躁，或如颠狂，不得眠睡。肝主疏泄，肝邪传心，疏泄太过，故见诸证。

六脉大而沉，肝脉横，肺脉浮，主妇人血热，血候[④]行少，背上非时有一片发热，口无津液，或两三月一次，或半年不行，或止些小黑血。

六脉沉而洪大，重手取之，其深至骨，隐隐然应指有骨力，来疾去迟，至数与常人无异，但胃脉亦洪大，上隔有伏涎，此为血涩生积，当经候不快或不行，腰痹，口干而渴，背迸胀也，眼睛迸，两臂重，缺盆迸，大府秘，心

---

① 大府：大腑，即大肠。
② 颠：通“癫”。《说文通训定声·坤部》：“颠，假借为‘瘨（癫）’。”
③ 或：《史载之方》卷上作“忽”。
④ 血候：《史载之方》卷上作“经候”。

憎烦也，夜不得眠。

六脉疾大虚急者，大[①]为风浮血溢，急为尺泽有寒。或因经候行时，或因产后吃生冷不相当之物，或产后早起伤风，血气俱病，临经行时忽先气痛，或小腹急痛。

心脉芤，肝脉虚，尺泽微细，血海虚损，经候过多，或成片流下，不可禁止。

六脉皆沉，肝脉弱而虚，尺泽细细如缕，又带涩而迟，肝肾多感寒，伏在子宫，血海虚损，经候过多，小便白浊如米泔，少阴肾脉贯脊而行，背上忽有一片寒冷，口中即吐清水。

六脉疾大而浮，肾脉急而浮，心脉差[②]洪，血风头痛，口干吐痰痰，当作“沫”。

六脉弦大，肝心脉涩而短，尺脉急沉而搏，缘使性多瘀怒，伤损肝心正气，因而积涎。怒则气逆，涎随气上，其状闻得心前昏闷，溃乱不快闻，犹觉也，遂有一块之物上触到咽喉，即手足俱冷，口噤不开，不省人事即所谓中气也。

六脉弦大而疾，尺脉亦弦而动，泛泛不绝，经候过多，七八日不止，皆下鲜血。此非虚，不可补，止可凉风，血缘风盛血散。然久而不止，即肝气脱血。上并出史载之。

妇人月经不利，脉绝小，实者生，浮虚者死。

---

① 大：《史载之方》卷上作“疾大”二字。

② 差：略微。

凡血热者，经多先期而至，然须察其虚实，不可以假火作真火也。若形证无火而经早者，乃心脾气虚，不能固摄而然。若一月二三至而无定期者，此气血败乱之证，当随其寒热而调治。

凡血寒者，多后期而至，然常有阴火内烁，血本热而亦过期者，此水亏血少，燥涩而然，治宜清火滋阴。

又有以血质之浓淡分寒热者，较以先期、后期分者略为有准。大抵血浓，却匀净，不成衃，色鲜妍，临期无腰痛腹痛诸证者，气血俱调之妇也。若下过多者，血热也。血浓成衃，带紫色，下多者，此血实气虚也。气不健运，故血多而成衃也。成衃，带紫黑色。下少者，此血热气寒也。因寒束于外，热郁于内，血不得行，为热煎熬，故成衃带黑，又下少也。色深黑成衃而下少者，血败气虚也。色略淡而下多，不成衃者，有水气也。若下过少者，血虚也。色淡中带黑衃，下少者，气血俱寒也。色极淡如屋漏水者，虚寒之极也。故以多少定虚实，以浓淡定寒热，往往可信。

凡经有不调而证见不足者，皆不可妄行克削及寒凉等剂，再伤脾肾，以伐生气。

经行腹痛，证有虚实。实者或因寒滞，或因血滞，或因气滞，或因热滞；虚者有因血虚，有因气虚。然实痛者多痛于未行之前，经通而痛自减。虚痛者多痛于既行之后，血去而痛未止，或痛益甚。大都可按可揉者为虚亦为热，拒按拒揉者为实亦为寒。有滞无滞，于此可察。但实中有虚，虚中有实，全虚全实不多见也，当于形气禀质兼而辨之。上并出景岳。

有初按快，久按不快，轻按快，重按不快者，即虚实兼证也。《难经》曰：内痛外快为内实外虚，外痛内快为外实内虚。

前谓调经，重在理肺，是指月水不来也。若来常先期，或一月两行者，则又由肝气之疏泄太过也。疏泄太过，有由土湿木郁，有由土虚木陷，有由水枯木散，有由水寒木沉，治之或宣或举，或温养，各视其本也。

经水适来适断热入血室误汗误触房室诸脉证

妇人中风，发热恶寒，经水适来，得之七八日热除，脉迟身凉，胸膈下满如结胸状，其人谵语，此为热入血室，当刺期门，随虚实而取之。

妇人中风，七八日续有寒热，发作有时，经水适断者，此为热入血室，其血必结，故使如疟状，发作有时，小柴胡汤主之。

妇人伤寒发热，经水适来，昼日了了，暮则谵语，如见鬼状，此为热入血室。治之无犯胃气及上二焦，必当自愈。阳明病下血而谵语，此为热入血室，但头汗出者，当刺期门，随其实而泻之，濈然①汗出者则愈。言周身濈然汗出也。

阳明病，热入血室而谵语，男子亦有之。上并出《脉经》。

大抵挟血之脉，乍涩乍数，或沉伏，血热交并则脉洪盛，男子多在左手，女子多在右手也。杨仁斋论热入血室。

按热入血室则心液枯干，神机不灵，故证见谵妄，脉多洪散也。亦有因津液不滑，血结而气亦郁，脉来滑动搏击见于中沉之分，或细小数疾见于中沉之分者。气郁，故膈满如结胸也。此脉多见于左手寸关，而右手多见浮大，与温热病相似。凡洪散者治宜生津以活血，细滑者宜理气以活血。叶天士于此证不用柴胡，谓耗肝阴，不为无见。徐灵胎斥之，何耶？又热入血室，多恐发斑疹，慎用清凉，勿闭其邪，大法以凉散轻扬为主。

妇人病，经水适下而发其汗，则郁冒不知人，何也？师曰：经水下，故为里虚，而发其汗，为表复虚，此为表里俱虚，故令郁冒也。

妇人病如癫疾郁冒，一日二十余发。师脉之，反言带下，皆如师言。其脉何类？何以别之？师曰：寸口脉濡而紧，濡则阳气微，紧则营中寒，阳微卫气虚，血竭凝寒，阴阳不和，邪气舍于营卫。疾起少年时经水来以合房室，

---

① 濈（jí及）然：汗出貌。

移时过度，精感命门开，经下血虚，百脉皆张，中极感阳动，微风激成寒，因虚舍营卫，冷积于丹田，发动上冲，奔在胸膈，津液掩口入，涎唾涌溢出，眩冒状如厥，气冲髀里热，粗医名为颠，灸之因大剧。上俱出《脉经》，后篇血厥证与此参看。

带下崩漏脉证附吐血、下血

带下者，崩漏之总名也，世以轻为带，暴为崩，久为漏。

妇人带下，六极之病，脉浮则为肠鸣腹满，紧则为腹中痛，数则为阴中痒，洪则生疮，弦则阴疼掣痛。

有一妇人，年五十所，病但苦背痛，时时腹中痛，少食多厌，喜瞋胀①。其脉阳微，关尺小紧，形脉不相应，愿知所说。师曰：当问病者饮食何如。假令病者言我不欲饮食，闻谷气臭者，病在上焦；假令病者言我多少②为欲食，不食亦可，病在中焦；假令病者言我自饮食如故，病在下焦，为病属带下治之。

妇人带下，经水不利，腹满痛，经一月再见，土瓜根散主之。

妇人带下，脉浮，恶寒漏下者，不治。上并《脉经》。

妇人六脉沉细而急，左尺③微而紧，应指如缕而转，

---

① 瞋（chēn 嗔）胀：腹胀。

② 多少：《脉经》卷九作“少多”。

③ 左尺：《史载之方》卷上作“左手尺泽”四字。

连及肝脉，按之即结而散，此胞精不足，当久患败血，赤白带下。若动而数，更加以短，即不久倾危。史载之

妇人左关脉忽大动者，必将血崩；右寸气口脉弦而细者，为伤中。按：吐血漏血，皆有伤中也。许乐泉[1]《喉科白腐症治》

五崩何等类？师曰：白崩者形如涕，赤崩者形如绛津，黄崩者形如烂瓜，青崩者形如蓝色，黑崩者形如衃血[2]。《脉经》

阴虚阳搏谓之崩。《素问·阴阳别论》

寸口脉弦而大，弦则为减，大则为芤，减则为寒，芤则为虚，寒虚相搏，脉则为革，男子则亡血失精，妇人则半产漏下，旋覆花汤主之。

妇人陷经漏下，下黑不解，胶艾汤主之。

妇人漏血下赤白，日下血数升，脉急疾者死，迟者生。

妇人漏下赤白不止，脉小虚滑者生，大坚[3]实数者死。

从尺邪入阳明者，寒热也。大风邪入少阴，女子漏白下赤，男子溺血，阴痿不起，引少腹疼。邪入阳明，脉外曲也；邪入少阴，脉内曲也。

妇人年五十所，一朝而清血，二三日不止，何以治

---

① 许乐泉：即许佐廷，清代医家，歙县人，著有《喉科白腐要旨》。

② 衃（pēi 呸）血：紫黑色的瘀血。

③ 坚：《脉经》卷九作“紧”。

之？师曰：此妇人前绝生，经水不下，今反清血，此为居经，不须治，当自止。经水下常五日止者，五日愈。清血，便血也。

妇人年六十所，经水常自下，设久得病利，小腹[①]坚满者，为难治。

妇人年五十所，病下利，数十日不止，暮则发热，小腹[②]里急痛，腹满，手掌热，唇口干燥，何也？师曰：此病属带下。何以故？曾经半产，瘀血在小腹[③]中不去，何以知之？其证唇口干燥，故知之，当与温经汤。

张景岳曰：妇人于四旬外，经期将断之年，多有渐见阻隔，经期不至者，此际慎宜防察。若果气血和平，素无他疾，此固渐止而然，无足怪也。若素多忧郁及湿痰诸患，而见此阻隔，便是崩决之兆。隔浅者其崩尚轻，隔深者其崩必甚。

妇人著坐药，强下其经，目匡[④]为痛，足跟难以践地，心中状如悬。按六味地黄丸主之。

寸口脉微迟，尺微于寸，寸迟为寒在上焦，但当吐耳。今尺反虚，复为强下之，如此发胸满而痛者，必吐血，少腹痛、腰脊痛者，必下血。

此为强下所致，非崩漏也，以形证相近而类附之。前

---

① 小腹：《脉经》卷九作“少腹”。
② 小腹：《脉经》卷九作“少腹”。
③ 小腹：《脉经》卷九作“少腹”。
④ 匡：同“眶”。

三节非崩漏而实与崩漏一体也，此二节似崩漏而实与崩漏异原也。

吐血有因经水逆行，每月依期从口鼻出者，治宜降肝逆，疏肺壅，清养胃液，仍温固下元。血上出者，下不受也。

血结血厥血分水分脉证俱出《脉经》

妇人少腹满如敦敦[1]状，小便微难而不渴。生后者，此为水与血并结在血室，大黄甘遂汤主之。又尺脉涩坚，血结胞中，详下篇。

妇人病，苦气上冲胸，眩冒，吐涎沫，髀里气冲热。师脉之，不名带下，其脉何类？何以别之？师曰：寸口脉沉而微，沉则卫气伏，微则荣气绝，阳伏则为疹[2]，阴绝则亡血，病当小便不利，津液闭塞。今反小便通，微汗出，沉变为寒，咳逆呕沫，其肺成痿，津液竭少，亡血，损经络，因寒为血厥，手足苦痹，气从丹田起，上至胸胁，沉寒怫郁于上，胸中窒塞，气历阳部，面翕如醉，形体似肥。此乃浮虚，医反下之，长针[3]，复重虚荣卫，久发眩冒，故知为血厥也。

病有血分，何谓也？师曰：经水前断，后病水，名曰血分，此病为难治。

---

① 敦：原脱，据《脉经》卷九补。

② 疹：病。《集韵·屑韵》："疹，疾也。"

③ 长针：谓使用长针。《灵枢·九针论》："长针，取法于綦针，长七寸，主取深邪远痹者也。"

病有水分，何谓也？师曰：先病水，后经水断，名曰水分，此病易治。何以故？去水，其经自当下。

寸口脉沉而迟，沉则为水，迟则为寒，寒水相搏，趺阳脉伏，水谷不化，脾气衰则鹜溏[①]，胃气衰则身体肿。

少阳脉革一作卑，少阴脉细，男子则小便不利，妇人则经水不通。经为血，血不利则为水，名曰水分一作血分。

寸口脉沉而数，数则为出，沉则为入，出则为阳实，入则为阴结。趺阳脉微而弦，微则无胃气，弦则不得息。少阴脉沉而滑，沉则为在里，滑则为实，沉滑相搏，血结胞门，其藏不泻，经络不通，名曰血分。当与下篇尺脉涩坚、血结胞中参看。

趺阳以候胃气，少阴太溪以候肾气，今妇科无此诊法。喻嘉言以右关当趺阳，两尺当少阴，张石顽、陈修园俱从其说。

寸口脉微而弱，气血俱虚。若下血、呕吐、汗出者可，不者，趺阳脉微而弱。春以胃气为本，吐利者可，不者，此为水气，其腹必满，小便则难。前“不者”是歇后语。

脉濡而弱，弱反在关，濡反在巅[②]，迟在上，紧在下。迟则为寒，名曰浑；阳浊则湿，名曰雾。紧则阴气栗，脉反濡弱，濡则中湿，弱则中寒，寒湿相搏，名曰痹。腰脊骨节苦烦，肌为不仁，此当为痹，而反怀躯，迟归经，体

① 鹜溏：指大便水粪相杂如鸭粪。鹜，野鸭。

② 巅：《脉经》卷九作“颠”。

重，以下二句当有脱误，脚为胕①肿，按之没指，腰冷不仁，此为水怀。喘则倚息，小便不通，紧脉为呕，血气无余，此为水分。荣卫乖亡，此为非躯。迟，即合濡弱而言之，上者浮，下者沉也。

疝瘕积聚脉证

疝瘕积聚，非独妇人，第妇人患者最多，当为妇科一大宗病也。

任脉者，起于胞门、子户，侠②脐上行，至胸中而散；带脉者，起于季肋，回身一周。任之为病，其内苦结，男子为七疝，女子为瘕聚；带之为病，苦腹满，腰溶溶③若坐水中。《脉经》

肠覃何如？曰：寒气客于肠外，与卫气相搏，气不得营，因有所系，癖而内著，恶气乃起，瘜肉乃生。其始生也，大如鸡卵，稍以益大，至其成，如怀子之状。久者离岁④，按之则坚，推之则移，月事以时下，此其候也。《灵枢·水胀》篇，下同。瘜肉，气囊、水囊也。

石瘕何如？曰：石瘕生于胞中，寒气客于子门，子门闭塞，气不得通，恶血当泻不泻，衃以留止，日以益大，状如怀子，月事不以时下，皆生于女子，可导而下。导，坐导也。

---

① 胕（fū肤）：同“跗”，足。
② 侠：通“夹”。《正字通·人部》：“侠，傍也，并也，与‘夹’通。”
③ 溶溶：畏寒貌。
④ 离岁：越年，即非止一年。

肝脉微缓，为水瘕痹也。滑甚，为㿗疝。《邪气藏府病形篇》

诊妇人疝瘕积聚，脉弦急者生，弱小者死。

尺脉涩而坚，为血实气虚也。其发病，腹痛逆满，气上行，此为妇人胞中绝伤，有恶血，久成结瘕。得病以冬时，黍穄[①]赤而死。《脉经》

脉来中央坚实，径至关者，冲脉也，动苦少腹痛，上抢心，有疝瘕。

少阴脉浮而紧，紧则疝瘕，浮则亡血。《脉经》

尺脉紧而动，按之即虚，为㿉疝。

肺脉轻弦而虚，胃脉沉濡，肾脉绵软，寒厥入胃[②]肺，主少腹，当有形，肾虚即成㿉疝。史载之

诊得心脉而急，此为何病？曰：病名心疝，少腹当有形。何者？心为牡藏，小肠为之使也。《素问·脉要精微论》。此盖仓公牡疝之病。急，细劲也。

肾脉大急沉，肝脉大急沉，皆为疝。心脉搏滑急，为心疝。肺脉沉搏，为肺疝。肾脉小急，肝脉小急，心脉小急，不鼓，皆为瘕。三阳急为瘕，三阴急为疝。《大奇论》

脉急者，曰疝瘕少腹痛。又寸口脉沉而弱，曰寒热及疝瘕少腹痛。《平人气象论》。王冰以沉弱不主疝瘕腹痛，史载之书中辨之。他书亦引作“沉而喘”。

---

① 穄（jì 际）：不黏的黍类。
② 寒厥入胃：此四字原脱，据《史载之方》卷上补。

合观诸文，癞疝脉多沉搏弦滑，瘕聚脉结涩或细滑。癞疝者，气滞于大经，兼累于血；瘕聚者，血窒于细络，兼累于气也。《史记》仓公论涌疝、气疝皆曰大而实，大而数，论遗积瘕则曰紧小，即此义也。惟牡疝得番阳脉，入虚里处，似沉细者，盖以滞入血分故也。巢氏有入瘕之目，见后《鬼胎篇》。

咽中如有炙腐脉证

腐，一作脔，此病有数种，俗名梅核气。

妇人咽中如有炙腐[1]状，半夏厚朴汤主之。《脉经》

《灵枢·邪气藏府病形》曰：心脉大甚，为喉吤[2]。又曰：胆病者，咽中吤吤然，数唾。《中藏经》曰：大肠虚，则咽喉中如核妨矣。《脉经》又曰：右手气口以前脉阴实者，肺实也。咽中塞，如欲呕状，阳实者，大肠实也，咽喉中如核状。又曰：尺部小滑者，厥也。足下热，烦满，逆上抢心，上至喉中，状如恶肉，脾伤也。而史载之又谓病本于肝，盖肝气郁结，滞于血分，久而上逆，肺胃从之，故痰涎常逆于咽中而不通利也。治法不但理气，并宜理血。

按曰心脉大，曰肺实，曰大肠实，皆脉见两寸者也。

---

① 炙腐：《金匮要略·妇人杂病脉证并治》作“炙脔”。
② 喉吤（jiè 介）：喉中梗塞感。吤，象声词，喉中哽塞所出声。

又《积聚篇》[1]曰：脉来细而附骨者，积也。寸口，积在胸中；微出寸口，积在喉中。夫喉中何积？炙腐是也。细而附骨，形必弦劲可知矣。又曰：横关入寸口中者，膈中不通，喉中咽难，刺关元。盖气之上逆皆由于下不容纳，且咽喉诸病多关少阴也。《金匮·水气篇》曰：寸口脉沉而紧，沉为水，紧为寒，沉紧相搏，结在关元，荣卫相干，阳损阴盛，肾气上冲，咽中室塞，状如炙肉，胁下急痛。此所谓时著男子，非止女身者也。治法详《金匮·痰饮篇》中，桂苓味甘加干姜细辛也。又少阴脉络咽，肾阴不能上朝，络中燥急，遂觉咽中室碍矣。故虚劳多见此证，时时似咳，但不必尽如炙肉。《素问·咳论》：心咳之状，喉中介介如梗状。王汉皋亦谓始觉如树皮草叶一片附于喉内，而滞涩不疼，俗名梅核气。因事不遂心，肝郁脾伤，三焦火结，上炎于喉也。男妇皆有之，其脉两关或浮或沉，必细数而促，尺寸亦因之不扬，上下各见热证，每用逍遥散、阳和汤加减愈之。

人有病肝藏风壅，积涎所聚伏膈间，口干而胶，食即恶心，全恶肉味，心躁不安，夜卧不得，咽喉隔塞，如物抵筑[2]，多喘或是唾。诊其脉，六脉皆大而沉伏，重手取之，隐隐然骨间乃得，再再寻之，来疾去迟。宜用治涎药，荆芥穗、天南星、防风、羌活、僵蚕、连翘、麻黄、

① 积聚篇：指《金匮要略·五脏风寒积聚病脉证并治》。
② 抵筑：阻碍。

荷叶、干蝎、半夏等分，细末，每以三钱水煎，食远服之。

又有人得此涎候，却缘久病而虚，又误服热药，或元气本虚，六脉大而无骨力，却浮洪而数，重手按之则浮指而虚，有表无里，却不宜用前方。此病难治，当用人参半两，南星、防风、独活、麻黄、天麻、枇杷叶、半夏、僵蚕、薏苡仁治，仍宜时时以补药助其元气，而徐以此坏涎药挠[1]之。史载之

前节实证，即《脉经》所谓如有炙腐者也，后节虚证，似《内经》所谓传为息贲者也，明者详之。用药贪用辛燥，是蜀人习气，恐未尽合。近治一孀妇，脉象证候全如史载之前节所云，重以朝食暮吐，完谷不化，时时欲咳，左胁内痛，治以辛温则病益甚，后重用竹茹煎水，即以此水煎白芍、赤芍、丹皮、半夏、厚朴、桂枝、吴萸、郁金、桃仁、秦艽、川芎治之。然得药则病愈，停药则病起，至今未能断根也。

脏燥脉证

妇人藏燥[2]，喜悲伤欲哭，状如神灵所作，数欠，甘草小麦汤主之。《脉经》

燥属秋气，秋气清肃，故悲伤欲哭也。治宜温润肝

---

① 挠：搅扰，指除涎。

② 燥：《金匮要略·妇人杂病脉证并治》作“躁”。

脾，以存养肺气，则病愈。

《医存》曰：孕妇喜笑怒骂，如见鬼神，非颠狂也，乃脏燥。古用枣十枚、甘草一两、小麦三两，真乃神验。余尝用此方治男妇室女无端而病如颠狂者，随手皆应，乃知古人制方之神奇也。

《金匮·中风门》防己地黄汤，治病如狂状，独语不休，无寒热，其脉浮，此亦藏燥之类也。言为心声，肝又主语，独语不休，心火不扬，肝被肺抑也。寒水凌心，其证亦同而尤急。李、叶二案附览。

李东垣曰：悲愁不乐，情常惨惨，健忘，或善嚏，此风热大损寒水，燥金之复也。六脉中之下得弦细而涩，按之空虚无力，此大寒证，亦精气伤，宜辛甘温热滑润之剂泻西方北方，姜附汤主之，与理中丸间服[①]。

叶天士案曰：悲惊不乐，神志伤也。心火之衰，阴气乘之，则多惨戚，主大建中汤。此亦火衰金亢之义也，与李案同。盖寒水凌心，其证如此，故《内经》太阳司天之胜有喜悲数欠证也。二案皆冷燥也。

喻嘉言《寓意草》曰：姜宜人得奇证，依《本草经疏》治交肠用五苓散。余见而辨之：交肠者，二便易位而出，五苓专通前阴也，此证二便俱出前阴，况交肠乃暴病，气骤乱于中，此乃久病，血渐枯于内，二者毫厘千

① 悲愁不乐……间服：语本《医学发明·诸脉按之无力所生诸病》。

里。此病盖始于忧思郁结伤脾，脾伤不能统血，错出下行，有若崩漏，实名脱营，治宜大补急固。乃认为崩漏，凉血清火，脱出转多，高年气弱，无以实漏卮[①]，于是胞门子户之血日消，而借资于大肠，大肠之血又消，而仰给于胃脘，久之胃血亦尽，无源自止，幽门辟为坦途，不能泌别清浊，水谷并归一路，势必大肠之故道复通，乃可拨乱返治。况五苓劫阴，尤亡血家深忌耶？是病也，余三指才下，便问曰：病中多哭泣否？婢媪[②]曰：时时泣下。乃知藏燥者多泣，大肠方废而不用也。今大肠之脉累累指下，可虞者其[③]枣叶生时乎？此虚燥也。

腹痛阴寒转胞脉证

俱出《脉经》，妊娠转胞别见妊娠杂证门。

妇人小腹硍磊[④]转痛而复自解，发作无常，经反断，膀胱中结坚急痛，下引阴中气冲者，久必两胁拘急。

妇人腹中诸疾痛，当归芍药散主之。一云治妊娠腹中疼痛。

妇人腹中痛，小建中汤主之。一云腹中痛，小便利，理中汤主之。

腹痛多由肝气之逆，而肝气之逆又分虚实，实者血实

---

① 漏卮：形容正虚不固。卮，古时盛酒器。

② 媪（ǎo 袄）：老妇。

③ 其：《寓意草》卷二此下有“来春”二字。

④ 硍（gǔn 滚）磊：众石滚动貌。

也，虚者血虚也，实者急切如锥刀，虚者隐隐而胀满也。故痛脉多紧，但以洪细迟数分寒热虚实而已。

右手关后尺中阳绝者，无子户脉也，苦阴中寒。

少阴脉微而弱，微则少血，弱则生风，微弱相搏阴中，恶寒。

少阴脉迟，阴中寒。

妇人阴寒，温中坐药，蛇床子散主之。

问曰：有一妇人病，饮食如故，烦热不得卧，而反倚息者，何也？师曰：此病转胞不得溺也。何以故？师曰：此人故肌盛，头举身满，今反羸瘦，头举中空减，胞系了戾[1]故也。但利小便则愈，宜服肾气丸，以中有茯苓故也。

水入膀胱，以气化而出者也，藏府相络，皆有系焉。昔肥今瘦，则胞系弛长，俯仰太急，以致胞系缭于别处，有碍膀胱，不得转也。治宜仍作俯仰之势，或蜷曲侧卧，左右辗转，则缭者旋释矣。今用肾气丸泻水者，以水满膀胱胀大，胞系益急，水去则膀胱缩小，而可纵释也。然此病男子亦有之，有因私欲不遂，穷思极想，肝气下注而不得泄，致小腹胀痛，膀胱逼迫而不得溺者。喻氏《寓意草》言三焦之决渎重在膀胱，膀胱之气化权在葆肾，肾气屡动不已，膀胱胀满窒塞。

有因过忍小便，或忍便行房，持重过力，盛怒叫呶[2]，

---

① 了戾：迂曲。

② 呶（náo 挠）：喧哗。

从高坠堕，致膀胱胀大，不得转动者，有因大便久闭，大肠充实，挺互膀胱之后，使不得转，但通大便而小便自出者，皆转胞之类也，法治不宜全用利水降气。一妇产后膀胱蹉失①，小便不禁，日坐灰褥，后遇串医②，针之而愈。以泄其气，则胞系之了戾，纵释而转正也。

阴吹阴痒阴痛阴疮阴挺脱下鼠乳脉证

师曰：脉得浮紧，法当身躯疼痛。设不痛者，当射云何③，因当射言④。若肠中痛，腹中鸣，咳者，因失便，妇人得此脉者，法当阴吹。

师曰：寸口脉浮而弱，浮则为虚，弱则为无血，浮则短气，弱则有热而自汗出。趺阳脉浮而涩，浮则气满，涩则有寒，喜噫吞酸，其气而下，少腹则寒。少阴脉弱而微，微则少血，弱则生风，微弱相搏，阴中恶寒，胃气下泄，吹而正喧。

师曰：胃气下泄，吹而正喧，此谷气之实也，膏发煎导之。妇人带下六极之病，脉浮则为肠鸣腹满，紧则为腹中痛，数则为阴中痒，洪则生疮，弦则阴疼掣痛。《脉经》

妇人肝脉洪大而反结涩，诀云涩主妇人败血。若脉洪大而又伏既云洪大，何又伏邪？伏者，沉也，则积块而血不行，

① 蹉失：错位。

② 串医：走方医，串，走方医用的串铃。

③ 何：原脱，据《脉经》卷九补。

④ 因当射言：此四字原脱，据《脉经》卷九补。

久则阴门肿，以厥阴脉络门而过。

肾脉搏而沉，阴中湿痒生疮。

肝脉急而沉，肾脉小急紧，阴痒，阴中痛肿。史载之

寸口中脉躁，竟尺关中无脉应，阳干阴也，动苦腰背腹痛，阴中若伤，足寒。《脉经》，下并同。

初持寸口中脉如细坚状，久按之大而深，动苦心下有寒，胸胁苦痛，阴中痛，不欲近丈夫也。

一妇产后阴中痛，每遇丈夫即痛欲死，数年自愈。此筋络伤损，有所牵绊也。

尺脉牢，腹满，阴中急。

从寸口中邪入上者，名曰解脉，来至状如琴弦，苦少腹痛，经月不利，孔窍生疮。

少阴脉滑而数者，阴中则生疮。

少阴脉数则气淋，阴中生疮。

妇人阴中蚀疮烂，狼牙汤洗之。

一妇因暑天行倦，息坐石上，阴中忽如蚁啮之状，旋即肿痛。草野无医，久延翻榴①而死。

妇人藏肿如瓜，阴中疼，引腰痛者，杏仁汤主之。

少阴脉弦者，白肠必挺核。

据《难经》，白肠即大肠也，此以为妇阴之称，未晓。

少阴脉浮而动，浮为虚，动为痛，妇人则脱下。

---

① 翻榴：形容疮肿之状。

师曰：妇人带下，九实中事。假令得鼠乳之病，剧易。当剧有期，当庚辛为期，余皆仿此。鼠乳，谓初乳小鼠也，即上挺核脱下病。

鼠乳肺病，金气邪胜，故庚辛当病剧也。故凡病之剧易无定者，察其剧易之期，而知病之在何藏府也。

“九实”二字恐误。巢论妇人有九痛七害，内皆列阴中痛伤之病，或九痛七害之误耶？

趺阳《千金方·肺藏脉论》作太阳脉浮缓，少阳微紧，微为血虚，紧为微寒，此为鼠乳，其病属肺。趺阳、少阳似当作太阴、少阴，指右手寸口、尺中两脉也。

阴中生息肉者，此由胞络虚损，冷热不调，风邪客之。邪气乘于阴，搏于血气，变生息肉也，其状如鼠乳。巢氏。

巢氏曰：诸虫在人肠胃，府藏调和，血气充实，不能为害。若经络劳伤，肠胃虚损，则动作侵食于阴，轻者或痒或痛，重者则生疮也[①]。又曰：阴痛者，有诸虫因虚动作，食阴作痛者，其状成疮。其风邪乘气冲击而痛者，无疮，但疼痛而已[②]。亦令阴肿也。按诸虫皆湿热之所成也，不宜利湿，使热毒之气全行下注矣，宜清利宣疏，以缓治之。

巢氏曰：阴挺下脱者，胞络损伤，子藏虚冷，气下

---

① 诸虫在人……生疮也：语本《诸病源候论》卷四十。
② 阴痛者……疼痛而已：语本《诸病源候论》卷四十。

冲，令阴挺出，谓之下脱。亦有因产用力偃气[①]而下脱者[②]。又曰：新产后带急举重，子阴挺出或倾邪，月水不泻，阴中激痛，下寒，令人无子[③]。又曰：阴癀者，或因带下，或举重，或产时用力，损于胞门、子藏、肠下，乘而成癀[④]。

又巢氏论妇人八瘕，皆血气不调之所为也。其黄瘕，曰少腹阴中如刀刺，不得小便；血瘕，曰阴里若生风冷，子门擗，月水不利；狐瘕，曰阴中肿，小便难，胞门、子户不受男精。巢氏止论病源，少论脉象，措词亦繁，今择其切实晓畅者，附录于篇末。

无子绝产脉证

右手关后尺中阳绝者，无子户脉也，苦足逆寒，带下，阴中寒，绝产无子。

一妇两手寸关实大弦强，按之不减，两尺陷伏如无，前经小产或正产、不育及臀痈、足痿诸病矣，仍常时胸胁支满，自腰有气上冲，肩背胀闷，体肥健啖[⑤]。医者犹以尺伏为阴虚，四物加减与之。余力争不可，其夫不信，恐不出三年当有痿厥之患也。

---

① 偃气：屏气。

② 阴挺下脱……而脱者：语本《诸病源候论》卷四十。

③ 新产后……令人无子：语本《诸病源候论》卷三十九。

④ 阴癀者……乘而成癀：语本《诸病源候论》卷四十。

⑤ 啖（dàn 但）：吃。

脉来中央坚实，径至关者，冲脉也，动苦少腹痛，上抢心，有瘕疝，绝孕，遗失溺，胁支满烦也。

师曰：脉微弱而涩，年少得此为无子，中年得此为绝产。

又曰：妇人少腹冷，恶寒久，年少得此为无子，年大得此为绝产。久者谓常如此，非偶尔也。

少阴脉浮而紧，紧则疝瘕，腹中痛，半产而堕伤，浮则亡血绝产，恶寒。

肥人脉细，胞有寒，故令少子。其色黄者，胸上有寒。上出《脉经》。

妇人之脉，阴阳与男子相反，当要尺泽隐隐，来去如一和缓，不涩不弦，寸口平，方能孕育。若尺泽弦急，肝脉动，心脉疾，或六脉涩而不匀，无子。

妇人肺脉盛，肝脉软而虚，或微而动，心脉芤，肺气有余，相刑克肝，木受金伤，不能生血，月候多少，迟速不定，多下不节，以致无子，偶然怀之，又无故坠下，当减其肺，益其肝。

肺脉短涩盛者，短涩之本气盛，非洪大也。金伤木者，燥伤血也。减肺益肝，润燥补血以养筋也。子藏为万筋所细结，寒燥则拘急，湿热则纵弛，俱不利于孕育也。《脉经》云：男子脉浮弱而涩，为无子，精气清冷。

关尺微细而沉，肾气亏乏，不能生肝，经候多少迟速不定，不能生子。上史载之。

女子二七而天癸至，任脉通，太冲脉盛，月事以时下，故能有子。七七任脉虚，太冲脉衰少，天癸竭，地道不通，故形坏而无子也。《素问·上古天真论》

半产死胎脉证

双胎一死一生。

妇人怀胎，一月之时足厥阴脉养，二月足少阳脉养，三月手心主脉养，四月手少阳脉养，五月足太阴脉养，六月足阳明脉养，七月手太阴脉养，八月手阳明脉养，九月足少阴脉养，十月足太阳脉养，诸阴阳各养三十日，活儿。手太阳、少阴不养者，下主月水，上为乳汁，活儿养母。怀妊者不可灸刺其经，必堕胎。

妇人怀妊，三月而渴，其脉反迟者，欲为水分。复腹痛者，必堕胎。

脉浮汗出者，必闭。其脉数者，必发痈脓。五月六月脉数者，必向坏。脉紧者，必胞满满，一作漏。脉迟者，必腹满而喘。浮者，必水坏为肿。

言脉浮汗出，必非躯[1]也。若加数，更发痈脓矣。五月六月，审真是躯也。数紧迟浮，各有病变焉。

少阴脉浮而紧，紧则疝瘕，腹中痛，半产而堕伤，浮则亡血绝产，恶寒。

---

① 躯：身孕。

妇人怀躯，六七月暴下斗余水，其胎必倚[1]而堕，非时孤浆[2]预下也。上并出《脉经》。

阳施阴化，故得有胎，荣卫调和，则经养周足，故胎得安而能成长。若血气虚损，子藏为风冷所乘，则血气不足，不能养胎，以致数堕。其妊娠而恒腰痛者，喜堕胎也。巢氏

凡胎孕不固，无非血气伤损。盖气虚则提摄不固，血虚则灌溉不周。且怀胎十月，经养各有所主，所以屡见小产者，多在三月或五月七月之间。下次之堕，必复如期，正以先次伤此一经，再值此经，则遇缺不能过耳。故凡治堕胎者，必先察此养胎之源而预培其损，若临期则无及矣。张景岳

半产之后，其将养当过于正产十倍。正产止血藏空虚，半产即肌骨腐烂，或误服药饵，或寒邪热毒所伤，或扶轻举重，或跌仆金疮，胎藏损伤，胞系腐烂，然后其胎坠下。当养其藏气，生其肌肉，庶可平复也。史载之

惯堕胎者，固多因闪跌，亦有幼时常患泄泻，以致气虚，平常多汗，正气愈怯，及孕则气不摄胎，稍有不慎，随即腰痛下血，伤堕矣。《医存》

闪跌，胎脉亦沉洪而滑，但加以结促耳。结则腹痛，促则痛甚，亟须安胎，宜四物加黄芩、知母、杜仲、续

---

① 倚：随着。

② 浆：原作“奖”，据《脉经》卷九改。

断、参、术之类，忌用峻剂、热性、转能、动血也。若脉促而数，必已下血矣，其胎必堕，亟于前药加阿胶、艾叶止之。书有成方，皆可选用。《医存》

闪跌下血时，六脉重取细缓而不洪滑，两尺沉弱而无神，是已小产而无胎也。若六脉不匀而有力，右尺强壮，腹虽疼而胎未伤。《医存》

胎死腹中，其脉洪大而沉，尺泽当溢透下部，不涩不绝，即无畏也。谓胎未下，当气满实，所以洪大而沉，又溢寸过。若涩而短，即死。史载之

寸口脉洪而涩，洪则为气，涩则为血。气动丹田，其形即温。涩在于下，胎冷若冰。阳气胎活，阴气必终，欲别阴阳，其下必彊[①]。假令阳终，畜然若杯。《脉经》

寸口脉浮洪而沉涩，洪者气有余，涩者血不足。凡妊娠，必阳气动于丹田，脉见沉洪，始能温养胎形。今涩在沉候，是阳气上越，胎冷若冰矣。盖胎得阳气则活，得阴气则绝。欲别阴阳，必其脉之沉候洪强，始为阳气而胎活也。假令沉候阳气衰绝，则畜然若杯，顽块而已，谓胎必死也。或本非胎，是痞块也。

问曰：妇人妊娠病，师脉之，何以知此妇人双胎，其一独死，其一独生，而为下其死者，其病即愈，然后竟免躯句似不续，其脉何类？何以别之？师曰：寸口脉卫气平

---

① 彊：《脉经》卷九作“殭”。

调，荣气缓舒，阳施阴化，精盛有余，阴阳俱盛，故知双躯[①]。今少阴微紧，血即浊凝，经养不周，胎则偏夭。小[②]腹冷满，膝膑疼痛，腰重起难，此为血痹。若不早去，害母失胎。《脉经》

妇人有胎，腹痛，其人不安。若胎病不长，欲知生死，令人摸之。如覆杯者则男，如肘头参差起者女也。冷在何面？冷者为死，温者为生。《脉经》

胎动不安者，多因劳役气力，或触冒冷热，或饮食不适，或居处失宜，轻者止转动不安，重者便致伤堕。若其母有疾以动胎者，治母则胎安。若其胎有不牢固，致动以病母者，治胎则母瘥。若伤动甚者，候[③]其母面赤舌青者，儿死母活。母唇口青，口两边沫出者，母子俱死。母面青舌赤，口中沫出，母死子活。巢氏

《寓意草》曰：顾季掖乃室孕已五月，因下血，勉服固胎药。身肿气胀，血逆上奔，食入即痛楚而吐。咸以为胎气也。诊其脉，尺部微涩，肺部洪大，手臂青紫肿亮，若殴伤色。夫肺脉洪大，饮食即吐，此必肺生痈也；尺脉微涩，遍身青肿，此必胎久腐也。因主清肺，用泻白散，加芩、桔以开之，一剂而腹痛坠如产，二剂而下白污数斗，裹朽胎[④]而出，略无血点相间，旬余气平肿消而愈，

① 双躯：双胎。
② 小：《脉经》卷九作“少”。
③ 候：诊。
④ 朽胎：死胎。

始终以清肺为主也。朽胎方下时，忽大喘可畏，设先用峻剂硝黄下之，此时亦恐气脱不返矣。

梦交鬼胎怪胎脉证

凡人藏府调和，则血气充实，风邪鬼魅不能干之。若荣卫虚损，则精神衰弱，妖魅鬼精得入于藏，状如怀娠，故曰鬼胎也。巢氏

妇人与鬼交通者，藏府虚，神守弱，故鬼气得凭[①]之也。其状不欲见人，如有对忤[②]，独言笑，或时悲泣，是脉来迟伏，或如雀啄，皆邪物病也。又脉来绵绵，不知度数，而颜色不变，此亦病也。巢氏

妇人梦与鬼交通者，亦由藏府气弱，神守虚衰故也。巢氏

有一妇人来诊，因言阴阳俱和调，阳气长，阴气短，但出不入，去近来远，故曰反。以为有躯，偏反血断，断来几日。假令审实者，因言急当治，恐经复下。设令宫中人若寡妇，曾夜梦寐交通邪气，或怀久作癥瘕，急当治下服耳汤。设复不愈，因言发汤当中下胎。《脉经》。反，脉名，详后。

此言脉但出不入者，非躯也，或经闭，或鬼胎，总宜治下之。耳汤、发汤，殆下胎方也。

---

① 凭：附体。
② 对忤：仇家。

脉得诸芤，动微紧，男子失精，女子梦交，桂枝龙骨牡蛎汤主之。《金匮·虚劳门》

两尺乍大乍小，乍有乍无，或浮或沉，早暮不同者，鬼胎也。须连视二三日乃可见。宜补气活血，温养脾胃，则经自通。若脉来疾如风雨乱点，忽然而去，久之复来如初者即巢氏所谓雀啄也，是夜叉胎也。亦有左关脉两歧而产夜叉者，总之，与平常之脉不类也。《三昧》①

此恐是从祟脉附会来。吾闻鬼胎之义，由其人阳气之衰，则亦当见病脉，而不当见怪脉也。但为鬼物凭附者，亦当有异。今将祟脉列后以便览。

两手阳脉浮之细微，绵绵不可知，俱有阴脉，亦复细绵绵，此为阳跷、阴跷之脉也。此家曾有病鬼魅风死，苦恍惚，亡人为祸也。《脉经》

脉有表无里，邪之所止，得鬼病也。何谓有表无里？寸尺为表，关为里，两头有脉，关中绝不至也。《脉经》

脉来乍大乍小，乍短乍长者，为祟。洪大嫋嫋②者，社祟③。沉沉泽泽巢氏作涩涩，四肢不仁而重者，土祟。《脉经》。土，一作亡。

按：此节下云脉与肌肉相得，久持之至者可下之，弦

① 《三昧》：即《诊宗三昧》，脉学专著，清代张璐撰，一卷，十二篇。作者认为“入门宗脉不慎，未免流入异端”，力陈“吾当以三昧水涤除尘见”，故名。

② 嫋嫋：柔动貌。

③ 社祟：土地神为祟。社，土神。

小紧者可下之，紧而数，寒热俱发，必下乃愈，弦迟者宜温药，紧数者可发其汗，似是历言治祟之法。盖邪祟之来，必因人身之病，去其病而祟自退矣。未知是否，待质高明。

病似伤寒，恶寒发热，初得病便谵语，六部无脉，大指之下，寸口之上，有脉动者，名鬼脉。《伤寒补天石》①

妇人荣卫经络断绝不通，邪气便得往，入合于藏。若经血未尽而合阴阳，即令妇人血脉挛急，小腹重急，支满胸胁，腰背相引，四支酸痛，恶血结牢，月水不时，因生积聚，如怀胎状，令人恍惚多梦，苦寒热，四支不欲动，阴中生气，肿内生风，甚者小便淋沥涩痛，不复生子。其八瘕者，黄、青、燥、血、脂、狐、蛇、鳖也。黄瘕者，左胁下牢结，不可得按，小腹阴中如刃刺，令人无子。青瘕者，聚在②右胁，藏于背膂，上与髆，髀腰下挛，两足肿，月水不通，或不复禁，令人少子。燥瘕者，因其人虚惫，夏月劳极，汗出饮冷，血结所成，大如半杯，腹中苦痛，还③两胁下，上引心而烦，喜卧④盗汗，小便自出及失精，月水闭塞，大便难，令人少子。血瘕者，横骨下有积气，牢如石，阴里若生风冷，子门擗，令人无子。脂瘕者，腰背如刺，四支不举，左右走腹中切痛，膀胱胀，大

---

① 伤寒补天石：伤寒学著作，明代戈维城撰，二卷，续编二卷。
② 聚在：此二字原脱，据《诸病源候论》卷三十八补。
③ 还：原脱，据《诸病源候论》卷三十八补。
④ 卧：原脱，据《诸病源候论》卷三十八补。

小便血不止，令人无子。狐瘕者，阴中肿，小便难，胞门子户不受男精，如有娠状[①]，终身无子。其瘕有手足成形者杀人也，未成者可治。蛇瘕者，上食心肝，长大其形若漆，在脐上下[②]，还疠左右胁，不得气[③]，不复生子。其手足成形者杀人也，未成者可治漆字未晓。鳖瘕者，大如小盘，腹痛，按之跃手，令人无子。其手足成形者杀人也，未成者可治。巢氏

妇人脉如孕，尺脉亦绝，与孕无殊谓心脉洪滑，肺脉毛而不浮，肝脉略横而涩，按之不绝，尺泽微陷，与肝脉微间，但六脉动而不匀，胃脉轻带伏，此因经候行次，或产后起早，并误吃生冷，伤损气血俱病，因生积聚。久而失治，变成恶物，其状腹中成块，如蛇鼠如虎如鹿之类，以手按之，冲手跳起。但此病到年深，其恶物带命，吃人血尽，或绝无经候通行，或经候行时只如淡水，如此即倾危人也。史载之

夫俗云月家病者，因新产未满一月，男女媾[④]而成疾也即巢氏脂瘕病因也。其证经闭，或成新孕，或成血块，晚夜发热腹疼，变证多端，久则咳咯骨瘦，面红颧热，到七八月后咳吐腥块，即不食，死矣。大约三月以前，犹可医治。妇身壮者先破瘀滞，正宜用下胎药也，少愈即补血

---

① 如有娠状：《诸病源候论》卷三十八此下有“四肢不举”四字。

② 长大其形……脐上下：《外台秘要》卷三十四作“长大条条在脐下”七字。

③ 气：《外台秘要》卷三十四作“吐气”二字。

④ 媾：原作“构”，据《医存》卷十二改。

气。身弱者先补中气，兼用行血之药，数剂后亟破其瘀，略兼固气，瘀血既去，即峻补气可也。此病总非平平攻消所能应也。《医存》

《月令》曰：仲春之月，雷乃发声，起居不慎，生子不备，必有凶灾。此非其时也。又星露之下，庙宇山林溪涧之间，必招厉气[1]。此非其地也。又交接不依常理，受孕形体不备，横生逆产，种种祸患，皆自取也。

经闭血败癥瘕劳损似胎非胎脉证

问曰：妇人病，经水断一二月而反经来。今脉反微涩，何也？师曰：此前月中若当下利，故令妨经。利止，月经当自下，此非躯也。

妇人经自断而有躯，其脉反弦，恐其后必大下，不成躯也。大下者，崩也。

妇人怀躯，七月而不可知，时时衄血而转筋者，此为躯也。衄时嚏而动者，非躯也。

脉来近去远，故曰反。以为有躯而反断，此为有阳无阴故也。来，阳也，去，阴也。来近去远，来短去长也。其象属沉，有阴无阳。若有阳无阴，当云来远去近。

胎脉必滑。《内经》曰：阴阳相过曰溜[2]。溜，即滑也。相过者，浮而能沉，沉而能浮，阴阳两气相入来去，

---

① 厉气：邪恶乖戾之气。

② 阴阳相过曰溜：语出《素问·阴阳别论》。

高下停匀也。若来强去弱，去强来弱，即不能相交矣。李中梓曰：反者，来微去大，病在里也[1]。本仲景平脉[2]。

问曰：师曰：妇人妊娠三月，师脉之，反言非躯。今月经自当下，其脉何类？何以别之？师曰：寸口脉，卫浮而大，荣反而弱反，退掣之义也，浮大则气强，反弱则少血。孤阳独呼，阴不能吸，二气不停不停匀也，卫降荣竭。阴为积寒，阳为聚热，阳盛亢也不润，经络不足荣行脉中，竭，故不足，阴虚阳往阳气下陷入阴中也，故令少血。时发洒淅，咽燥汗出，或溲稠数，多唾涎沫，此令重虚。津液漏泄，故知非躯，畜烦满洫。月禀一经。三月一来，阴盛则泻，名曰居经。此与下节脉义最精，言非孕而孕脉可见矣，且凡脉之理皆可见矣，深宜潜玩。

此即但出不入，去近来远，有阳无阴者也，又曰脉浮汗出者必闭，即此义也。

脉濡而弱，弱反在关，濡反在巅。迟在上，紧在下。迟则为寒，名曰浑；阳浊则湿，名曰雾。紧则阴气栗，脉反濡弱，濡则中湿，弱则中寒，寒湿相搏，名曰痹。腰脊骨节苦烦，肌为不仁，此当为痹，而反怀躯，迟[3]归经，体重，以下脚为胕肿，按之没指，腰冷不仁，此为水怀。喘则倚息，小便不通，紧脉为呕，血气无余，此为水分。

---

① 反者……病在里也：语出《诊家正眼》卷二。

② 仲景平脉：指《注解伤寒论·平脉法》。

③ 迟：此下原衍“曰”字，据《脉经》卷九删。

荣卫乖亡，此为非躯。上《脉经》。

此有阴无阳，所谓怀娠三月而渴，其脉反迟，必为水分，与夫涩在于下，畜然若杯者也。

六脉皆涩又迟缓，丈夫失精，妇人败血。

肝脉涩，心脉滑，肺脉衰，一如孕脉然。尺泽急而长，为败血，为积血，非孕。

肺脉急而弦长，尺脉浮而短，小腹坚硬如孕。

肺脉急而沉，肾脉濡沉，少腹有形如孕。

六脉大而沉，重手取之，隐隐乃得，轻手如无，重取却有骨力，非如寻常沉伏之脉。此因胎藏本热，或因产后未经百日，恣吃冷物，寒热相伏，经二三年，月候不通，全如怀孕，恶血所聚。如有身，露下有块，但坚硬不动，往往胸胁气痛，只以辛温药散之，自然行下，不必疏通。上史载之。

胎孕之脉数，劳损之脉亦数，大有相似。然损脉之数多兼弦涩，胎孕之数必兼和滑，此当于几微[①]中辨其邪气、胃气之异，而再审以证，自有显然可见者。张景岳

凡湿热渍于血分，郁为痰涎，与夫血燥气沸，脉象俱能累累指下，鼓搏有力，与替替流利之滑脉略无分别。故昔人谓诊室女孀尼多见此脉，只是血燥气郁，清燥宣郁，即渐缓弱矣，慎勿误谓有娠也。

---

① 几微：细微。

妊娠正胎脉证

何以知怀子之且生也？身有病而无邪脉也。《内经》

《内经》曰：阴搏阳别，谓之有子。此是血气和调，阳施阴化也。又曰：诊其手少阴脉动甚者，妊子也。少阴，心脉也，心主血脉，又肾名胞门、子户，尺中，肾脉也，尺中之脉按之不绝，法妊娠也。

左右三部脉，浮沉正等，按之无绝者，法妊娠也。妊娠初时，寸微小略小也，呼吸五至，三月而尺数也。脉滑疾，重以手按之散者，胎已三月也。脉重手按之不散，但疾不滑者，五月也。

问曰：有一妇人，年二十所，其脉浮数，发热呕咳，时下利，不欲食，脉复浮，经水绝，何也？师曰：法当有娠。何以故？此虚家，法当微弱，而反浮数，此为戴阳。阴阳和合，法当有娠，到立秋热当自去。何以知然？数则为热，热者是火，火是木之子，死于未，未为六月位，土王，火休废，阴气生，秋节气至，火气当罢，热自除去，其病即愈。

妇人经月下，但为微少。师脉之，反言有躯，其后审然。其脉何类？何以别之？师曰：寸口脉阴阳俱平，荣卫调和，按之滑，浮之则轻，阳明、少阴各如经法，身反洒淅，不欲食饮，头痛心乱，呕哕欲吐，呼则微数，吸则不惊，阳多气溢，阴滑气盛当作血盛，滑则多实，六经养成。

所以月见，阴见阳精，汁凝胞散，散者损堕。设复阳盛，双妊二胎。今阳不足，故令激经[1]也。

此与前"孤阳独呼，阴不能吸，二气不停，卫降荣竭"对看，深有意义。"阴见阳精"以下，乃推论堕胎、双胎之理，谓所以月见者，因已孕之妇复合阴阳，阴见阳精，前汁之凝于胞者散，散则堕胎矣。设复受精，则成二胎，而脉必复阳盛矣。今阴盛而阳不足谓按之滑，浮之则轻，血气不能纯固，故激经而月下也。激经者，受胎后复合阴阳所激也。

师曰：脉妇人得平脉上节所谓阴阳俱平，脉来去大小停匀也，阴脉小弱，其人渴，不能食，无寒热，名为躯，桂枝汤主之。法六十日当有此证，设有医治逆者，却一月[2]加吐下者，则绝之。

妇人脉平而虚者，乳子法也。平而微实者，奄续法也。而反微涩，其人不亡血下利而反甚，其脉虚，但坐[3]乳大儿及乳小儿，此自其常，不能令甚虚竭，病与亡血虚等，必眩冒而短气也。乳大儿及乳小儿，谓乳大儿又孕小儿也，两"乳"字义不同。

师曰：有一妇人好装衣来诊，而得脉涩，因问曾乳子下利，乃当得此脉耳。曾半生漏下者可。设不者，经断三

① 激经：怀孕后月经按月来潮，唯量少时短。
② 却一月：一月后。
③ 坐：由于。

月六月。设乳子漏下，可为奄续，断小儿勿乳。

师曰：乳后三月有所见谓经来也，后三月来脉无所见，此便是躯。有儿者护之，恐病利也。何以故？怀身阳气内养，乳中虚冷，故令儿利。

师曰：有一妇人来诊，自道经断不来。师言一月为衃，二月为血，三月为居经，是定为躯也，或为血积。譬如鸡乳①子，热者为禄②，寒者多浊③。且当须后月复来，经当入月几日来。假令以七日所来，因言且须后月十日所来相问日数俱有微意，详见后注。设其主复来者，因脉之，脉反沉而涩一作滑。因问曾半生，若漏下亡血者，定为有躯。其人言实有是，宜当护之。今经微弱，恐复不安。设言当奈何，当为合药治之。

师曰：有一妇人来诊，自道经断。脉之，师曰：一月血为闭，二月若有若无，三月为血积。譬如鸡伏④子，中寒即浊，其热即禄。欲令胎寿，当治其母，侠寒怀子，命不寿也。譬如鸡伏子，试取鸡一，毛拔去，覆子不遍，中寒者浊。今夫人有躯，小腹寒，手掌反逆，奈何得有躯？妇人因言当奈何，师曰当与温经汤。

妇人怀娠六月七月，脉弦发热，其胎逾腹，腹痛恶寒，寒著小腹，如扇之状。所以然者，子藏开故也，当以

---

① 乳：孵化。
② 禄：福，指能孵出小鸡。
③ 浊：浑浊，指孵不出小鸡。
④ 伏（fù 附）：孵卵。

附子汤温其藏。并出《脉经》。经初断而脉即弦者，非躯也。六七月而脉乍弦者，病寒也。

子藏者，万筋所细结也。寒则拘急不能固密，热则纵弛不能提摄，故皆堕胎也。开者，挛缩而不能周裹，有隙为寒气所侵也。

妇人胎孕，左手关寸脉滑数，而肺部脉虚而毛，尺泽陷而与关脉不际者，孕也。所谓陷而不际，只是描摩，沉实不弦之意耳。

血盛气衰为孕，谓心脉洪大，流利替替而滑，肺脉毛而微，却不浮，为孕。仍须尺泽与肝脉微间，而肝脉微横，即是孕。

肝脉涩而不绝，尺脉微陷，心脉滑，是孕。上史载之

凡妇人怀孕者，其血留气聚，胞宫内实，故脉必滑数倍常。然有中年受胎，及气血羸弱之妇，脉见细小不数者，但于微弱之中亦必有隐隐滑动之象，此正阴搏阳别之谓，是即妊娠之脉有可辨也。张景岳

陈修园曰：三部如常，经停莫恨。尺中有神，得胎必定。又曰：妇人有胎，亦取左寸。不如神门，占之不遁。如常者，经所谓无邪脉也；左寸者，经所谓手少阴动甚也。神门，穴名，非指尺部也，穴在掌后，与寸口横值，为心脉所过。左大为男，右大为女。《医学实在易》

妇人无论气分何病，但得血分无病，经期未愆[①]，即

---

① 愆（qiān 千）：延误。

能受孕。或经期前后不定在二三日，亦能受孕。经后数日，问有房事，勿论妇患何证，但右尺与左寸沉取有神，八分是孕。尝见经后数日，每日妇昏死数次，且不能食，但用安胎方，自愈。经后血虚，脉当虚涩。若在月空，尤见软滞，转见滑疾有神，即防是孕，宜也。但用药仍当对证，勿伤胎耳，岂得无论何病俱用安胎方邪。

孕脉最难辨。惟经前无病之妇，比及怀孕三四个月，多是右尺洪滑，左尺沉动，此易为辨也。若经前有病未痊，或先屡次小产，则从初孕以至十月脉皆细弱，非易辨也。尝见气弱之妇，久病初愈之妇，屡次堕胎之妇，此三等人孕，脉一二三四月时有右尺沉细略滑，左寸沉细略有神者。比及四月以后，忽右尺似无脉，左寸亦微弱，但止左关动者，比及七八九月时，两尺寸俱弱，微见两关动者，又或动而忽数忽迟似结似促者，此气血本弱，而试疼也。

又见气盛初胎，一二三四月时皆左脉大于右脉，惟右尺沉滑，左寸动，知其孕也。

又见气血俱盛初胎，一二三四月时六脉洪数，上焦常见热证，惟右尺沉洪而滑，左寸动王[①]，及三指齐按则滑而有力，来撞于寸而去撞于尺。

又见血盛有孕，右脉大于左脉，而左寸细而有神。

---

① 王：通“旺”。《说文通训定声·壮部》：“王，假借为‘暀（旺）’。”

又见气血俱热，六脉洪数，而每月经血不止，其初惟据右尺沉滑，左寸动，以知其孕。大约一二月之孕常见杂证，多不喜食，甚有昏死频频及如狂者。然所见之证，每日夜间，时而证见，似乎病甚，时而证止，全似无病。迨三四月时乃多呕吐，五月以后不呕吐矣。又有素多胃热之妇，孕一二月即呕。又有肥妇气盛，八九月时忽大呕者。

书云心脉动甚者有孕，又两尺王与两寸迥别者亦有孕。若流利带雀啄，乃数月之胎也。盖经闭不得流通，故孕数月后而脉歇至不匀也。妇无他病，诊此皆准。夫雀啄者，平缓中忽而连来数至，如雀啄物也，常见五月以后。胎脉不皆雀啄，有四至或五至不改者，有兼结者，大小疾徐不匀也。结脉在杂疾为郁结疼滞等证，雀啄在久病为死脉，而在孕妇，乃数月后胎动试痛应有之脉也。但虽结与雀啄，而其形滑利圆活，俨似流珠。又见八九月胎脉，三指齐按，觉两关竟似流珠滑刺圆活，惟不坚硬耳。两寸与尺俱细缓，亦无大病。究竟结与雀啄，虽其应尔，亦宜详问有无腰脐腹胁酸痛，恐或伤堕也。上并出《医存》。

历诊胎脉，验之圣经，而知其不妄也。世谓妊娠有不见脉者，非不见脉也，即经所谓身有病而无邪脉也。其脉三部浮沉大小正等，无浮弦芤涩之形，亦无搏击流利之象，三指齐按，指下俱似有形，即所谓按之不绝是也。五月以前止能按至中候，五月以后始能按至沉候。有形，即所谓按之不散，胎已五月也。又有受胎一二月，关尺两部中候细滑，来去分明，至三四月转见软涩，不甚分明，五六月后复渐见滑实者。夫一二月即见细滑者，因每月行经，血下有期，骤无所泄，故相激而乍见壅盛也。《脉经》必问经期入月几日来，当几日来，问即此义也。气血流行之道既熟，至期而不得泄，必搏激而脉象变见也。至三四月气血已定，而胎气又未充满，血停气滞，故见软涩也。大抵初孕一二月，细滑见于中候，多在关尺部内，所谓按之濡，举指来疾，肾气乍充也。四五月始能正见关部洪大。至于寸部，非呕吐咳嗽之甚，未有于三月前见滑疾者。总是四月后始渐自尺，上充于寸也。

凡诊孕脉，必以平旦。经曰：平旦者，阴气未动，阳气未散，饮食未进，经脉未盛，络脉调匀，血气未乱。此时客气未形，纯是一团真气，故能诊见脉之真象也。饱后劳后，则失其本矣。常人午睡初起，脉必滑疾有力有神，未可据为胎孕，尤未经前人道破者也。《脉经》曰：吐家，脉来形状如新卧起。可想见新卧起之脉状矣。潜初①

凡诊胎脉宜凝神，移时过五十动。盖阴中伏阳，阳中伏阴，脉之错综杂沓，惟胎为甚。因人之禀赋本各不同，而又所受之胎有得阴气而成女，有得阳气而成男，有得王气而胎寿，有得废气而胎夭，莫不变见于脉。必须从错综杂沓中细心剖析，所见何脉，所兼何脉，所杂何脉，所伏

① 潜初：即周学海。此段及以下两段为周学海所述，周学海字潜初，因署于文后。

何脉，一一了然。即双胎一男一女，一生一死，且能辨矣，何论余耶?《医存》曰：男妇本脉，皆有六阴，皆主富贵。肥人肉紧，六阴之极，则六脉俱伏，惟三指齐按至骨，方见微动，乃其平脉也。若有一部脉见，单诊即得，或细而有力，即此经有病。若细而数，乃热证也，结则有郁有痛也。至于妊娠，初孕则先右尺脉见，三月则左寸亦见，此后六部皆渐见矣。但所见皆细滑，非洪滑也。盖本妇乃六阴脉常伏不见，所见者胎中气息之脉耳。若见洪脉，则为热极之证矣，此亦孕脉无定之一端也。潜初

凡诊胎脉，必迭用举按以审其势。诊者先以指重按至骨，令脉气断绝，不能过指，旋忽微举其指，若是有孕，尺部之下必有气如线，漉漉争趋，过于指下，如矢之上射也。大举其指，反有不见，此滑疾之象者。故孕者无论其脉如何软弱，如何迟缓，而当按断微举之时，必有气随指上浮，争趋如线。既举复按，既按复举，累审不爽，孕无疑矣。若非孕也，无论其脉如何洪滑，如何数疾，而当按断微举之时，必无气线过指。即或有之，亦必不能滑疾有神，且不能随指即上，指既举而气乃至，不似胎脉之直同指未举而气已至也。盖胎孕者，肾之事也，诊者自当以审察肾气为主。无如前贤仅称尺脉滑动之言，未明指法操纵之诀，今吾从《难经》肾脉指法悟出，历用皆验，决应如神。夫胎脉惟不得弦、芤、牢、革，若迟、涩、细、弱、微、散，莫不有之。独至按断微举之时，气线过指之际，

则滑疾之真象见矣。此象初孕二十日即见，一二月时最显，三四月时间有脉转软散者，此象亦或不见，然两尺部中总有一部微见也。更有因患病误治，致伤气血而不见者，但服调养气血药一二剂，必见矣。更有临诊时，孕者两手从冷水中初起，脉气为冷气逼退而不见者，温待少顷即见矣。故诊者临时必须问明，顷间有无劳怒、饮食、卧起、冷水等事，最为切要。此皆亲历之词也。三节义本圣经，为胎脉诊法中必不可少之法，前人未经道及，故特疏论其义。与旧文一例顶书者，以便醒目耳。非敢与先哲格言抗行也，故谨附于篇末云。

妊娠分男女脉证

妇人妊娠四月，欲知男女法，左疾为男，右疾为女，俱疾为生二子。

又法：得太阴脉为男，得太阳脉为女。太阴脉沉，太阳脉浮。此太阴、太阳别是浮沉之专名，非十二经者也。

又法：左手沉实为男，右手浮大为女。左右手俱沉实，猥[1]生二男；左右手俱浮大，猥生二女。

又法：尺脉左偏大为男，右偏大为女，左右俱大产二子。大者，如实状。

又法：左右尺俱浮，为产二男，不尔则女作男生；左右尺俱沉，为产二女，不尔则男作女生也。《汪石山集》有此

① 猥：多。

医案。

男作女生，女作男生者，言此人体性不与人同而相反也。浮本生男，若生女者，则其人必沉而生男也，故曰女作男生；沉本生女，若生男者，则其人必浮而生女也，故曰男作女生。是脉无一定，各因人而定也。

又法：遣妊娠人面南行，还复呼之，左回首者是男，右回首者是女也。

又法：看上圊[①]时，夫从后呼之，左回首是男，右回首是女。

又法：妇人妊娠，其夫左乳房有核是男，右乳房有核是女也。上出《脉经》。

胎脉初二三月，右尺沉洪，而无此经热证。所谓热证者，如相火妄动、经血不止、咽痛舌痛、耳鸣目赤之类是也。三四月右尺，左寸皆沉洪而滑，再以三指齐按，左脉皆沉洪而滑疾，男也，右脉皆沉洪而滑缓，女也。此时多有临食呕吐，并无他证应此脉也。五月后两关洪滑，两寸洪滑，或寸关皆洪滑，或两尺洪滑，难限部位。盖妇有强弱，或兼别病而然，要其沉洪而滑，三指齐按必见也，惟单指各诊有不同耳。若两手均洪滑者，双胎也。又肥妇脉多沉细，须作六阴诊之。如细而有力，三指齐按而滑者，即胎也。《医存》

旧云：胎在右是女，胎在左是男，及左脉大是男，右

---

① 圊（qīng 青）：厕所。

脉大是女，皆不准。常见右脉大胎在右者多生男。况二三月之孕，多是右尺沉滑，而左尺不及也。《医存》

脉左男右女、沉男浮女二说，虽不能尽准，却是十应七八。又谓浮男沉女者，盖非谓脉象之见于浮、见于沉也，谓脉之鼓力能及于浮、不能及于浮也。又有谓两寸滑为男，两尺滑为女者，尤不尽准。大抵左寸沉滑为男，历验不爽也。至于摸之如肘头参差起者为女，如覆杯者为男，是儿已成形者，在五六月后矣。

妊娠杂病脉证

重身九月而喑，何也？曰：胞之络脉绝也。胞络者系于肾，少阴之脉贯肾，系舌本，故不能言。此无治也，当十月复。胞，子肠也，非膀胱之外胞，更非心之胞络也。少阴，足少阴肾经也。

重身，毒之奈何？曰：有故无殒，亦无殒也。并出《素问》。

五月六月脉紧者，必胞漏。

师曰：妇人有漏下者，有半生后因续下血都不绝者，有妊娠下血者，假令妊娠腹中痛，为胞漏一作阻，胶艾汤主之。胞漏、胞阻，皆妊娠下血之名，非指恶阻也。漏血不时，与妊娠经月依期而下者不同。

妇人宿有癥病，妊娠当有“六月”二字经断三月，而得漏下，下血四五日不止，胎[1]动在于脐下一作脐上，此为癥痼害。妊娠六月动者，前三月经水利时，胎也。下血者，后断三月，衃也。所以下血不止者，其癥不去故也。当下其癥，宜桂枝茯苓丸。

六月动者，言胎至六月始能动。今欲动，是前三月经未断时已胎也，所下之血乃后断三月所积之衃也。夫衃何以下也？止因胎至六月形已壮大，经断三月，血又壅盛，与癥相碍，不相容也。桂枝动血，妊娠所忌，况已下漏乎？此时固不可用固胎之药，而动血之品，非见证必真者不可妄用也。

妇人妊娠，小便难，食如故，当归贝母苦参丸主之。腹中疞[2]痛，当归芍药散主之。呕吐不止，干姜人参半夏丸主之。

妇人妊娠，有水气，身重，小便不利，洒洒苦寒，起即头眩，葵子茯苓汤主之。上并出《脉经》。

肝脉长而溢[3]寸，胎漏失血。胎下血有二，有肝气虚微，肾脉绵软，胎脉陷下，动而失血者，宜补之。若肝脉有余而失血，是胎溢，当凉血也。肝气虚微，胎脉陷下，“气脉”二字互易，文义较顺。

妊娠六脉疾而动，肝脉如长而散，主胎漏失血，不可

① 胎：此下原衍“欲”字，据《金匮要略·妇人妊娠病脉证并治》删。
② 疞（jiǎo 绞）：腹中急痛。
③ 溢：超出。

补之，此血溢也，当凉血以安胎。

妊娠六脉洪大，过关溢寸，主上鬲有热，唇口干焦，口舌生疮，非时头痛不安，小便黄赤。

妊娠尺泽沉伏，肺脉实沉而动，腰痛不可举，两手沉重，行步无力。此《内经》所谓脾太过则四肢不举，脾经湿热壅盛，浊气上蒸入肺，而下克肾水也。

妊娠之脉，若肺虽微，然浮而聚于寸口，当上气喘促。

妊娠，六脉虽要滑而流利，然肝脉滑而洪大，胃脉亦有骨力，则上喘而口胶，见食多呕。两关滑实，只是中焦痰结。

妊娠，尺脉不绝，与肝脉相连而绵软无力，又沉以细，当主少腹疼痛，盖胎气热则在上，冷则坠下。

妊娠，尺脉沉急而搏，胃脉濡而重，六脉又软，胎气坠下，阴门肿。凡专言某脉者，一指单按也；统言六脉者，三指齐按也。

妊娠，心脉洪大而浮，肺脉浮而散，胃脉浮而大，通身瘙痒，渐次面目，浑身俱肿，心躁不安。俗名子肿，盖风水也。

妊娠，六脉皆结而伏，胃脉沉而动，主忽然如中风，心前昏闷，即如有一块物填塞，此缘藏府本热，而或感寒，或吃生冷，寒热相伏而不散，以辛温散之。又有子痫，是湿痰壅入心包络之经也，宜桃仁、青皮、陈皮、香附、远志、菖蒲、白芍，和血降气主之。

妊娠，血有余，六脉大而疾，又紧而流利，表里俱有骨力，主浑身碎痛，并腹内疼不可忍者，宜凉其血。此水谷之悍气窜入荣气之道也，宜以凉药破其气，又以辛凉疏其表，使逆气从汗出，即愈矣。

妇人妊娠，有发热如疟，虽夏常畏风，此肝盛血热，风行于表，热极即生寒。若肝盛胃虚，即更右一壁寒，以妊则血盛而气衰故也。诊其脉，当左脉长而紧，微带浮，右关沉而濡，如按泥浆。此肝脾不和即荣卫不和，宜以轻剂和中，即愈矣。上史载之。

妇人伤寒，怀身腹满，不得小便，从腰以下重，如有水气状。怀身七月，太阴当养不养，此心气实，当刺泻劳宫及关元，小便微利则愈。伤寒一作伤胎，非。太阴，手太阴肺也。《脉经》

胎脉乃沉洪而滑，流利不滞，非数亦非浮也。数乃热证之脉，浮乃表证之脉，有热有邪，自有其证。若前日诊明胎脉，后日复诊其脉，沉洪而滑，新加以数，则有胎热之证矣，或加以两寸浮数，则新受外感，其证皆可问而知。若见结脉，必内有痛处。《医存》

妊娠恶阻者阻，即孕也，谓经阻也，故经谓孕妇为阻妇，心中愦闷[1]，头眩，四肢烦疼，懈隋不欲执作，恶闻食气，欲啖咸酸果实，其大剧者至不能自胜举也。此由元本虚羸，血气不足，肾气又弱，兼当风饮冷太过，心下有痰水

---

① 愦闷：昏乱。

挟之，而有娠也。经血既闭，水渍于藏，藏气不宣通，故烦闷气逆而呕吐也。血脉不通，经结否滞，则四肢沉重，挟风则头目眩。风，肝气也。

妊娠子满体肿者，此脾胃虚弱，藏有停饮，而挟以妊娠故也。经血壅闭，以养于胎，若挟有水气，则水血相搏，水渍于胎，兼伤藏府。脾胃主肌内，脾气虚弱，水气流溢，故令体肿，水渍于胞，则令胎坏。凡妊娠临产之月脚微肿者，其产易，胞藏水血俱多而乘于外也。若初妊而肿，是水气过多，儿未成具，故坏胎也。五月六月脉浮者，必腹满而喘，坏胎，为水肿。

妊娠子烦者，凡藏虚而热气乘于心者，则令心烦而躁热，停痰积饮在于心胸。其冷冲心者，则令心烦而呕吐涎沫。妊娠既血饮停积，亦虚热相搏，故令心烦也。上出巢氏。

妊娠咳嗽者，寒伤于肺也。巢氏此论全取《内经》咳论之文，仍是外感病也。又有初妊即咳，至儿出腹而即止者，此火少土弱，水气射肺也。妊娠呕吐、咳嗽二证，最能伤胎，剧者急宜救治，理肺温脾。

妊娠转胞，不得溺者，膀胱为胎所碍，不得转也。此由中气不足，不能升举胎系，其脉细弱亦有因湿热致筋络纵弛者，脉多缓滑也，胀急欲死。宜先令老妇以香油涂手，入产门托起其胎，以出其溺，再用补中益气药以渐升举之。《丹溪心法》此病或先服药探吐，或辗转侧卧而出之，更妙，与前篇转胞参看。

人世所有百病，孕时俱能患之，治法总须对证施治，而勿伤胎耳。寻常伤胎之药，但于证相合，即可放心用之，勿过剂也，或以药佐之。

妊娠七八月及将产脉证

妊娠七月，脉实大牢强者生，沉细者死。

妊娠八月，脉实大牢强弦紧者生，沉细者死。

妇人怀妊，离经，其脉浮。设腹痛引腰脊，为今欲生也。但离经者，不病也。诸书有引作“不产”者，盖未得其义，以意改之也。

《难经》有损脉一呼一至曰离经，至脉一呼三至曰离经，是离经本非脉之定名，只是离乎日行十六丈二尺之常经耳。损至离经为病脉，将产离经不为病脉也。即实大弦强，更加洪滑，故曰其脉浮。仍恐人疑与病脉混也，再以不病申之。

妇人欲生，其脉离经，半夜觉，则日中生也。上《脉经》。

尺中细而滑，妇人欲产。《千金翼方》

产妇腹痛而腰不痛者，未产也。若腹痛连腰甚者，即产。所以然者，肾候于腰，胞系于肾故也。诊其尺脉，转急如切绳转珠者，即产也。巢氏

妇人欲产，浆破血下，浑身疼，诊其脉当洪大而有骨力，尺泽透而长，方是正产，谓孕则尺脉不来，欲产而浆

下则尺泽透。若浑身疼甚而浆未破，血不肯下，即难产。凡浑身痛甚，须是腰痛连谷道疼，迸痛迸，胀也，方是正候，以少阴挟胞之络脉连腰过脊及肛门。若只是腹痛，不可用作正产候。史载之

《达生编》《福幼编》等书，皆医林之至宝。为家长者当使识字子弟庄诵而讲说之，使妇人熟知。又须知两中指顶节之两旁非正产时则无脉，不可临盆也。若此处脉跳，腹连腰痛，一阵紧一阵，二目乱出金花，乃正产时也，速临盆。《医存》

易产难产子死腹中胞衣不下下血不止脉证

将产，脉洪长滑数者易产，虚细迟涩者逆。

大凡妊妇脉细匀易产，大浮缓散气散难产。大抵总以匀滑、有根、有力为吉也。《丹溪心法》

妊娠养胎，白术散主之。又宜服当归散，即易产无疾苦。《脉经》。此节是平日养胎使易产之方法也。

将产，服独参汤，人参一二两，长流河水煎汤，呷之，能定痛安神，增气益血，即易产无苦，世医不知也。《本草经疏》。此方甚验，无力者，党参再倍代之亦可，胎前服破气破血药多者，即不堕胎，亦必难产。故昔人谓砂仁安胎，多服难产也。此节是临产所用之方法也。

妊娠临产之月脚微肿者，即易产。所以尔者，胞藏水血俱多，故令易产，而水乘于外，故微肿，但须将产之

月。若初娠而肿者，是水气过多，儿未成具，则坏胎也。

产难者，或先因漏胎，去血藏燥，或子藏宿挟疹病，或触犯禁忌，或始觉腹痛，产时未到，便即惊动，秽露早下，致子道干涩，产妇力疲，皆令难也。候其产妇，面赤舌青者，子死母活，唇青口青，口两边沫出者，子母俱死，面青舌赤沫出者，母死子活。

横产逆产者，由初觉腹痛，产时未至，惊动伤早，儿转未竟，便用力产之，故令横产逆产也。亦由傍看产人抱腰持捉失理，或触犯禁忌所为。凡将产，坐卧产处须顺四时方面，并避五行禁忌。若触犯，多致灾祸也。

产子但趋后孔者，由坐卧未安，匆遽强偃[①]，气暴冲击，故儿失其道。凡妇人产，有坐有卧。坐产者须正坐，傍人扶抱肋腰持捉之，勿使倾邪。卧产者亦待卧定，背平著席，体不伛曲，则儿得顺其理。若坐卧未安，身体邪曲，儿身转动，匆遽强偃，气暴冲击，故令儿趋后孔，或横或逆也。巢氏

产子，上逼心者，由产难用力，胎动气逆，胎上冲逼，迫于心也。如此则产妇暴闷而绝，胎下乃苏，甚者至死。巢氏

孕妇十月，临盆太早，加以婆妈多般安排，劳苦艰楚，产妇力尽，胎亦气微。若三指沉取而尚洪滑，或细数

① 偃：当作“偃”，卧。按此字见于《诸病源候论》，古时字书唯《字汇补》收录，注为“音未详”。

有力，是其胎未伤也，法须正卧静养，则母子无虞矣。若三指沉取而细弱且迟，两尺无神，是胎死胞中矣。医者万勿张惶，恐使产妇气馁胆虚，则死胎不下，妇亦危矣。总须抚以好语，以壮其胆，依方服药，即下。《医存》

王汉皋曰：胞衣中有气无血，儿在其中，以脐呼吸，故儿脐由胞联于母之呼吸也。未产之先，儿摺叠胞内，方产之时，儿乃伸手舒足，破衣而出。近日稳婆忍心谋财，不但妄言诞说，恐吓产妇，竟以小刀附着指内，口称试胎，其实刀指并入阴户，但将两指略开，刀已割裂胞衣矣。此时儿尚叠折未动也，忽而胞裂，浆入灌其口鼻，儿惶急挣抓，难寻出路，立刻溺死胎中，不可产矣。稳婆见妇疼减，诳称早系死胎，用钩搭儿手足，零割而下，居功索谢。既杀胞中之儿，又杀昏迷之妇，种种残忍，不堪尽述。

潜初尝论延医，无问术之高下，但眉宇和蔼者，多得春气，必能活人。稳婆亦然，颜色晴和，言语静细，其心必慈。若深目高鼻，大口长颈，颧耸额阔，睛动声雄，皆忍人之相也。

有产儿下，苦胞衣不落者，世谓之息胞。由产妇初时用力，比产儿出，体已疲顿，不能更用气产胞。经停之间，外冷乘之，则血道否涩，故胞久不出，弥须急以方药救治，不尔害于儿。所以然者，胞系连儿脐，胞不出，则不得以时断脐浴洗，冷气伤儿，则成病也。旧方胞衣久不出，恐损儿者，依法截脐，而以物系其带一头。亦有看产人不用意慎护，挽牵急甚，胞系断者，其胞上掩心，则毙人也。纵令不死，久则成病也。巢氏

有露恶流入胞中，胀满不出者，老成稳婆但以手指项胞底，以使血散，或以指摸上口，攀开一角，使恶露倾泻，胞空自落矣。张景岳

产后脉结而涩，尺脉短而动，肺脉浮而急，即是衣未下。

衣未下者，肺气必上逆，而血随气升，心气亦满，故两寸必弦滑而实甚也。宜重用破血，佐以降气，旧方有用芰叶或荷叶，水煎服，贝母研末，酒调服，立下者，俱未试也。

藏衣必择年月及本命吉方，则儿吉祥无病。若蚁蚀犬撕，儿多夭矣。

正产半产，出血过多，不可禁止。忽气闷不识人，其脉洪大而浮以泛，如新沐，如破肚之脉，若微细而涩绝，其候凶。史载之

新产子壮大，子门坼裂，出血不绝《脉经》作金疮在阴处，出血不绝，阴脉不能至阳者死，接阳而复出者生。不能至阳者，即上不至关也。

新产生死脉象

妇人新生乳，脉沉小缓滑者生，实大坚弦急者死。

妇人新产后，寸口脉焱疾不调者死，沉微附骨不绝者生。不绝者，有根也。焱疾者，直驶也。

新产之脉，缓滑者吉，沉重小者吉，坚牢者凶。《脉经》

按临产脉洪滑者，新产儿初出腹，仍宜缓滑，不甚洪强。三四日后渐见沉弱，此最为吉。若骤见沉小，或尺脉上不出关，寸脉下不入关，或旋引旋收，上下分驰，或牢直不动者，皆气散不治。若临产脉本沉滑者，儿下后亦宜沉滑稍缓，三部不绝而有根也。

寸口脉平而虚者，乳子法也。

此节是寻常哺子脉，非新产后也。

产后杂病脉证

问曰：新产妇人有三病，一者病痓，二者病郁冒，三者大便难，何谓也？师曰：新产①血虚，多汗出，喜中风，故令病痓。何故郁冒？师曰：亡血复汗，寒多，故令郁冒。何故大便难？师曰：亡津液，胃燥，故大便难。产妇郁冒，其脉微弱，呕不能食，大便反坚，但头汗出。所以然者，血虚而厥，厥而必冒，冒家欲解，必大汗出，以血虚下厥，孤阳上出，故但头汗出。所以生妇喜汗出者，亡阴血虚当作亡血阴虚，阳气独盛，故当汗出，阴阳乃复。其

---

① 产：此下原衍“亡”字，据《金匮要略·妇人产后病脉证治》删。

大便坚，若呕不能食者谓便坚若因呕不能食者，当治其呕，小柴胡汤主之。病解谓呕已也能食，七八日而更发热者谓复便坚，此为胃热气实，承气汤[1]主之，方在《伤寒》中。

妇人产得风，续续数十日不解，头微痛，恶寒，时时有热，心下坚一作闷，干呕汗出，虽久，阳旦证续在者，可与阳旦汤，方在《伤寒》中，桂枝汤加黄芩是也。

妇人产后中风，发热，面正赤，喘而头痛，竹叶汤主之。

妇人产后腹中疠痛，可与当归羊肉汤。

师曰：产妇腹痛烦满，不得卧，法当枳实芍药散主之。假令不愈者，此为腹中有干血著脐下，宜下瘀血汤。

妇人产后七八日，无太阳证，少腹坚痛，此恶露不尽。不大便四五日，趺阳脉微实再倍，其人发热，日晡所烦躁者，不能食，谵语，利之则愈，宜承气汤。以热在里，结在膀胱也。

妇人产中虚，烦乱呕逆，安中益气，竹皮大丸主之。

妇人热利重下，新产虚极，白头翁加甘草汤主之。《千金方》加阿胶。上并见《脉经》。

乳子而病热，其脉悬小，手足温则生，寒则死。悬小者，绝小也。《脉经》作弦小，非是。

乳子中风热《脉经》作中风伤寒热病，喘鸣肩息者，脉实大也，缓则生，急则死。《脉经》作实大浮缓者生，小急者死。

---

① 承气汤：《金匮要略·妇人产后病脉证治》作“大承气汤”四字。

上二节《素问·通评虚实论》。

产后血风，虚热搏之，洪大而数。数与疾不同，数则兼动与短，主血晕，面色深赤，身体如醉，见屋宇如悬倒，忽头痛重不安。

产后血风，虚热搏之，洪大而疾。心脉实而有骨力，肺脉洪而浮，主血逆，头面赤如醉，身体如在空虚，大府秘涩，语声微细。

产后六脉得洪大，如血晕脉，胃脉实而弦，肺脉浮而洪，主大府秘热，头痛面赤，恶心呕逆。

产后六脉浮数，来疾去迟，中风，四肢躁，身体疼，精神昏闷，大府秘涩。

产后如骨蒸脉，六脉弦而微紧有骨力，主血行少，未经数日，身下干净，腹中余血恶血未下，非时气痛，攻心刺肋。

产后恶血行少，腹中块刺痛，须六脉大而紧，肺脉紧而虚弦，为寒，肺主少腹，当有形。

产后血热，肝藏风搏生涎，发为疼痛，即急心痛，六脉当得二阳一阴，二阳者实大，一阴者沉也。

产后六脉洪大而结，肝脉涩，肺脉浮，忽然乳疼，坚硬成块，将欲成痈肿。

产后未经百日，腹痛气疼，转泻不止，六脉沉细而虚，此余寒在中。

产后六脉沉细而伏，此寒气在下，腰痛，起动不得。

产后六脉皆沉而迟，主浑身厥冷，非时闷不识人。

产后六脉沉细，肾脉伏而沉，肺脉虚而大。产后乳汁多，故流出，其乳汁冷而口干，此肾冷肺虚寒，不可以口干为上热，误服凉药。此肾少阴之脉从肺出络心，注胸中，其直行者从肾上贯肝鬲，入肺中，循喉咙，侠舌本，故如此。以其津液虚，非以气血热也。

产后心脉一指偏小而动，又芤陷。若肺脉重而洪大，却无骨力，则主乳多。肺脉如常，惟心脉如此，加之肾脉微细，则小便虚秘。

产后尺泽虚软而代，至数不及，加之胃脉濡湿而散载之书中多言湿脉，是从“濡”字化出，即水土俱寒，多下白涕。

产后尺泽虚软而代，至数不及，白涕不止，血崩下带。

产后六脉动而疾，胃脉滑而溢于尺泽，肾脉软而虚弦，此缘产迟或衣迟胞下迟也，即产后早起伤风、吐泻不定之脉，宜温其胃。

产后六脉轻浮，微有骨力而来迟，肝脉细而虚弦，多因小遗登后早，或乱吃食物早，宫藏伤风，饮食减可，近以十日，远经半月，粥食不进，才吃一口汤水，即闻汤水巡历胸中，方下入胃。既入胃，仍下出，面色肉色并黄，形体困重，此候宿风邪在中，血热而感寒，成寒热隔气，风不①用事，食不化，此病须是吃得酒一雨盏方可调理，每日宜服酒一两盏，如治风噎调理风噎，即肝风郁而成噎证也。详见原书，兹不琐具。方用细辛、当归、桂、芎、羌活、藿香、木香、桑寄生、炙甘草、吴萸、莪茂，细末，空心防风汤调下，每三钱。吃了浑身手足暖。忽头疼，即连吃酒一两盏，候通身发热，忽行下恶物，即便安乐也。若人得此病，须是依上件题目，方可服此也。血虚有热者，不可入口。

产后乱吃物早，伤损脾气，非时腹胁胀满，饮食不快。诊其脉，胃脉迟而肝脉弱。

产后乱吃物早，伤损血气，身体虚弱，饮食减少，眼如猫儿眼。诊其脉，肺脉横格，而肝脉芤伤微弱伤者，涩之义也，肾脉泛泛欲动而无力，此血气俱病。当调其血，益其气，暖其胃，使进食。

产后肾脉微而沉，胃脉濡湿而沉，多缘寒气所损，或因坐草多时，天之寒气所损，或因坐草多时，地之寒气所冲，腹中成块，或冲心背，脐腹疼痛，呕逆恶心，不思饮食。产后血气微弱，六脉沉细，重手取之，细细乃得脉气，别无阳脉，惟肺脉差浮而弱，主头冷重，项颈蕤②，不时头面上肌肉麻痹。大肠虚冷，频出后，又多虚往，或时泄泻，两足沉重，少精，行步无力，面黄瘦。或未经百

① 不：原作“木”，据《史载之方》卷上改。

② 蕤：无力而下垂。

日，经候通行，或误吃凉药，有此疾候，或自怀孕时间通身寒冷，至产后却有此疾。但极以补肾补肝药补益气血，而以祛风邪药助之。

产后六脉浮而虚，肾脉微而小，至数迟，来去无力，绵绵若代，中风，肌肉麻痹，肢节牵抽，非时憎寒，大府虚冷。

产后心虚中风，心中战栗，惊动不安，如人将捕。大府伤冷，六脉微而肝心脉偏沉细。又产后只缘肾气虚寒，风邪所中，肾脉细而搏以沉，肾既受病肾属水，得寒气则水愈横，传其所胜，心感肾邪，不时惊悸，如人将捕。初以益心气、去风邪药治之，次当补其肾，又次当益其肝，足其血。缘心受肾邪，而又肝气微弱，不能生其心气，故以三方治之。

产后肝肾虚冷受邪，六脉虚微，肾脉搏沉，心脉轻带滑此以肾水凌心而脉动也，主产后肝虚中风。

产后血晕之疾有二：风搏血热而晕，即六脉洪大有骨力，又有一般虚冷，却因使性激怒，伤损肝心，其气上逆，因而血晕。其状头觉重痛，昏昏如醉，语声低小，但多思睡。诊其脉，六脉轻有骨力，不至洪大，肺脉轻浮而不毛，心脉促而朝上。此用药最为难也。激怒病成于内，自比寻常难治，然大法不外逍遥散加桃仁、黑姜也。原方不合，未录。

产后恶血未尽，因感风邪，与热血相搏，壮热头痛，面赤如醉，眼涩病[1]急，昏闷不醒，身如在空虚，见食即吐，食不住腹，脉气结而不匀，逐位间绝，然各有骨力而微，此用药亦难。前证温下后，恐别见虚热之证，更须以他药平补之，此乃抵当汤丸、下瘀血汤之的证。原方未合，不录。凡产后中气虚有瘀者，只宜破血，不可用泄气之药，如葶苈、桑皮、白前、大戟之类。肺气陷则外邪深入，其祸不测，有迁延成劳者，有即时变见险恶证候者。上并出史载之。

新产腹痛，皆云畜血，非也。盖子宫畜子既久，忽而相离，血海陡虚，所以作痛，胞门受伤，必致壅肿，所以拒按而亦有块，实非真块也。治此者宜用和养，不宜破瘀，致损藏气。张景岳

此论儿枕痛也，“和养”二字最佳。产后不宜寒凉，人所知也，不宜温热则未知也。

凡妇人未孕之前有宿病者，若是气分小疾，乘产后一月内医治，可愈。若是气分大病，由初产以至满月，必得良医细心调理，又须家人小心照护，寒暑雨旸[2]，毫不可懈，乃能保全。稍有失误，儿或可生，产妇必危。《医存》

室女经闭劳瘵脉证

室女六脉皆弦而长又洪，尺脉微紧，经候通行，两足痛肿，行步不得，肌肉消瘦，大府干涩，头痛眼昏。

---

① 病：疑为“㖞”。

② 旸：晴天。

室女十六七，肝脉弦而长，胃脉轻弦，表里如一，骨槽风热①，风行周身，上焦壅结，肌肉消瘦，或②通身黄黑，面色带黑，小便黄赤，五心烦躁，渐欲成劳。上史载之。

张氏曰：室女月水久不行，切不可用青蒿等凉药。医家多以为室女血热，故以凉药解之。殊不知血得热则行，冷则凝。若经候微少，渐渐不通，手足骨肉烦疼，日渐羸瘦，渐生潮热，其脉微数，此由阴虚血弱，阳往乘之，火逼水枯，耗亡津液，治当养血益阴此语误尽苍生矣。大黄蛰虫丸，世无能用者，而劳证乃多不治。慎毋以毒药通之，宜用柏子仁丸、泽兰汤。此所谓果子药者也。张景岳

室女经闭，固由禀赋薄弱，先天亏损，亦有因小时曾患伤寒温热大病，痈疽大毒，脓血出多，津液不复，其脉数细结涩，又有因家难频仍，独坐无聊，忧郁成疾者，其脉浮候必略带弦，沉候数细结涩，止歇频多。此冲任当盛不得盛，天癸当至不得至，其理如痘证不能灌浆，必致倒靥而死，故最为难治。

又素多盗汗者，津液泄越，久则令人短气，柴瘦而羸瘠也，亦令血脉减损，经水否涩，甚者至成劳瘵也。

乳痈肺痿肺痈肠痈胃痈脉证

诸证男妇均有，妇人患者独多，故附于卷末。

---

① 风热：《史载之方》卷上作“蒸热”。

② 或：《史载之方》卷上作“忽”。

产后六脉洪大而结，肝脉涩，肺脉浮，忽然乳疼，坚硬成块，欲成痈肿。史载之

肿结皮薄以泽，是痈也。足阳明之经脉有从缺盆下于乳者，劳伤血气，其脉虚，腠理空，寒客于经络，寒搏于血，则血涩不通，其血又归之，气积不散，故结聚成痈，痈气不宣，与血相搏则生热，热盛乘于血，血化成脓。亦有因乳汁蓄结，与血相搏，蕴积生热，结聚而成乳痈者。年四十以还治之多愈，年五十以上慎不当治之，多死，不治自当终年。又怀娠发乳痈肿，及体结痈，此无害也。盖怀胎之痈，病起阳明，阳明胃之脉也主肌肉，不伤藏，故无害。诊其右手关上脉，沉则为阴虚者，则病乳痈。乳痈久不瘥，因变为瘘。巢氏

巢氏又有石痈候，即今所谓乳岩，证最险恶，十死不治，此极冷无阳，脉当牢结而涩也。乳痈乃阳证，乳亦肺气所治，脉当与肺痈大同也。巢氏谓右关沉虚者，盖脓血已出后也。乳头属肝，乳房属肺。

问曰：热在上焦者，因咳为肺痿，从何得之？师曰：或从汗出，或从呕吐，或从消渴，小便利数，或从便难，数被驶药[1]下之，重亡津液，故得之。

寸口脉不出犹不鼓也，反而发汗，阳脉早索[2]，阴脉不

① 驶药：峻猛之品。驶，迅疾。
② 索：离散。

涩，三焦踟蹰[①]，入而不出，阴脉不涩，身体反冷，其内反烦，多吐唇燥，小便反难。此为肺痿，伤于津液，便如烂瓜，亦如豚脑，但坐发汗故也。阴脉不涩，下元真阴未伤。只因发汗正伤肺中津液，而肺气又虚而下陷，不能运化他藏津液使之上朝也，故曰三焦踟蹰，入而不出。故肺痿伤于津液，而反多涎沫，其内反烦者，津液不归其经也。

肺痿，其人欲咳不得咳，咳则出干沫，久久小便不利，甚则脉浮弱。

肺痿，吐涎沫而不咳者，其人不渴，必遗溺，小便数。所以然者，以上虚不能制下也。此为肺中冷，必眩，多涎唾，甘草干姜汤以温其藏。服汤已，渴者属消渴。经曰：水在肺，吐涎沫，欲饮水[②]。

师曰：肺痿，咳唾咽燥，欲饮水者，自愈。自张口者，短气也。咳而口中自有津液，舌上胎滑，此为浮寒，非肺痿也。

问曰：寸口脉数，其人咳，口中反有浊唾涎沫者，何也？师曰：此为肺痿之病也。若口中辟辟燥，咳则胸中隐隐痛，脉反滑数，此为肺痈。

咳唾脓血，脉数虚者为肺痿，脉数实者为肺痈。上并出《脉经》。

妇人吐涎沫，医反下之，心下即痞，当先治其吐涎

① 踟蹰：徘徊貌，形容不畅通。

② 水在肺……欲饮水：《金匮要略·痰饮咳嗽病脉证并治》。

沫，小青龙汤主之。涎沫止，乃治痞，泻心汤主之。

妇人之病，因虚积冷结气，为诸经水断绝，至有历年，血寒积结，胞门寒伤，经络凝坚。在上呕吐涎唾。久成肺痈，形体损分；在中盘结，绕脐寒疝，或两胁疼痛，与藏相连，或结热中，痛在关元，脉数无疮，肌若鱼鳞，时著男子，非止女身；在下未疑误多，经候不匀，令阴掣痛，少腹恶寒，或引腰脊，下根气街，气冲急痛，膝胫疼烦，奄忽眩冒，状如厥癫，或有忧惨，悲伤多嗔。此皆带下，非有鬼神，久则羸瘦，脉虚多寒，三十六病，千变万端，审脉阴阳，虚实紧弦，行其针药，治危得安，其虽同病，脉各异源，子当辨记，勿谓不然。上《金匮》。

此节有肺痈、寒疝、肠痈、阴痛、藏燥诸病在内，宜详味之。未多，当是来多。

问曰：病咳逆，脉之，何以知此为肺痈？当有脓血，吐之则死，后竟吐脓死，其脉何类？师曰：寸口脉微而数，微则为风，数则为热，微则汗出，数则恶寒。风中于卫，呼吸吸，一作气不入，热过于荣，吸而不出，风伤皮毛，热伤血脉。风舍于肺，其人则咳，口干喘满，咽燥不渴，多唾浊沫，时时振寒，热之所过，血为凝滞，蓄结痈脓，吐如米粥。始萌可救，脓成则死。

咳而胸满，振寒脉数，咽干不渴，时时出浊唾腥臭，久久吐脓如粳米粥者，为肺痈，桔梗汤主之。

肺痈，胸满胀，一身面目浮肿，鼻塞，清涕出，不闻香臭酸辛，咳逆上气，喘鸣迫塞，葶苈大枣泻肺汤主之。

寸口脉数，趺阳脉紧，寒热相搏，故振寒而咳。趺阳脉浮缓，胃气如经，此为肺痈。

问曰：振寒发热，寸口脉滑而数，其人饮食起居如故，此肺痈肿病。医反不知，而以伤寒治之，应不愈也。何以知有脓？脓之所在？何以别知其处？曰：假令痛在胸中者，为肺痈，其人脉数，咳唾有脓血。设脓未成，其脉自紧数，紧去但数，脓为已成也。

脉数，身无热，为内有痈也，薏苡附子败酱汤主之。上并《脉经》。

丹溪曰：内痈者，在腔子里向，非干肠胃也。以其视之不见，故名之曰内。

肝脉大甚，为内痈。脾脉微大，腹里大，脓血在肠胃之外，涩甚，为肠溃《脉经》作“癀”。微涩，为内癀《脉经》作“溃”。多下脓血，肾脉涩甚，为大痈。《灵枢·邪气藏府形》篇。涩者，脓血已出之脉也。

诸浮数脉，当发热，反洒淅恶寒，若有痛处，当发其痈。

“其”字即指痛处也。

脉微而数，必发热，弱而数，为振寒，当发痈肿。

脉浮数，身无热，其形默默，胸中微燥，不知痛之所在，此当发痈肿。其形默默，有血热归心发痈者。

问曰：官羽林妇病，医脉之，何以知其人肠中有脓，为下之则愈？师曰：寸口脉滑而数，滑则为实，数则为热。滑则为荣，数则为卫，卫数下降，荣滑上升，荣卫相干，血为浊败。少腹痞坚，小便或涩，或时汗出，或复恶寒，脓为已成。设脉迟紧，聚为瘀血，下之则愈。

肠痈之为病，其身体甲错，腹皮急，按之濡，如肿状。

肠痈者，少腹肿，按之则痛，小便数如淋，时时发热，自汗出，复恶寒。其脉迟紧者，脓未成，可下之，当有血。脉洪数者，脓已成，不可下也，大黄牡丹汤主之。上并见《脉经》。

肠痈，腹如积聚，按之痛如淋，小便自调，甚则腹胀大，转侧闻水声，或绕脐生疮，或脓从脐出。《千金方》

黄帝问曰：人病胃脘痈者，诊当何如？岐伯曰：诊此者当候胃脉，其脉当沉细，沉细者气逆此指气口右关胃脉。逆者，人迎甚盛，甚盛则热。人迎者，胃脉也此指结喉两旁。逆而盛，则热聚于胃口而不行，故胃脘为痈也。《素问·病能论》

病有少腹盛，上下左右皆有根。此为何病？可治不？岐伯曰：病名伏梁，裹大脓血，居肠胃之外，不可治。治之，每切按之致死。此下则因阴，必下脓血，上则迫胃脘，出鬲，侠胃脘内痈，此久病也，难治。居脐上为逆，居脐下为顺，勿动亟[1]夺。

---

① 亟（jí及）：急。

人有身体髀股胻[1]皆肿，环脐而痛，是为何病？岐伯曰：病名伏梁，此风根也。其气溢于大肠，而著于肓，肓之原在脐下，故环脐而痛也。不可动之，动之为水溺涩之病。《素问·腹中论》

凡人无病，忽大渴，饮水无厌者，三年内当发痈疽。又常默默不乐，多嗔少喜，时或烦躁者，当发大痈疽也。皆由血菀热极之故。凡肠痈之病，其外证必有一足不得曲伸，内引极痛。

此篇惟乳痈为妇人专病，其诸痈乃连类及之，他如胃痛、气厥、吐血、黄疸、黄汗，亦妇人所常患也，不能具录。喻氏《寓意草》有妊娠肺痈案，《洄溪医案》有产后肠痈案。

妇人诊候治疗之法，当以《金匮要略》《千金方》《翼方》为准。后来各家可信者甚少，议论陈陈相因，率皆敷浅[2]，治法或攻消，或滋补，总非真正法门。所尤怪者，胎前产后，无论何病，必以四物加味，传为妙诀，真杀人不用刃也。陈修园谓妇科自古无善书，诚不诬矣。此编多取史载之书者，以其言脉独详，但繁杂无绪，是随时据所诊而记也，读者须细心辨其主客乃可。再妇人大病多关奇经，《脉经》有《奇经篇》及末卷《手检图》，论之甚详，集隘[3]不收，读者当讨论及之。

---

① 胻（héng 航）：小腿。

② 敷浅：肤浅。南朝顾野王《进玉篇咨》："末学敷浅，诚所未详。"

③ 集隘：谓篇幅所限。

卷八　儿科诊略

小儿诊法，以望为重。书中所述五藏证治，皆以备望诊之法也。

诊额法

半岁以下，于额前发际以名、中、食三指轻手满按之，儿头在左举右手候，在右举左手候，食指近发为上，名指近眉为下，中指为中。三指俱热，外感于风，鼻塞咳嗽；三指俱冷，外感于寒，内伤饮食，发热吐泻；食中二指热，主上热下冷；名中二指热，主夹惊；食指单热，主胸膈气满一云邪在太阳；名指单热，主乳食不消一云邪在阳明。见《正眼》①。

邪在太阳，外感风寒也；邪在阳明，内伤饮食也。太阳在后，阳明在前，故《内经》曰面热者足阳明病②，不热者无病也又有体倦身凉，独额常温热者，寒湿深痼筋脉，阳气仅上达于额也，辛温重剂开之。

诊虎口法

五岁以下，未可诊寸关尺，但诊虎口，男左女右。食

---

① 正眼：即《诊家正眼》，脉学著作，二卷，明代李中梓撰于1642年。原本散佚，清初尤乘增补后与《病机沙篆》《本草通玄》合刊为《士材三书》。

② 面热者足阳明病：语出《灵枢·邪气藏府病形》。

指第一节寅位为风关，脉见为病浅，易治；第二节卯位为气关，脉见为病深，难治；第三节辰位为命关，脉见为病危，难治，多死。《正眼》

凡看指纹，以大指侧面从命关推入风关。切不可覆指而推，以螺纹有火，克制肺金，纹必变色。更不可从风关推上命关，此纹愈推愈出，大损肺气，戒之。《铁镜》①

男左女右，以左阳右阴故也。然男女均有阴阳，两手亦当参验，左应心肝，右应肺脾，于此变通消息②可也。故有以左手红纹似线者发热兼惊，右手红纹似线者脾积兼惊，三叉者肺热风痰夜啼。风关无脉则无病，有脉病轻，气关病重，命关脉纹短小而色红黄，外证又轻，则无妨。若直射三关，青黑，外证又重者，不治③。

五色红黄紫青黑，由其病盛，色能加变。如红黄之色，红盛作紫，红紫之色，紫盛作青，紫青之色，青盛作黑，青黑相合，乃至纯黑④。黄色无形者，即安乐脉也淡黄隐隐，不成浓线。红若无形，亦安宁脉也淡红隐隐，不成浓线。紫为热，红为伤寒，淡红为虚寒淡红结聚成脉形者，青为惊为风，白为疳泄，黑为中恶，为血，死不治，黄为脾困湿痰凝结，有寒有热。肝主风，其色青；心主热，其色红；脾

---

① 铁镜：清代夏鼎有《幼科铁镜》，六卷，然未见此上语。此上语见《幼幼集成》卷一。

② 消息：斟酌。

③ 男左女右……不治：语本《医学入门》卷五。

④ 纯黑：《医学入门》卷五此下有“者不治”三字。

主谷，其色黄。白者，气血不荣也，故主疳。黑者，凶色也，故主血死①。

惊风初得，纹出虎口。或在初关，多是红色。传至中关，色赤而紫。病又传过，其色紫青，病势深重，其色青黑而脉纹乱者，病危不治。大抵红者风热轻，赤者风热甚，紫者惊热，青者惊积，青赤相半，惊积风热俱有，主急惊风，青而淡紫，伸缩来去，主慢惊风。或紫系、青系、黑系隐隐相杂，似出不出，主慢脾风。三关通度，是急惊，必死，余病可治。若脉纹小或短者，轻病不妨。若纹势弯曲入里者，病虽重而证顺，犹可治。纹势弓反出外，骎骎②靠于指甲者，断不可回。其有三关纹如流珠碎米，三五点相连，或形于面，或形于身，危恶尤甚。又曰：曲向内者病在内，曲向外者病在外。下大上小者吉，下小上大者凶。

或青或黄，有纹如线一直者，是乳食伤脾，及③发热惊。左右一样者，是惊与积齐发。有三条或散，是肺生风痰。色青，是伤寒及嗽。如红火，是泻。有黑相兼主下利，青多白利，红多赤利。有紫相兼，加渴，气虚④。脉纹乱者，胃气不和也。

凡小儿三岁以下，有病深重危急者，虎口、指甲、口鼻多作黑色，此脉绝神困，良医莫治也。

---

① 血死：《育婴家秘》卷一作“中恶”。
② 骎骎（qīnqīn 亲亲）：迅疾貌。
③ 及：《保婴撮要》卷一作“必”。
④ 气虚：《幼幼新书》卷二作“是虚也”三字。

既辨其色，又当察其形。长珠形，主夹积伤滞，肚腹疼痛，寒热，饮食不化。来蛇形，主中脘不和，积气攻刺，藏府不宁，干呕。去蛇形，主脾虚冷积泄泻，神困多睡。弓反里形，主感寒热邪气，头目昏重，心神惊悸，倦怠，四肢梢冷，小便赤色。弓反外形，主痰热，精神恍惚，作热，夹惊夹食，风痫证候。枪形，主邪热痰盛生风，发搐惊风。鱼骨形，主惊痰热。水字形，主惊，积热烦躁，心神迷闷，夜啼痰盛，口噤搐搦。针形，主心肝受热，热极生风，惊悸烦闷，神困不食，痰盛搐搦。透关射指，主惊风痰热四证，皆聚在胸膈不散。透关射甲，主惊风恶候，受惊传入经络，风热发生，十死不治。

原注云：来蛇即是长珠，一头大，一头尖。去蛇亦如此，分上下朝，故曰来去也。角弓反张，向里为顺，向外为逆。枪形直上，鱼骨分开，水字乃三脉并行，针形即过关一二粒米许，射甲命脉向外，透指命脉曲里。虽然，亦有不专执其形而投剂者，盖但有是证即服是药，而亦多验。

按皮厚则纹隐，皮薄则纹显，血盛则色浓，血少则色淡，气旺则血温而色活，气怯则血寒而色滞，此由于禀赋之强弱者也。至于病变，众议纷纭，理未见真，法有难守。窃本《内经》、仲景之意，而举其概曰：赤者，血多而为邪热所沸也；紫者，血壅而为邪热所灼也；黑者，血瘀而为邪热所腐也。白者，血少而气寒也，为盗汗，为泄利，为水肿，为吐血便血久病；青者，血滞而气寒也，为感冒，为呕吐，为瘛疭，为腹痛气喘，饮食不化，寒水为患；黄者，血本盛而乍衰，又为气壅也，为湿热，为湿寒，为热痰，为寒饮，为饮食停滞，为喘促，为二便不利。淡红淡黄，若隐若见而鲜润者，此无病也；黄色滞而带青黑者，此气乱也；当腹痛不食，在新病为寒热相杂，在久病为脾肺两败也；赤色浓而直上下者，此血沸也。

卫气陷人荣分，血为气所搏激，当身体胀痹，烦躁不宁也；淡红淡黄而散不成线者，血散也；似浪纹皴皱者，水气也。至于脉内曲者，有心腹积也，脉外曲者，身有热也。上大下小，上实下虚，上小下大，上虚下实，是又可与切脉同法矣。身有病而纹色未变者，病浅未动血分也。

关纹浮者，邪在皮肤，腠理不通，可用疏解。渐沉者，病机入里，不可解散，宜从阳明胃中求之。涩滞者，气留食郁，中焦风热也。水形者，脾肺两伤也。《铁镜》

凡小儿形体既具，经脉已全，所以初脱胞胎，便有脉息可辨。自《水镜诀》及《全幼心鉴》等书，乃有三岁以上当候虎口三关之说。其中可取者，惟曰脉从风关起，不至气关者易治，若连气关者难治，若侵过命关者危。只此数语，于危急之时，亦有用辨吉凶。至若紫为风，红为伤寒，青为惊，白为疳，及青是四足惊，赤是火惊，黑是人惊，黄是雷惊，最属无稽，乌足凭邪？张景岳

紫为风等语，即《内经》诊血络法望诊中一大法也，

于射血分之病，尤为精切，虽大人不可废也，岂可诋耶？青为四足惊等语似诞，然观《脉经·四时得病所起篇》，则古法多有不可解者，切脉尚尔，况视络耶？大凡古法，今人有能用，有不能用，亦有可解，有不可解，未可任意排斥也。

诊山根法

山根上有青筋直现、横现者，俱肝热也；有红筋直现、斜现者，心热也；黄筋现者，皮色黄者，不论横直，皆脾胃病也。

山根明亮，病将愈也；山根黑暗，胃有痰饮，脾阳败也。

山根本有络横度，但肉坚皮厚者不现，而皮薄者易现也。故俗谓青筋驾梁者，易受风寒，以其皮薄也。至于诊视，似不能以此为准。旧有此法，姑存备考。

诊鱼络色法

《灵枢·经脉》曰：凡诊络脉，色青则寒且痛，赤则有热。胃中寒，手鱼之络多青矣。胃中有热，鱼际络赤。其暴黑者，留久痹也。其有赤有黑有青者，寒热气也。其青而短者，少气也。《论疾诊尺》曰：鱼上白肉有青血脉者，胃中有寒。《邪气藏府病形》曰：鱼络血者，手阳明病。血者赤也，手阳明者大肠也。

诊络色法

经有常色，而络无常变也。心赤，肺白，肝青，脾黄，肾黑，此经脉之色也。阴络之色应其经，阳络之色变无常，随四时而行也阳，外络也；阴，内络也。寒多则凝泣，凝泣则青黑；热多则淖泽，淖泽则黄赤。此皆常色，谓之无病常字对上多字言。此本常色无病者也，多则病矣。五色具见者，谓之寒热。《经络论》

浮络，其色多青则痛，多黑则痹，黄赤则热，多白则寒，五色皆见则寒热也。《皮部论》

诊血脉者，多赤多热，多青多痛，多黑为久痹，多赤多黑多青皆见者，寒热身痛。而色微黄，齿垢黄，爪甲上黄，目黄，黄疸也。《论疾诊尺篇》

臂多青脉，曰脱血。《平人气象论》

阳气蓄积，久留而不泻者，其血黑以浊，故血出而不射。新饮而液渗于络，而未合和于血也，故血出而汁别焉。其不新饮者，身中有水，久则为肿。《血络论》

上二篇即诊虎口法所从出也，此节更视刺出之血，以决邪之虚实浅深云。

五藏苗窍部位论

舌为心苗，鼻准与牙床及唇为脾苗，鼻孔为肺苗，耳与齿为肾苗，目为肝苗。又目分五藏，黑珠属肝，白珠属

肺，瞳人属肾，外眦属大肠，内眦属小肠。上胞属脾，下胞属胃。《铁镜》

原文五藏之苗俱列各色主证，而大义不外紫热，青风痛，黄湿滞，白虚寒，黑病笃，淡黄湿寒，淡红虚寒，故不复一一赘录。又舌亦分五脏，详见后。

鼻者肺之官也，目者肝之官也，口唇者脾之官也，舌者心之官也，耳者肾之官也。故肺病者喘息鼻张，肝病者眦青，脾病者唇黄，心病者舌卷短颧赤，肾病者颧与颜黑。五藏各有次舍，故五色见于明堂以候五藏之气，左右上下，各如其度也。《五阅五使篇》

钱氏曰：左颊为肝，右颊为肺，额上为心，鼻上为脾，下颏为肾。本《刺热论》。予每以两颧颊俱属肺而以两眉属肝，尤验。

面目五色吉凶总论

以五色命藏：青为肝，色青者其脉弦，病在肝亦为在脾木克土也，在肺木侮金也，下同；赤为心，色赤者其脉钩，病在心；白为肺，色白者其脉毛，病在肺；黑为肾，色黑者其脉石，病在肾；黄为脾，色黄者其脉代，病在脾。肝合筋，心合脉，肺合皮，脾合肉，肾合骨也。《五色篇》《邪气藏府病形篇》《论疾诊尺篇》

色味当五藏：白当肺，辛；赤当心，苦；青当肝，酸；黄当脾，甘；黑当肾，咸。故白当皮，赤当脉，青当筋，黄当肉，黑当骨。故色见青如草滋①者死，黄如枳实者死，黑如炲者死，赤如衃血者死，白如枯骨者死，此五色之见死也。青如翠羽者生，赤如鸡冠者生，黄如蟹腹者生，白如豕膏者生，黑如乌羽者生，此五色之见生也。生于心，如以缟裹朱；生于肺，如以缟裹红；生于肝，如以缟裹绀②；生于脾，如以缟裹栝楼实；生于肾，如以缟裹紫。此五藏所生之外荣也。《五藏生成论》

色起两眉薄泽者，病在皮，唇色青黄赤白黑者，病在肌肉，营气沛然③者，病在血脉，目色青黄赤白黑者，病在筋，耳焦枯如受尘垢者，病在骨。《灵枢·卫气失常》篇

诊面五色主病法

视其颜色颜者，庭也；庭者，额直下正中也。《千金方》注云颜当两目下，未是黄赤者多热气，青白者少热气，黑色者多血少气。所谓痹也④。《五音五味篇》

色泽以浮，谓之易已；色夭不泽，谓之难已。《玉机真藏论》

厥逆者，寒湿之起也。常候阙中⑤，薄泽为风，冲浊为痹。《内经》又曰：面肿曰风，足衍肿曰水。

---

① 滋：《素问·五藏生成论》作“兹”。
② 绀（gàn 赣）：微带红的黑色。
③ 沛然：充盛貌。
④ 所谓痹也：《灵枢·五音五味》无此四字。
⑤ 阙中：两眉之间。

审察泽夭，谓之良工。沉浊为内，浮泽为外。黄赤为热为风，青黑为痛，白为寒，黄而膏润为脓喻嘉言曰：脓即痰也，赤甚者为血，痛甚为挛，寒甚为皮不仁。《五色篇》

色青为痛，色黑为劳，色赤为风，色黄者便难，色鲜明者有留饮。《金匮要略》

伤寒面色缘缘正赤者，阳气拂[1]郁在表，汗不彻也。

伤寒面赤而潮热谵语者，胃热也。上为太阳证，此为阳明证。

伤寒戴阳，面赤如微酣，或两颧浅红，游移不定，此内虚也。必下利，必小便清白，或淡黄，脉沉细，或浮数无力，按之欲散，虽烦躁发热而渴欲饮水，却不欲咽，肌虽大热而按之不热，且两足必冷。又有面赤烦躁，遍舌生疮生刺，敛缩如荔枝状，或痰涎涌盛喘急，小便频数，口干引饮，两唇焦裂，喉间如烟火上攻，两足心如烙，脉洪数无伦，按之有力，此肾虚火不归元所致，证最难辨。但病由内伤，其来以渐，是乃干柴烈火不戢[2]，自焚者也。上并出《三昧》。

热病汗不出，大颧发赤，哕者死。《热病篇》

赤色出于两颧，大如母[3]指，病虽小愈，必卒死。《五色篇》

---

① 拂：《伤寒论·辨太阳病脉证并治》作“怫”。

② 戢（jí 急）：止。

③ 母：通“拇”。《说文通训定声·颐部》：“母，假借为‘拇’。”

黑色出于庭，大如母指，必不病而卒死。同上

黄而明如橘子者，湿少热多也；黄而如烟熏，暗浊不明者，湿多热少也。黄而黯淡者，为寒湿；黄白不泽，有蟹爪纹者，为水为虫；黄黑而泽者，为畜血。五色之中，青黑黯惨，无论病之新久，总属阳气不振。《脉如》

凡察色之法，大都青白者少热，主阴邪，黄赤者多热，主阳盛。青主风，主肝邪，主脾胃虚寒，主心腹疼痛，主暴惊伤心胆之气，主惊风。当察兼色，以分急慢。白主气虚，甚则气脱，主脾肺不足，兼青主慢惊，主寒泄。赤主火，主痰热，主急惊，主闭结，主伤寒热证，主痈疡痘疹。黑主水，主阴寒，主厥逆，主痛极，主血痹。沉黑主危笃。黄主积聚，主畜血，主脾病胀满。兼白主脾寒脾弱，兼青主脾虚泄泻，主慢脾风，兼赤主疳热，两颧鲜红，时起时灭，此面戴阳，乃阴虚，非阳证也，不得与赤热同论。张景岳

色周于面者，辨其有神无神；色分于部者，辨其相生相克。暗淡者病从内生，紫浊者邪自外受。陈修园

有神者，润也，活也，鲜明匀净也，沉静而充然内涵也；无神者，枯也，滞也，黯淡杂乱，成片成点也，浮泛而莹然外露也。相生者，部生色也，如额心火部而见土黄色，鼻准脾土部而见金白色，左颧肝木部而见火红色，右颧肺金部而见水黑色，下颏肾水部而见木青色是也。色生部者同，但有神者皆不病也。相克者，色克部也，如黑水

色而见于额，青肝色而见于鼻，红火色而见于右颧，白金色而见于左颧，黄土色而见于颏是也。部克色者稍轻，但病不死也。又有以病与色言者，如张洁古云：肝病面白，肺病面赤，脾病面青，心病面黑，肾病面黄。若肝病惊抽，而又加面白，痰涎喘急，即为难治。余仿此。此以五行之生克论也。更有以阴阳之顺逆论者，面自额中至鼻准左右至目下及颧为上部，若见黑色为阴乘阳位，为逆，赤色太过为重阳，亦死矣。自人中至上下唇下颏两颊两耳为下部，若见赤色为阳乘阴位，为逆，黑色太过为重阴，亦死矣。天地万物，莫非二气五行所充周也。明于斯义，其何施而不可乎？

已上录诊色法甚详，大人原可通于小儿也，惟初生月内小儿略有不同。五色之中，只宜见赤而杂之以黄，所谓赤子也。但过于紫浊者，胎毒血热太甚，宜预用解毒清热，防牙疳急风也。黄色宜鲜明深厚，以初出母腹且饮乳汁，津液宜充，不得与大人水饮同论也。夏禹铸谓眉头鼻准见黄色必脐风，验之不然，前人已有正之者。大抵脐风，必眼胞环口先见青色也。白而晶莹者，主痰水，赤色见于额中者，心火太盛，防生急惊也。旨①哉！夏禹铸曰：望其色若异于平日，而苗窍之色与面色不相符，则寒热虚实百病可得而测矣②。又面色主六府，目色主五藏，面色

① 旨：美好。
② 望其色……而测矣：语本《幼幼集成》卷一引夏禹铸曰。

生目色者，其病易愈，面色克目色者，其死有期。详《千金翼方》中。凡察色，以远望而乍视之，为能得其真。

诊目形色主病法

足太阳之筋为目上纲，足阳明之筋为目下纲。《经筋》

纲者，司开阖者也。故寒湿伤筋，则或目胞欲垂，或卧而睛露，艰于开阖也。反折戴眼，太阳风急也；蜷曲俯视，阳明风急也。

胃中有水气者，目下先见微肿，如新卧起状，颈脉动而咳，水气盛已入肺也，气化不行，发为肿胀。

小儿饮乳，胃湿本重，目下微壅，亦是常事。若面黄而上下胞膹[1]起者，病矣，多由饮食不节，或伤冷也。

久病形瘦，若长肌肉，须从目内眦与下胞长起。以此处属阳明胃，胃气渐复，故渐生肌肉也。已上论目胞之形也。

精明五色者，气之华也精明，穴名，在目内眦。赤欲如白裹朱，不欲如赭；白欲如鹅羽，不欲如盐；青欲如苍璧之泽，不欲如蓝；黄欲如罗裹雄黄，不欲如黄土；黑欲如重漆色，不欲如地苍一作炭色。

色青为痛，黑为劳，赤为风，黄者便难，鲜明者有留饮。

目赤色者病在心，白在肺，青在肝，黄在脾，黑在

① 膹（fèn 奋）：切的熟肉。

肾，黄色不可名者，病在胸中。肝脾不和也。

两目眦有黄色隐隐起者，病欲愈也。

两目下有青色隐隐晕者，阳明感风也，胃有痰食也。已上论目胞之色也。

两眼白睛青为风，黄为湿，赤为热。黑睛见黄，为湿热，亦有肾虚。青白而光直者死，青赤而光直者痉。

凡青色，无论见于何部，须防内风，更须防外风接引内风。风行善变，幻证极多。小儿稚阳，肝气独旺，最易生风。若生而面目多青者，尤宜慎之。

白珠似微带青色，小儿之常也。但不光直而环口眼胞额中鼻准无青色相应者，无病也。已上论白睛之色也。旧无专论，故僭述此。

诊目痛，有赤脉，从上下者太阳病，从下上者阳明病，从外走内者少阳病。《内经》又云：目赤痛从内眦始者，取之阴跷。又云：邪客足阳跷之络，令人目痛，从内眦始。王冰注云：阴跷脉入頄①，属目内眦，合太阳、阳跷而上行。

寒热瘰疬，有赤脉上下贯瞳子者，不治。有一脉一岁死，二脉二岁死，二脉半二岁半死。以此推之，赤脉不贯瞳子者可治也。

此厥阴火炽，灼肺入肾也。凡血分久有热病者，但见目有赤脉，均依此例决之。

---

① 頄（qiú 求）：颧部。

无病，常札目[1]者，内有风热，目中燥故也。额上有赤色应者，必作急惊。

黑睛少，白睛多，面色皖白，此肾阳不足也，瞳人散大，两目不见白睛，神水少光，此肾阴不足也，皆夭。盖两目神光固在黑睛，亦须白睛衬而显之，故大小最宜相称。若生而偏大偏小，枯滞不灵，皆先天亏缺，其根不固。近每见小孩患疫痧者，皆黑睛大而光滞，即不救。

目正圆者，痉不治。正圆直视不眴[2]，身热足冷面赤，目脉赤，头摇，卒口噤，背反张者，痉也。详见后篇。已上论目脉目睛之形色也。

诊鼻法

《内经》谓之面王。

鼻头色青，腹中痛，苦冷者，死。鼻头色微黑者，有水气。色黄者，胸上有寒黄色鲜明者有痰饮。色白者，亡血也。设微赤非时者，死。仲景

鼻孔如烟煤黑者，发热久不愈而成疳也；鼻孔扇动者，发热久不愈而伤液也。皆肾水告竭，肺叶欲焦候也。凡伤寒温热，或饮食停滞，失治皆致于此。又脉浮，鼻中燥者，必衄也。鼻孔疮，久不愈者，必疳也。

---

① 札目：目眨动。

② 眴：《金匮悬解》卷一作“瞬”，是。

诊耳法

耳冷而后有红丝者，麻痘也。耳热者，伤寒也，疟疾也。耳为少阳经所过，平人微凉不热。

耳焦枯如受尘垢者，病在骨。耳轮干燥，主骨痟蒸热，为肾经虚热也。

面黄目黄连耳者，疸也。

耳后完骨上有青脉如线三两路，卧不静者，此痼疾候，当刺破，掐令血出，即安。若自肿破者死，此即《脉经》所谓耳间青筋起者掣痛，《灵枢·五邪》曰取耳间青脉，以去其掣，正此事也。

诊唇口法附人中

青气环于唇口者，木克土也，为惊风角弓反张，为霍乱吐泻，为噤口痢，在初生小儿为撮口脐风，在久病为脾绝；黑气环于唇口者，水侮土也，为泄泻，为水肿，为咳嗽，为饮食不化。钱氏曰：时气，唇上青黑点，不治。鼻孔唇下有疮，流汁久不愈，好吃泥土者，疳也。

唇色紫为热，红为血虚，白为虚寒为虫，青为胆气犯胃，常苦呕逆，亦为风。黑为肠胃有瘀血伏痰，微燥而渴者可治，不渴者不可治。淡红而面上有白斑者为虫疳。黄为湿痰，有寒有热。唇青黑而腹急痛者，有中寒，有中毒。淡而四绕起白晕，为骤亡血。唇齿焦黑，为燥屎冲膈，虽急下之，多不可救。

舌常欲伸于口外者，心有热，舌中胀也。常以舌舐唇者，胃热而唇燥也。

腹痛腰痛而人中如黑色者，面上忽有红点者，多死。

病人鼻下平者，胃病也。微赤者病发痈，微黑者有热，青者有寒，白者不治。唇青，人中满者，不治。

诊舌法

舌尖属心，舌根属肾，中间属脾胃，两边属肝胆。赤为热，深黄为湿热食滞，厚白为湿寒水饮，灰白为极虚极寒，紫黑为极热，或脾胃有瘀血伏痰。芒刺燥裂，亦为热极。红紫如猪肝，为火上灼胃烂，死证也。《医镜》。此论杂病也。

舌上津津如常，邪尚在表。见白胎而滑厚而腻，是寒邪入胃矣，黄而厚者化热也，黄而燥者热盛也。厚胎渐退，而底见红色如猪肝者，火灼水亏，津液将竭也。见黑胎有二，如黑而焦裂硬刺者，为火极似炭之热胎，如黑而有津，软润而滑者，为水来克火之寒胎。如连牙床唇口俱黑者，则胃将蒸烂矣，在时疫斑疹伤寒热病多有之。更有舌中忽一块如钱无胎而深红者，此脾胃包络津液大亏，润溉不周也。亦有瘀血在于胃中，无病或病愈而见此胎者，宜疏消瘀积，不得徒滋津液。《三昧》，下同。此论伤寒外感也。按舌面细如鱼子者，心与命真火所鼓。若包络有凝痰，命门有伏冷，则舌面时忽一块光平如境。

温热初发便烦热发渴，舌正赤而多白胎如积粉者，虽滑，亦当以白虎清内热也。又中宫有水饮者，舌多不燥，不可误认为寒证也。亦有虚热者，舌心虽黑，或灰黑而无积胎，舌形枯瘦而不甚赤，其证烦渴耳聋，身热不止。大便五六日十余日不行，腹不硬满，按之不痛，睡中或呢喃一二句，或带笑，或叹息，此津枯血燥之虚热也，宜大料六味汤。若误与承气，必死矣。此论温热也。

诊指爪法

五指梢冷，是惊风也；中指独热，是伤寒也；中指独冷，是麻疹也。五指尖常冷者，脾阳不足也。卒冷者，有气厥，有急痛。

凡三岁以下病深重危急者，指甲口鼻多作黑色，此脉绝神困，良医莫保。

久病，爪甲青者肝绝也，爪甲黑者血死脉绝也，爪甲白者血脱也，俱死。淡红者血虚也，淡紫者血痹也，红而成点不匀者，血少而气滞也。层层如浪纹者，有水气，将为水肿、泄泻也。甲后近肉有白晕者，气虚也。深黄如染者，黄疸也。淡黄者，饮食停滞，脾胃弱也。卒病，爪甲青而腹急痛者，有中寒，有中毒，有心包络或胃络中有死血所致也。

关纹、鱼络、唇口、爪甲之色，皆血之所见也，变则俱变，故主病多同。

诊齿法

并出《内经》《脉经》。

久病，爪甲焦黄，憔悴自折，与齿如熟豆者，谓之大骨枯槁，死不治。

久病，唇肿齿焦者死，齿光无垢者死，齿忽变黑者死。

热病，阴阳俱竭，齿如熟豆，其脉驶者死阴阳俱竭，谓汗便并闭也。骨蒸，齿槁者死。

诊大肉捷法

久病，形相得者生，皮肤著者死。脱肉，身不去者死。形肉已脱，九候虽调，犹死。急病，形肉虽不脱，犹死。《三部九候论》

赵晴初[1]曰：病人大肉已脱，为不可救。盖周身肌内瘦削殆尽，脾主肌肉，此为脾绝也。余每以两手大指次指后，验大肉之落与不落，以断病之生死，百不失一。病人虽骨瘦如柴，其大指次指后有肉隆起者，病虽重可治。若他处肉尚丰而此处无肉，转见平陷者，便不可治鱼络本候胃

① 赵晴初：清代医家，字彦晖，晚号存存老人，会稽（今绍兴）人，著有《存存斋医话稿》《药性辨微》等。

气，而次指又大肠脉所过也。此法前人未道，实不可易。周慎斋[1]先生所谓久病形瘦，若长肌肉，须从目内眦下胞长起，亦此义也。说已见前。

诊尺肤寒热法

脉急者，尺之皮肤亦急；脉缓者，尺之皮肤亦缓。脉小者，尺之皮肤亦减而少气；脉大者，尺之皮肤亦贲而起。脉滑者，尺之皮肤亦滑；脉涩者，尺之皮肤亦涩。《邪气病形篇》

尺脉缓涩，谓之解㑊尺与脉俱缓涩也。解，懈也；㑊，食㑊也；尺涩脉滑，谓之多汗；尺寒脉细，谓之后泄；脉尺粗常热者，谓之热中。粗者，臂上鼠肉也。脉下似当有脱字，又似当作脉粗尺常热者，《内经》有云粗大者阴不足，阳有余，为热中也。见《平人气象论》

审其尺之缓急大小滑涩，肉之竖脆，而病形定矣。视其人目窠上微痈[2]，如新卧起状，其颈脉动，时咳，按其手足上窅[3]而不起者，风水肤胀也。尺肤滑以[4]淖泽者，风也。尺肉弱者，解㑊安卧，脱肉者，寒热不治。尺肤涩者，

---

① 周慎斋：即周之干，号慎斋，明代医家，宛陵（今安徽宣城）人，著有《周慎斋三书》《脉法解》，另有门人整理的《周慎斋遗书》《周慎斋医案稿》等。

② 痈：肿起。

③ 窅（yǎo 咬）：眼深陷。

④ 以：《灵枢·论疾诊尺》作“其”。

风痹也。尺肤粗如枯[1]鱼之鳞者，水溢[2]饮也。尺肤热甚，脉盛躁者病温也，其脉盛而滑者，汗[3]且出也。尺肤寒，其脉小者，泄而少气也。尺肤炬然，先热后寒者，寒热也。尺肤先寒，久持之而热者，亦寒热也。肘所独热者，腰以上热；手所独热者，腰以下热。肘前独热者，膺前热；肘后独热者，肩背热。臂中独热者，腰腹热。肘后粗即鼠肉也，一作廉，非以下三四寸热者，肠中有虫。掌中热者腹中热，掌中寒者腹中寒。尺炬然热，人迎大者，当夺血。尺坚大，脉小甚，少气，悗，有加者死。《论疾诊尺篇》

诊肠胃寒热法

胃中热则消谷，令人悬心善饥，脐以上皮热；肠中热则出黄如糜，脐以下皮寒当作热。胃中寒则腹胀，肠中寒则肠鸣飧泄。胃中寒，肠中热，则胀而且泄；胃中热，肠中寒，则病饥，小腹痛胀。《师传》

面热者，足阳明病。鱼络血者，手阳明病。两跗[4]之上脉竖当是坚字陷者，足阳明病，此胃热[5]也。《邪气病形篇》

下利者，湿也，有寒有热，有在肠，有在胃。肠胃湿而俱寒者，泄如注下而无禁也。肠胃湿而俱热者，胸中嘈

---

① 枯：原作“粗”，据《灵枢·论疾诊尺》改。
② 溢：《灵枢·论疾诊尺》作“泆”。
③ 汗：《灵枢·论疾诊尺》作“病”。
④ 跗：足。
⑤ 热：《灵枢·邪气藏府病形》作“脉”。

杂无奈，肛门逼迫，重坠不堪，时时登圊而少所出也。胃中寒而肠热者，腹痛重坠，久而便出，便出即快然而衰也。胃中热而肠寒者，略一腹痛，或不腹痛，即已便出，便出复见重坠，不欲起也。

诊五藏骨蒸法

小儿疳疾同此。

五痿者，生于大热也。何以别之？曰：肺热者，色白而毛败；心热者，色赤而络脉溢；肝热者，色苍而爪枯；脾热者，色黄而肉蠕动；肾热者，色黑而齿槁。《痿论》。骨蒸者，风寒饮食失治而成者也。

东垣内外伤辨证

伤于七情六欲，饮食作劳，为内伤，宜养正；伤于风寒暑湿燥火，为外感，宜祛邪。如发热证，外感则发热无间，内伤则时作时止；恶寒证，外感虽絮火不除，内伤则得暖便减。头痛证，外感则常痛不休，内伤则时痛时已。外感则手背热于手心，内伤则手心热于手背。外感则鼻塞不通，内伤则口淡无味。

按：小儿无嗜欲劳倦，而内伤更有甚者，或禀赋不足也，或饮食不知也，或久病失治也，或病后失调也。禀赋之伤多在肾，因病之伤多在脾。

切脉法

凡诊小儿，既其言语不通，尤当以脉为主，而参以形色声音，则万无一失。小儿之脉，非比大人之多端，但察其强、弱、缓、急四者之脉，是即小儿之肯綮。盖强弱可以见虚实，缓急可以见邪正，四者既明，则无论诸病，但随其证，以合其脉，而参此四者之因，再加以声色之辨，更自的确无疑，又何遁情之有？此最活最妙之心法也。若单以一脉凿言一病，则一病亦兼数脉，其中真假疑似，实有难于确据者。张景岳

小儿脉一息八至者平，九至者伤，十至者困。《脉经》

五岁以上，以一指取寸关尺三部，六至为和平，七八至为热，四五至为寒。《正眼》

小儿脉多[①]雀斗，要以三部为主。若紧为风痫，沉者乳不消，弦急者客忤[②]气。沉而数者，骨间有热，欲以腹按清冷也。《脉经》

小儿是其日数应蒸变[③]之期，身热脉乱，汗不出，不欲食，食辄吐哯[④]者，脉乱无苦也。《脉经》

《脉经》论小儿脉止此三条，而余不言者，余与大人同也。后世既有专家，遂为之条分缕析矣。

---

① 多：《诸病源候论》卷四十五此下有“似”字。
② 客忤：旧俗以婴儿见生客而患病为客忤。
③ 蒸变：《脉经》卷九作“变蒸”。
④ 哯（xiàn 县）：干呕。

小儿之脉，气不和则弦急，伤食则沉缓，虚惊则促急，风则浮，冷则沉细，脉乱者不治。仲阳

凡看脉，先定浮沉迟数，阴阳冷热。沉迟为阴，浮数为阳。浮主风，沉迟主虚冷，紧主癫痫，浮缓主虚泻，微迟有积有虫，迟涩胃不和。沉主乳食难化，紧弦主腹痛，牢实主大便秘。沉数而细，骨中有热。弦紧而数，惊风。浮洪胃热，沉紧寒痛。虚濡者有气，又主慢惊。芤主大便利血。薛立斋

小儿之脉，其主病与大人同，但部位甚狭，难于分辨。然小儿病因无多，脉象当无多变，正不必多立名色，以自炫奇。又小儿六七岁以下，肾气未至，脉气止在中候，无论脉体素浮素沉，重按总不能见脉。若重按见脉，即与大人牢、实、动、结同论，但亦不可太浮无根耳。小儿肝气有余，肾气不足，脉体似宜见长，止因稚阳气弱，经络柔脆，不能如大人之充畅，首尾齐动也。故其脉来累累如电之掣，如珠之跃。又因乳食血液有余，故滑利如不可执也。雀斗者，数中一止，止而又数，频并也。血多气少，气之力弱，未能鼓荡，血又壅盛，故其行易踬[①]。八至为平者，三岁以下也；六至为平者，五岁以上也。

诸脉应病

并出王肯堂《证治准绳》，大义如此，未可泥也。

---

① 踬（zhì 质）：摔倒。

诸数脉为热，属腑；诸迟脉为冷，属藏。阳数脉主吐逆，不吐必发热；阴微脉主泄泻，不泻必盗汗。沉数脉，寒热，寒多热少，亦主骨蒸；紧数脉，寒热，热多寒少，又主骨蒸，急则惊痫。沉紧脉，心腹痛，短数同，亦主咳嗽咳嗽脉忌沉紧；沉细脉，乳食不化，亦主腹痛下利；沉伏脉，为积聚，亦为霍乱。微缓脉，乳不化，泄泻，沉缓亦同；微涩脉，瘛疭筋挛；微急脉，寒热吐血。浮滑脉，宿食不消，亦主咳嗽；浮紧脉，疳气耳聋；浮弦脉，头疼身热。紧滑脉，吐逆恶心。心脉急数，惊痫，不痫者疳麻；肝脉急甚，癫痫风痫，痰涎流液；肺脉浮实，鼻塞，二便不通。关脉紧滑，主蛔虫。尺脉沉，亦主蛔。尺脉微细，溏泄冷利，乳食不化；尺脉微涩，便血，无血者必盗汗。脉过寸口入鱼际，主遗尿。

诸病应脉

惊搐，脉浮数顺，沉细逆，身温顺，肢冷逆；夜啼，脉微小顺，洪大逆，身冷逆；心腹痛，脉沉细顺，浮大逆，身温顺，肢冷逆；伤寒，脉洪弦顺，沉细逆，浮大顺，微伏逆；汗后，脉沉细顺，洪紧逆，困睡顺，狂躁逆；温病，脉洪大顺，沉细逆，身热顺，腹痛逆；咳嗽，脉浮滑顺，沉细逆，身温顺，肢冷逆；霍乱，脉浮洪顺，迟微逆，身温顺，肢冷逆前言沉伏主霍乱，是初发时也；吐哯，脉浮大顺，沉细逆，身温顺，肢冷逆；泄泻，脉缓小顺，浮大逆，身温顺，肢冷逆；诸痢，脉沉细顺，浮大逆，身温顺，肢冷逆身大热者亦逆；诸渴，脉洪数顺，微细逆，身温顺，肢冷逆；诸肿，脉浮大顺，沉细逆，藏实顺，肠泄逆；腹胀，脉浮大顺，虚小逆，藏实顺，肺泄逆；痰喘，脉滑大顺，沉细逆，身温顺，肢冷逆；寒热，脉紧数顺，沉细逆，倦怠顺，强直逆；痟劳，脉紧数顺，沉细逆，藏实顺，脾泄逆；虫痛，脉紧滑顺，浮大逆，身温顺，唇青逆《金匮》：腹痛，脉沉弦若洪大，为蛔；黄疸，脉浮大顺，沉细逆，腹宽顺，泄泻逆；火瘅，脉浮洪顺，沉细逆，身温顺，身冷逆消渴也；诸失血，脉沉细顺，浮数逆，身温顺，发热逆；中恶腹胀，脉紧细顺，浮大逆，身热顺，身冷逆。

闻声法

声悲是肝病，声笑是心病，声慢是脾病，声呼是肺病，声沉是肾病。声清是胆病，声短是小肠病，声速是胃病，声长是大肠病[①]，声微是膀胱病。声悲慢是肝脾相克病，声速微细是胃与膀胱相克病。声细长[②]是实，声轻是虚。声沉粗是风，声短细是气，声粗是热，声短迟是泄，

---

① 是大肠病：此四字原脱，据《察病指南》卷下补。
② 长：原作“断”，据《察病指南》卷下改。

声细[①]长是痢，声实是闭涩。《幼科全书》[②]

此病中言语之声也。夫声为阳，根于肾，发于心，出于肺者也。声之根有病者病在肾，声之音有病者病在肺，此当于哭时察之。声来充足有余不尽而圆润无累者，肺肾俱足也。声来尾音空弱，若难继者，肾不足也。声来燥涩，若有所碍者，肺有病也，或痰或风。声来柔嫩，不甚激烈者，心气不足，肝气亦不旺也。声来宏远激烈，却宽缓不迫促者，可卜福德兼优。声来粗雄短促者，定知劳贱无赖。此听声以察根气者也。

声哑者，风痰伏火，或暴怒叫喊所致。形羸声哑，劳瘵之不治者，咽中有肺花疮[③]也。伤寒坏病声哑，狐惑也。声重鼻塞，伤风也。声喑不出而咳者，水寒伤肺也，亦中湿也。声哑如破而咳者，客寒裹热也。骤然声喑而咽痛如刺，不肿不赤，不发热，二便清利者，阴寒也。骤然声喑而赤肿闭胀，或发热便秘者，龙火也。音嘎而腿常酸软者，肾虚喑痱也。哭而腰曲者，腹痛也。哭而按之，其哭更急者，其处有痛也。哭而声不敢肆者，喉痛也。儿睡忽自醒而急啼者，腹痛，或身有痛也。先啼而后下利者，腹痛，有冷积也。呼吸似欲喘，而烦躁不宁者，鼻塞，或气痰聚胸也。俯视攒眉，哭声长而细者，头痛也。

---

① 细：《察病指南》卷下无此字。

② 幼科全书：儿科专书，旧题朱丹溪撰，原书佚，部分内容见于《古今图书集成医部全录》，有人考证其作者非朱丹溪。

③ 肺花疮：阴虚久咳，喉中疮痛的病证。

相初生寿夭法

出张景岳。他书尚有详于此者，以禀于生初，不关证治，故不备载。

看小儿法，以听声为先，察色为次。凡声音清亮者生，有回音者生，涩者病，散而无出声者夭。忽然大声而无病者，须急视其身，恐有疮疡，急宜治之。亦恐针刺虫啮，更有为火星入包裹中者，伤筋见骨，多致死也。

脐带中无血者生，脐带银白色者生。短带紫胀者，于断带之后捻去紫血，可保无虞。

额皮宽者寿。

卵缝通达，黑色者寿，初生下如水泡者险，阴囊不收者夭，白色赤色皆夭。

面转微黄者吉。生下粉白花色，必主脐风而死。生下皮宽肉瘦，五六日顿肥者，亦必有脐风之患。

生下皮肉不光者夭，泣而无泪者夭，舌如猪肝者夭，口角上有紫色丝如虾须者夭。发粗长者寿，细软不放者夭。

初生诸病，莫详于《验方新编》，其治法亦颇稳，今不及详录，治儿科者必当肄业及之也。

相病吉凶要诀

小儿病，证或可畏，若太冲有脉，神气未脱，囟门未陷，看颜色三关未至黯点者，犹可著力。虽然，五藏六府之精气上注于目，望而知之，当先以目中神气之全为验。若目中神气在者必不死，目无神者必死。徐春圃[①]《古今医统》

相病吉凶杂法

小儿大便赤青瓣，飧泄[②]脉小，手足寒难已，手足温易已。小儿病困，汗出如珠，著身不流者，死。头毛皆上逆者，死。囟[③]陷者，死。头足相抵，卧不举身，四肢垂，或其卧正直如缚，掌中冷，皆死，至十日不可复治。《脉经》。下同。

卒肿，其面苍黑者死此下五节本是专论胕肿，因小儿多有此证，故类抄。手掌肿无纹者死，脐肿反出者死小儿久哭，多有此证，阴囊茎俱肿者死小儿久卧，溺湿褥被，亦有此证。足跗肿，呕吐头倾者死太阳风寒则仰而反张，阳明虚寒则俯而视深。小儿病，体重不得自转侧，并不可举抱者，死。小儿病，若吮乳紧者易治，吮乳松者难治。《准绳》。下同。

寒热病，咽汤水并药喉中鸣，是胃脘直不能荫肺也。此证医书少有，累验多死水下喉中有声，似欲作哽也。小儿无病，教令咽气而不得下者，脘燥而直也，胃底沉寒，气化不利，而又

---

① 徐春圃：即徐春甫，明代医家，字汝元，号东皋，安徽祁门人，著有《古今医统大全》等。

② 飧（sūn 孙）泄：水谷不化的泄泻。

③ 囟：原作“囱”，据《幼科类萃》卷二改。

有虫耗其津液也，故《心鉴》[1] 曰哽饮知危候。

病因治法大略

小儿之疾，如痘疹、丹瘤、脐风、变蒸、斑黄、虫疥、解颅、五软之类，皆胎疾也，如吐泻、疟、痢、肿胀、痞积、疳劳之类，皆伤食之疾也，惟发热、咳嗽有因外感风寒者。故曰小儿之疾，属胎毒者十之四，属食伤者十之五，属外感者十之一二。《万氏育婴家秘》

凡小儿一岁以下有病者，多是胎毒，并宜解毒为急；二岁以上有病者，多是食伤，并宜消食健脾。《幼科全书》

凡初生小儿病，须要辨其胎中所患与出胎时所受为最，盖胎中蕴者宜清利，出胎所受者宜解散也。许橡村[2]

古论脐风皆由于水湿风冷，此犹未尽也。盖脐风有内外二因，有可治、不可治之别。外因即风湿所伤，内因乃禀父之真阳不足也。尝见一士，产十数胎，尽殇于七日内之脐风，何无一能避风冷者？此内因之显而易见也。凡男子真阳不足者，右尺脉必细涩无神，生子必有脐风《脉经》有察母脉以决禄浊[3]。外因者发于三四五日之间，由表及里，

---

① 心鉴：即《全幼心鉴》，儿科专书，明代寇平撰，四卷。

② 许橡村：即许豫和，清代医家，字宣治，号橡村，歙县人，著有《许氏幼科七种》（《小儿诸热辨》《橡村治验》《怡堂散记》《散记续编》《橡村痘诀》《痘诀余义》《金镜录注释》）。

③ 禄浊：《脉经》卷九："一月血为闭，二月若有若无，三月为血积。譬如鸡伏子，中寒即浊，中热即禄。"

可治；内因发于六七日内，动于藏，不可治也。《集成》

小儿中客忤，吐下青黄赤白，腹痛夭纠[1]，面色变易，其候似痫，但目不上插，其脉弦急数大，稍迟失治，即不救矣。急视上腭左右，有青黑肿核，如麻豆大，或赤或白或青，以银针溃之，或爪决之，并以绵拭去恶血，勿令下咽。仍以豉数升入水捣熟，丸摩囟门、手足心各五六遍，摩心胸及脐，上下行转，食顷破视，中当有毛，掷丸道中，即愈。

按今用有以荞麦面者，有以山栀、麦麸者，均酒调，先以青布拭前后胸背心，摩之，良验。

小儿始生，生气尚盛，但有微恶[2]，即须下之，必无所损。若不时下，则成大疾，难治矣。凡下，四味紫丸最佳代赭石、赤石脂、巴豆、杏仁。《千金方》

脐中水及中冷，则令儿腹绞痛，夭纠啼呼，面目青黑，此中水之过。当灸粉絮以熨之，不时治护。脐至肿者，当随轻重，重者灸之可至八九十壮。轻者脐不大肿，但汁出，时时啼呼者，捣当归末和胡粉傅[3]之，灸絮，日熨之，以啼止为候。

凡初生小儿，以脐风、牙疳、急惊、客忤四者为最急，其后乃有虫疳、慢脾以及痘疹，皆小儿专证也。其蕴

---

① 纠：同“纠”。

② 微恶：稍有不适。

③ 傅：通“敷”。《说文通训定声·豫部》：“傅，假借为敷。”

于胎中者，有胎惊义见《内经·奇病论》中、胎痘、胎疹、胎黄。凡母病临产未愈，儿多带病出腹，此先病于胎中也。其出胎而发者，胎寒则有盘肠，有脐风观此则胎病岂尽宜清利，胎虚则有解颅、五软，胎热则有牙疳、夜啼夜啼有因腹冷痛者。其出胎而受者，亦有脐风、牙疳、腹痛、泄泻。其证甚多，大抵专属于外邪者轻，外邪与胎毒相激而发者重。

夏禹铸预防脐风有绕脐灯火，预防牙疳有用细青布醮淡盐汤，时时拭口中，出恶涎。

惊风一证，前人过于穿凿，自方中行谓即痉病，喻氏从而和之，好奇者莫不是此非彼矣。殊不知痉即惊风也。惊者，言其躁扰不宁也，《素问·著至教篇》曰三阳积并则为惊，其病起如疾风礔砺[1]，阳气滂溢，九窍皆塞是也；风者，言其僵直不和也，《内经》曰诸暴强直，皆生于风是也。痉言证也，惊风亦言证也，非言因也。依此推之，慢惊之义，亦可通矣。

喻氏辟八岁以前无伤寒之说，而谓痉即伤寒发热，脉络柔脆，不任其虐，以致血虚筋急也。理固甚是。其实小儿血液充盈，易于壅实，而生气之锐，进而不已，偶不流通，即窒塞迫逼，呼吸顿闷，而成急惊风矣。卒然肢动目瞪，并无寒热，非惊非风，亦非伤寒，必角弓反张，乃风寒外袭，以致筋络拘转，是急惊亦有内外因也。

---

① 礔砺：霹雳。

旧说治急惊宜凉，慢惊宜温，此不尽然。急惊亦有发于内之寒痰，慢惊每多成于内之燥热。

尝论脐风即古之真中风，详见《中藏经》及《巢氏病论》。五藏俱坏，数日即死，惟急灸可以救之。儿在母腹，以脐呼吸，初出腹时，吸受风寒，直达命门，故证至急也。急慢惊风，即类中风也。急惊即类中之邪盛者，慢惊即类中之正虚者。学者能读《内经·风论》《中藏经》《巢氏病论》《千金方》《翼方》及张洁古、刘河间诸书，考其诊法治法，斯无不通矣，奚必局局于儿科抄撮秘本乎？中风，看面目、鼻准、人中五色以定吉凶，脐风何独不然？牙疳，胃热也。内连肝肾，其证甚急，宜常醮[1]盐茶掠口，去毒涎。见证，速煎竹茹、车前汁或入青果膏及以核磨汁饮之。

小儿暴得呕吐，多系饮食当风，风气入胃所致。侠寒者，腹痛作泻，最宜急治，迟恐接引内风，便成不治。宜桂枝汤加吴茱萸。

小儿极多虫证，始于湿热，成于湿寒，而亦必兼风也。虫在胃则胸中懊恼嘈杂，如饥易渴，在肠则腹胀，时肿聚往来，行动作痛，按之如块，大便黄糜，或白沫，溏而不结，面无定色，初起多青黄，久多青白。若肚大青筋，不食呕吐者，死期近矣。又有身常蕴热不止，而唇内

① 醮（jiào 叫）：沾。方言。《李翠莲记》：“两碗稀饭把盐醮，吃饭无茶将水泡。”

生疮，声音嘶嗄，或肛门生疮，此即疳䘌，所谓狐惑也。

小儿唇淡红而艳者，虫也；唇上红白成点不匀者，虫也；上下唇内白点者，虫也；舌尖两边有淡红点者，虫也。面色黄黯，而有多少白斑，圆如钱大者，食积生虫也；咽管干硬，教令咽唾，而不得下者，虫耗胃津，将成隔噎也。食未久而即饥者，虫也；渴饮无厌者，虫也；腹痛即大便者，虫也；目四围黄者，虫也；目光滞而睛黄者，虫也；面色黄黯而有蟹爪纹者，虫也。虫脉，弦紧而涩，或滑。又腹中痛，脉当沉弦，而反洪大，为有蛔虫也。狐惑，其脉沉细而数，吐沫腹痛者，虫也。吐沫腹不痛，胃冷也。

虫谓之疳，骨蒸亦谓之疳。虫有湿热所生者，谓之蛔虫，在于肠胃，易治。又有瘀血所化，即为痨虫，在于血肉，难治。骨蒸者，因病失治，久热不退所成也。有积滞伤脾胃，有汗下伤津液，皆令骨瘦如柴，两唇灰白，或咳或泻，是痨瘵也。始萌可救，病成则死。

小儿寒热病久，必有瘀血。必兼行瘀，乃能全愈。或吐紫衃，或下黑粪寒则血凝，热则血驶，忽凝忽驶，瘀积成矣。疟之有母，即此义也。

外感失于汗下，即成瘫疹，史载之谓热病欲发斑者，其脉虽大，而重按如重夹绫绢裹状。所以然者，其肤已微肿故也。

小儿被褥溺湿，勿复卧其上，能令面黄成疸。目上下胞浮起者，是其征兆也。

小儿脑后耳后多核者，此太阳、少阳之气不达，常病寒热，气与液抟结而成，所谓恶核失荣也。亦由于先天不足，宜外治以散之，内服生津补血之剂以清之。愈后须用温补以助肾气。核多者，不宜种痘，以其气结也。旧法生山药擦之。

解颅怪证，小儿囟门前后宽大，头大异于常儿，以烛火隔照，见其头裹光亮。西医谓其头中有水三四五斤。有一年死，有数年死，无不夭者。一岁至八岁有之，过八岁即无此矣。此盖中国所谓头风之类，惟滨海有之。

疳者，脾胃病亡津液之所作也。因大病或吐泻后，以药吐下，致脾胃虚弱，亡津液。假如潮热，是一藏虚，一藏实，而内发虚热也，法当补母而泻本藏，则愈。假令日中潮热，是心虚热也。肝为心母，宜先补肝，肝实而后泻心，心得母气则内平而潮热愈也。医见潮热，妄谓其实，而以大黄、牙硝辈诸冷药利之，利既多矣，不能禁约，而津液内亡，即成疳也。疳候不一，鼻疮目翳，唇艳面黄，或唇下生疮，流汁不愈，身瘦皮干作疥，喜卧冷地，好食泥土，下利青白，腹满发逆，头大项细，皆是也。钱氏

牙疳为肾藏水亏火炽，毒气上攻，此急证也，与此虚劳五藏疳证异，详见前文。

潮热者，闲时发热，过时即退，来日依时发热，此欲作惊也。壮热者，一向热而不已，甚则发惊痫也。风热

者，身热而口中气热，有风证。温壮者，但温而不热也。均同上。

小儿耳冷骫[1]冷，手足乍冷乍热，面赤，时嗽嚏惊悸，此疮疹欲发也。阎氏[2]，下同。

小儿惊风方搐时，但扶持，不可擒捉，盖风气方盛，恐流入筋脉，或致手足拘挛。气血壅闷，方借抽掣以助气运之力，擒捉之则气难运矣。

凡足胫热，两腮红，烦渴不止，头面好露，扬手掷足，大便闭，小便黄，身壮热不退，凡此皆宜凉解，不可服热药补药也。《幼科全书》

如足胫冷，面晃白，口中气冷，寒热进退不安，身常偎人，眼珠青，吐泻不止，肚腹作痛，凡此皆宣温补，不可用凉药利药也。

凡病先虚，或已经下，仍有合下者，必实其母后泻其子也。假令肺虚而痰实，此可下之证，先当益脾，后方泻肺也。钱氏

凡热病，疏利或解化后无虚证，勿温补，热必随生。同上。

小儿之病，古人谓之哑科，以其言语不能通，病情不易测。故曰宁治十男子，不治一妇人，宁治十妇人，不治

---

① 骫（kāo 尻）：尻骨，指臀部。

② 阎氏：指阎季忠，宋代医家，钱乙弟子，整理钱乙儿科经验为《小儿药证直诀》，附《闫孝忠小儿方论》。

一小儿。此甚言小儿之难也。然以余较之，则三者之中，又惟小儿为最易。何也？盖小儿之病，非外感风寒，则内伤饮食，以至惊风吐泻及寒热疳痫之类，不过数种。且其藏府清灵，随拨随应，但能确得其本而撮取之，则一药可愈，非若男妇损伤积痼痴顽者比，余故谓其易也。第人谓其难，谓其难辨也；吾谓其易，谓其易治也。设或辨之不真，则诚然难矣。然辨之之法，亦不过辨其表里寒热虚实，六者洞然，又何难治之有？故凡外感者，必有表证而无里证，如身热、头痛、拘急、无汗，或因风抽搦之类是也；内伤者，止有里证而无表证，如吐泻、腹痛、胀满、惊疳、积聚之类是也。热者必有热证，如热渴、躁烦、秘结、痈疡之类是也；寒者必有寒证，如清冷、吐泻、无热、无烦、恶心、喜热者是也。凡此四者，即表里寒热之证，极易辨也。然于四者之中，尤惟虚实二字最为紧要，盖有形色之虚实，有声音之虚实，有脉息之虚实。如体质强盛与柔弱者有异也，气色红赤与青白者有异也，声音雄壮与短怯者有异也，脉息滑实与虚细者有异也。故必内察其脉候，外观其形气，中审其病情，参此数者而精察之，又何虚实之难辨哉？必其果有实邪，果有火证，则不得不为治标。然治标之法，宜精简轻锐，适当其可，及病则已，毫勿犯其正气，斯为高手。但见虚象，便不可妄行攻击，任意消耗。若见之不真，不可谓姑去其邪，谅亦无害。不知小儿以柔嫩之体，气血未坚，藏府甚脆，略受伤残，萎谢极易，一剂之谬，尚未能堪，而况其甚乎？矧以方生之气，不思培植，而但知剥削，近则为目下之害，远则贻毕世之羸，良可叹也。凡此者，实求本之道，诚幼科最要之肯綮。虽言之若无奇异，而世竟茫然，非有明察之见者，不足以语此，此其所以不易也。张景岳

藏府外应病证通义

肝，牡藏①，阳中之少阳，其窍目，其应在面为年寿②，为左颊，为舌本，在身为筋，为爪，为两胁，为卵。其动为呼，为语，为握，其情为怒，其变为呕吐，为胁胀，为少腹两旁胀，为惊骇瘛疭。潜初新辑，俱本《内经》。

心，牡藏，阳中之太阳，其窍舌一曰耳，其应在面为额中，为山根额中在眉心之上，经名阙上，本候咽喉也。山根经名下极，为舌本，在身为血，为脉，为缺盆。其动为笑，为噫，其情为喜，其变为忧，为善忘，为谵言，为不语。包络同。

脾，牝藏③，属于至阴，其窍口，其应在面为山根，为鼻准，为唇，为舌本，在身为肌肉，为四肢，为腹。其动为歌，为吞，其情为思，其变为恐，为胀满，为痿，为水肿。

肺，牝藏，阴中之少阴，其窍鼻，其应在面为眉心眉

① 牡藏：阳脏。
② 年寿：眉心至鼻尖之间部位。
③ 牝藏：阴脏。

心，经名阙中，为右颊，为两颊。在身为皮，为毛，为背，其动为哭，为咳，其情为悲，其变为喘喝[1]，为寒热。

肾，牝藏，阴中之太阴，其窍耳一曰口，环口也，其应在面为齿根，为下颏，为耳轮，为耳前，为两颧，为发，为舌本，在身为骨，为腰，为二阴。其动为呻，为欠，为嚏，其情为恐，其变为栗，为厥。

胆，其窍舌下，其应在面为年寿两旁年寿，两旁鼻柱两壁也，为耳中，为眉，在身为爪。其变为呕苦，为瘛疭，为叫骂不休，为目不瞑，为恐如人捕之。

小肠，其窍目内眦，其应在面为目下侠鼻两傍，在身为皮肤，为脐腹。其变为小腹控[2]睾冲心，为里急后重。

胃，其窍目下胞，其应在面为两颊略下，为鼻准两傍两颊略下，内直下齿处也，鼻准两傍，即迎香是也，为唇内，为牙床，在身为肉䐃。其变为鬲塞不通，为气逆，为哕，为恐，为不欲食，为呕吐。

大肠，其窍目外眦，其应在面为两颧直下，在身为皮肤，为腹，为后阴。其变为腹中常鸣，为下利不禁，为秘结。

膀胱，其窍目上胞，其应在面为人中，为额两角，在身为腠理毫毛，为前阴。其变为癃，为不约。三焦同。经曰：

---

① 喘喝：气喘有声。《素问·生气通天论》："烦则喘喝。"王冰注："喝，谓大呵出声也。"

② 控：牵引。

肾合三焦、膀胱，腠理毫毛其应。

藏府之经，相为表里，病证多同，可参观也。大抵太阳、少阴行于背，凡病在身后者属之；阳明、太阴行于胸腹，凡病在身前者属之；少阳、厥阴行于两侧，凡病在身侧者属之。

小儿五藏证治

《万氏育婴家秘》五藏证治

五藏平和，则病不生。或寒暑之违和，或饮食之失节，则风伤肝，暑伤心，寒伤肺，湿伤肾，饮食伤脾，而病生矣。语其色，则肝青、心赤、肺白、肾黑、脾黄也；语其脉，则肝弦、心洪、脾缓、肺毛、肾沉也；语其证，则肝主风、心主惊、脾主困、肺主喘、肾主虚也；语其治，则心脾肺三藏有补有泻，肝则有泻无补，肾则有补无泻也。色脉证治，本诸五藏，心中了了，谓之上工。《总论》[①]

人皆曰肝常有余，脾常不足，予亦曰心常有余，肺常不足。有余为实，不足为虚。此虚实非经所谓邪气盛则实，精气夺则虚也。盖肝之有余者，肝属木，王于春，春乃少阳之气，万物之所资以发生者也。儿之初生曰芽儿者，谓如草木之芽，受气初生，其气方盛，亦少阳之气方

---

① 总病：指《育婴家秘》卷一之“五脏证治总论”篇。

长未已，故曰肝有余。有余者，乃阳气自然有余也。脾常不足者，脾司火气，儿之初生，所饮食者乳耳，水谷未入，脾未用事，其气尚弱，故曰不足。不足者，乃谷气之自然不足也。心亦有余者，心属火，王于夏，所谓壮火之气也。肾主虚者，此父母有生之后，禀气不足之谓也。肺亦不足者，肺为娇藏，难调而易伤也。脾肺皆属太阴，天地之寒热伤人也，感则肺先受之；水谷之饥饱伤人也，感则脾先受之。故曰脾肺皆不足。论五藏有余不足，即吾血多气少之义也。

肝者，足厥阴风木也。钱氏[1]云：肝主风，实则目直视，大叫呵欠，烦闷项急，虚则咬牙多欠，气热则外生风，气湿则内生风。此肝病之证也。肝开窍于目，故有病常以目候之，如肝有风则目连劄[2]，肝有热则目直视，肝疳则白膜遮睛之类是也。又肝主筋，肝病则筋急，为项强，为搐搦牵引，肝主怒，病则性急，大叫呼，甚则卵肿，俗呼气卵是也。肝在下焦，热则大小便难。肝藏魂，肝热，手寻衣领，胡乱捻物，甚则捉空摸床，此丧魂之病也。肝病。

肝胆之病，从火治者，木中有火。燧人氏传曰知空有火，丽木则明[3]，此其验也。肝胆之火，水不能灭，寒不

① 钱氏：即钱乙，宋代医家，著有《小儿药证直诀》。
② 劄（zhá 札）：眨眼。
③ 知空有火……则明：语本明代周游《开辟演义》第八回。

能胜，又谓之龙雷之火，惟甘温之剂如人参、甘草之辈可以制之，故曰甘能泻火也。《内经》曰辛以散之，如川芎、防风之类。又曰辛甘发散为阳，以辛甘之药合而用之，所谓火郁则发之当云木郁则达之。此治肝病之大略也。肝热，以泻青丸、当归芦荟丸泻之，肝实同法。肝虚，以六味地黄丸补之，肝为肾子，虚则补母也。肝寒，以温胆汤及吴茱萸、生姜之类。肝病，钱氏有泻青丸一方而无补者，谓其气有余也。然肝乃少阳之气所以养生者，固不可过泻，以伐生生之气也。肝治。

儿病，目视物不转睛，或斜视不转，或目合不开，目开不合，或哭无泪，或不哭泪自出者，皆肝绝也。肝不治。

《内经》曰：心者君主之官，神明出焉。儿之初生，知觉未开，见闻易动，故神怯而易生惊也。钱氏云：心主惊，实则叫哭发热，饮水而搐，虚则困卧，悸动不安，此心病之证也。心主血脉，色者血之华，脉者心之合也。如色见红润，脉来大数者，此心气有余之象，其儿易养；如色见昏黯，脉来沉细者，此为不足，其儿多病难养。此观其形色脉以知其心中之虚实也。心恶热，与风相搏则发搐，故肝生风，得心热则搐也；心属火，火盛则津液干而病渴；心藏神，热则神乱而卧不安。喜合面卧者，心气热则胸中亦热，欲言不能而有就冷之意，故合面卧此为虚热。

心气实则气上下行涩，合则气不通，故喜仰卧。有弩[①]其身而直伸者，谓之上窜，亦心热也此为实热。舌者心之苗，热则舌破成疮。又有重舌、木舌、舌长出不收之病。《内经》曰：诸痛痒疮疡，皆属于心火。儿病瘤丹瘢疹、蛇缠虎带、虫疥瘭疮，皆心火之病也。心病。按所谓心火之病者，心主血，血热而津液灼燥也。

钱氏治心热病以导赤散，夫导赤乃泻小肠之药也。心为君主，不可犯之，泻其府者，以避嫌也。心虚则主不安，故以安神丸补其藏也。心为火藏，常苦缓散而不收，孙真人立生脉散，夏月服之，以五味子之酸能收耗散之气也此非夏月可通服也。凡劳心苦思，早起宴[②]罢，有虚热，神不安者宜之，治儿心病者扩而充之可也。故心热病生于内者，宜导赤散、泻心汤、东垣安神丸之类；生于外者，如口舌生疮，洗心散主之。心气虚者钱氏安神丸，虚易惊者琥珀抱龙丸。《内经》曰以苦泻之，黄连是也，以咸补之，泽泻、车前子是也。神气浮越，多惊悸者，宜朱砂、赤石脂、龙骨以镇之。心治。

如心病久，汗出发润，或舌出不收，或暴哑不语，或神昏愦乱，或瘢疹变黑，此皆心绝之候也。心不治。

《内经》曰脾胃者仓廪之官，谓为水谷之所聚也。儿之初生，脾薄而弱，乳食易伤，故曰脾常不足也。钱氏

---

① 弩：同“努”。

② 宴：通“晏”，晚。清代宋大业《北征日记》：“恣意含水，宴起。”

云：脾主困，实则困睡，身热饮水，虚则吐泻生风，此脾病之证也。脾属土，其体静，故脾病喜困。土主湿，湿伤则为肿为胀为黄，为吐泻不止，则成慢惊风。《内经》曰：土位之下，木气承之①。土为坤，坤为腹，故脾病则腹中痛，脾疳则肚大青筋也。脾之窍在口唇，脾有风则口㖞唇动，热则口臭唇疮，寒则口角流涎，谓之滞颐，气不和则口频撮。脾主舌本，热则弄舌吐舌；脾主肉，虚则瘦，大肉折；脾主味，虚则不欲食，热则食不作肌肤，伤于食则成积聚，久则成癖；脾主津液，热则口干引饮，虚则津液不生而成疳也。脾病。

脾胃不同，盖胃受谷，脾消谷者也。调其脾胃者，当适其寒温，节其饮食也。故饱则伤胃，饥则伤脾当云饥则伤胃，饱则伤脾，热则伤胃，寒则伤脾又燥则伤胃，湿则伤脾也。脾喜温而恶寒，胃喜清凉而恶热，喜恶不同，故难拘一法也。脾胃属土，居中以应四傍，其立法也，必四气俱备，五味调和而后可。四气者，谓寒、热、温、凉也；五味者，谓酸、苦、甘、辛、咸也。辛甘温热为阳，酸苦咸寒为阴。气味合而服之，是谓阴阳相济，得中和之法也。如偏热则伤胃，偏寒则伤脾，非中道也。钱氏立方以益黄散补脾，东垣老人谓其偏热，而以异功散代之，其虑深矣。祖训钱氏诸方，法当遵守，惟脾胃一条，吾于脾热者泻黄

---

① 土位之下木气承之：语出《素问·六元正纪大论》。

散，胃热者人参白虎汤，脾胃寒者理中汤丸，脾胃虚者调元汤、人参白术散、养脾丸，伤食者消积丸、保和丸，宿食成积者枳朴大黄丸，湿胜者胃苓丸，欲成疳者肥儿丸，已成疳者集圣丸，此吾家秘之法也，不可轻泄。脾治。

如脾病久，大肉消削，肚大青筋，或口噤不开，或唇口开张，或遍身虚肿，或脚背肿，眼下胞肿，或吐泻不止，饮食不入，或睡则露睛，口开不合，或多食而瘦，口馋喜啖甜物，或虫出于口，或唇骞而缩，此皆脾绝也。脾不治。

肺居最上，为藏府之华盖，口鼻相通，息之出入，气之升降，必由于此，故肺主气。钱氏云：肺主喘，实则闷乱喘促，有饮水者，有不饮水者，虚则哽气，长出气，此肺病之证也。《难经》曰形寒则伤肺，儿衣太薄则伤寒；《内经》曰热伤肺，儿衣太厚则伤热。寒热伤肺则气逆，为喘为咳。鼻为肺窍，肺受风则喷嚏，流清涕，受寒则鼻塞，呼吸不利，受热则鼻干，或为衄血。肺疳，则鼻下赤烂。肺主皮毛，肺虚则皮干毛焦。病喘咳者，喘不止则面肿，咳不止则胸骨高，谓之龟胸，兼惊者死证也。肺属金，其体燥，病则渴不止，好饮水，谓之鬲消。肺病。

《内经》曰天气通于肺，轻清为天，清阳出上窍。本乎天者亲上也，故治肺病者宜用辛甘升浮之药。如苦酸，必用酒炒，使上升也。钱氏立方，肺实者以泻白散、葶苈丸，虚者以阿胶散，祖训云其法太简。肺主喘嗽，因于寒者以麻黄汤主之，因于热者以泻白散，热在胸者以东垣凉膈散，渴饮水者人参白虎汤，咽喉痛者甘桔牛蒡子汤，咳有痰者玉液丸，肺虚甚者调元汤。肺为脾子，虚则补其母也。或单以生脉散。其法始备。肺治。

如肺久病，咳嗽连绵，喘息不休，或肩息，或龟胸，或咳血不止，或咳而惊，或鼻干黑燥，或鼻孔张开而喘，或泻利不休，大孔如筒，或面目虚浮，上喘气逆，此肺绝也。肺不治。

肾属水，乃天一真精之所生也。人之有肾，犹木之有根。其脉在尺，肾之虚实，以尺脉候之。命门在两肾之间，为元气聚会之所。儿之强弱寿夭，尤系于斯，全宜实不宜虚也。肾气不足则下窜，盖骨重，惟欲下坠而缩身也。肾水，阴也，肾虚则目畏明。儿本虚怯，由胎气不成，则神不足，目中白睛多，其颅即解，色晃白，此皆难养。或有因病而致，非肾虚也，此肾病之证也。肾主骨，肾虚者骨髓不满也，儿必畏寒，多为五软之病。尻骨不成，则不能坐；髌骨不成，则不能行。齿为骨之余，骨不余则齿生迟。肾之液为血，血之余为发，肾虚则发稀不黑。肾之窍为耳，肾虚则耳薄，热则耳中出脓。肾主齿，热则生牙疳。肾又开窍于二阴，热则二便不通，冷则小便下如米泔。肾病。

经言二火者，君火、相火也。又曰一水不胜二火，水为阴，火为阳，一水不胜二火，此丹溪所谓阳常有余，阴常不足，肾之本虚也明矣。故钱氏只用补肾地黄丸一方。不敢泻者，因无实证也。或谓痘疹肾不可实，当泻之，此言甚谬。盖肾主液，痘中之血化为水，水化为脓，皆肾之津液所化也。若无肾水，则疮枯黑而死矣，岂可泻耶？痘疹曰归肾者，疮疹之毒内发于骨髓，外达于皮毛者为顺。变黑复陷入骨髓者，乃火旺水亏，非水盛为害也。钱氏以百祥丸、牛李膏治黑陷者，乃急泻肾中之火毒以救水，非泻肾中之真阴也。肾热大便不通者，宜以猪胆蜜导法导之。小便不利者，宜五苓散以泻膀胱，东垣滋阴丸以泻肾火。肾治。滋阴丸疑是滋肾丸，黄柏知母桂。

如肾久病，身下窜，目中如见鬼状，或骨委[1]弱，不能起立，或二便遗失不知，此肾绝也。肾不治。

《难经》有五邪之论，本藏自病为正邪，自前来为实邪，自后来为虚邪，自所胜来为微邪，自所不胜来为贼邪[2]，此以五行之生克论也。钱氏所论，肝主风，心主惊，脾主困，肺主喘，肾主虚，此皆本藏自病，所谓正邪者也，故立五补六泻之方以主之。洁古先生乃取《难经》之言，以明五藏传变之证，补钱氏之所未及，而其法始大备矣。故风伤肝，热伤心，寒伤肺，湿伤肾又曰湿伤肺，燥伤肾，饮食劳倦伤脾。此五藏自受之邪，为本病也。如肝主

---

① 委：通“萎”。《文选·赭白马赋》：“竟先朝露，长委离兮。”李善注：“萎，与‘委’古字通。”

② 本藏自病……为贼邪：语本《难经·五十难》。

风，其中风者本病也，谓之正邪；由伤热得之，乃心乘肝，自前来者，为实邪；由伤湿得之，乃肾乘肝，自后来者，为虚邪；由饮食劳倦得之，乃脾乘肝，自所胜来自，为微邪；由伤寒得之，乃肺乘肝，自所不胜者，为贼邪。余藏仿此，详见《四十九难》。洁古论五藏治法，如肝自病，只治其肝，宜泻青丸。心乘肝者，宜导赤丸泻心，实则泻其子也；肾乘肝者，宜姜附四逆汤补肾，虚则补其母也；肺乘肝者，宜泻白散泻肺，地黄丸补肝，先补而后泻也；脾乘肝者，宜调元汤以益脾制肝非也。脾乘肝者，饮食之湿热壅滞肝中生气，脾实肝虚，宜清脾气以达肝气也。余藏仿此。至于方法，不必定拘，会而通之可也。是皆治其初得之病也。又有一藏之病，传延别藏者，谓之兼证，当视标本之缓急而治之。先见病为本，缓；后见病为标，急。如二便不通，吐泻不止，咽喉肿痛，饮食不入，或心腹厥痛之类，虽后得之，当先治之，故曰急则治其标也。如无急证，只从先得之病治之，以后病之药随其证而加佐之，所谓缓则治其本也。五藏相乘证治。

胃主纳谷，脾主消谷。小儿之病所以多由脾胃者，或过于饱，或饥饱不时。或母有气实形壮者，其乳必多，求儿不哭，纵饮乳之，乃伤于乳也；母有气弱形瘦者，其乳必少，恐儿之哭，必取谷肉糕果以嚼而哺之，乃伤于食也。五藏以胃气为本，中和之气，五藏所赖以滋养者也。如五藏有病，或补或泻，慎勿犯其胃气。胃气若伤，则不食而瘦，或善食而瘦，疳病成矣。经曰全谷则昌，失谷则亡，诚医林之金鉴也。申论脾胃，小儿伤乳，或乳食夹滞，最难治，久则成疳。古人多用硇砂、巴豆攻之，以乳属血质，沾滞肠胃，非此不化。今人不敢用，每致虚寒者泄泻臌胀，实热者肠胃痈腐而死。

鲁伯嗣《婴童百问》

治疗之法，大抵肝病以疏风理气为先，心病以抑火镇惊为急，脾病当温中消导，肺病宜降气清痰，肾病则补助真元。斯得其治法之大要也。

楼英《医学纲目》

五藏相胜，病随时令，乃钱氏扩充《内经·藏气法时论》之旨，实发前人所未发者也。假如肝病见于春及早晨，乃肝自病于本位也，今反见于秋及日晡肺之位，知肺虚极，肝反乘之，故当补脾肺泻肝也。余藏仿此。

洁古曰：热则从心，寒则从肾，嗽而上气从肺，风从肝，泻从脾。假令泻兼嗽，又上气，乃脾肺病也，宜泻白、益黄散合而服之；其证见泻，又兼面色黄，肠鸣呦呦[1]者，宜服理中场；泻而呕者，宜服半夏茯苓汤；如泻而渴，热多者，宜服黄芩厚朴汤；不渴而热少者，宜服白术厚朴汤。其他五藏若有兼证，依此推之，更详后论四时推详用药。即下节。

---

① 呦呦：象声词，形容肠鸣声。

又曰：肝病面白《脉经》作唇白，下并同，肺病面赤，脾病面青，肾病面黄，心病面黑。若肝病惊搐，而又加面白，痰涎喘急之类，此皆难治。余仿此。假令春分前，风寒也，宜用地黄、羌活、防风，或地黄丸及泻青相间服之；春分后，风热也，宜用羌活、防风、黄芩，或泻青、导赤下之；立夏后，热也，宜用三黄丸、导赤散；夏至后，湿热也，宜导赤、泻黄合而服之，或黄芩、人参、木香之类。秋分后用泻白散。立冬后，用地黄丸主之，谓肾[1]不受泻也。

又曰：凡五藏虚弱，是自己正令不行，非[2]鬼贼之所克害，但当补本藏正气。假令肺病喘嗽，时于初春见之，法当补肾，见于夏救肺，见于秋泻肺，见于冬补心，泻本藏。太抵五藏各至本位即气盛，不可更补，到所克位，不可更泻。

刘宗厚[3]曰：此皆五藏相胜病机，不离五行生克制化之理者。盖小儿初生襁褓，未有七情六欲，只是形体脆弱，血气未定，藏府精神未完，所以有藏气虚实胜乘之病。但世俗不审此理，往往遇是率指为外感内伤，而妄攻妄补，枉死者多矣。钱氏论时有脱略，幸而洁古补之，诚无穷之惠也。《玉机微义》

① 肾：原脱，据《医学纲目》卷三十六补。

② 非：《医学纲目》卷三十六作“乃”。

③ 刘宗厚：即刘纯，明代医家，字宗厚，吴陵（今江苏泰州）人，著有《玉机微义》《医经小学》。

肝病于秋而曰补肺，肺病于夏而曰救肺，何其言之两歧耶？洁古原文本不止此，节录太简，故挂漏也。大抵五行衰旺，不过酌盈剂虚[①]，当衰而衰，无可补也，当旺而旺，无可泻也。当衰而过于其衰之分，则宜补矣，当旺而仍如其衰之分，则尤宜补矣；当旺而过于其旺之数，则宜泻矣，当衰而仍如其旺之数，则尤宜泻矣。如肝病于秋，有肝虚为肺燥所抑而生病者，自宜补肝，有肝强与肺气相逆而生病者，仍宜泻肝也，岂得概言到所克位，便不可泻耶？肺抑肝者，毛悴爪折，下利不禁也；肝逆肺者，胸悗[②]胁胀也。

变蒸

小儿变蒸者，以长血气也。变者上气，蒸者体热而微惊，耳冷，髋亦冷，上唇头起白泡，如鱼目珠，微汗出，近者五日而歇，远者八九日而歇。其重者，体壮热而脉乱，或汗，或不汗，不欲食，食辄吐哯，白睛微赤，黑睛微白，热歇自明了矣。此时不能惊动，勿令傍边多人。从初生至三十二日一变，六十四日再变，变且蒸。依此积至五百七十六日，大小蒸毕矣。但或早或晚，依时如法者少也。如热甚者，过期不歇，审计日数，必是变蒸，服黑散麻黄、杏仁各半两，大黄六铢，捣散服，小豆大一枚，治变蒸挟时行

① 酌盈剂虚：以有余补不足。典出明代张居正《请裁定宗藩事例疏》。
② 悗（mán 蛮）：烦闷。

温病。发汗热不止者，紫双丸巴豆、麦门冬、甘草、甘遂、朱砂、蜡蘖仁、牡蛎捣丸，每服二丸，令微下。别有紫丸、芒硝紫丸，均见《千金方》《翼方》。又有赤丸方，佚，林亿疑即紫双丸也。考《千金方·第十六卷·痼冷积热门》有赤丸，主寒气厥逆，名同实非，小瘥便止，勿复服之。凡此时，遇寒加之则寒热交争。腹痛夭矫[1]，啼不止者，熨之则愈。变蒸与温壮伤寒相似。若身热耳热，髋亦热，乃为他病，可为余治。审是变蒸，不得为余治也。巢氏

变蒸者，长生府藏意智故也。每变蒸毕，即性情有异于前。故初生三十二日一变，生肾志。六十四日再变，生膀胱，其发耳与髋冷，肾与膀胱主水，水数一，故先之。三变生心喜，四变生小肠，其发汗出而微惊，心主火，火数二，故次之。五变生肝哭，六变生胆，其发目不开而赤，木数三也。七变生肺声，八变生大肠，其发肤热而汗，或不汗，金数四也。九变生脾智，十变生胃，其发不食，肠痛吐乳，十周则小蒸毕也。此后乃齿生能言，知喜怒矣。发时不汗而热者，可发其汗。大吐者可微下，不可余治。钱氏

人有三百六十五骨节，除手足四十五碎骨外，有三百二十数。每一蒸，骨之余气自脑分入龈中，作三十二齿。而齿牙有不及三十二者，由蒸不足，其常也。故变蒸发轻者不觉，及长视齿，方明齿当与变日相合也。钱氏

---

① 夭矫：屈曲貌。

变蒸之说，前人有指为诞者。然小儿之变蒸与妇人之月信，皆理所难通，而事所必，有不可诬也。盖尝思之，人之生气，湿热而已。小儿生气盛，湿热亦盛。蒸者湿热之所发也。其必三十二日者何也？天之晦朔一遍，即人之血气一新，如潮汐每月朔必大也。小儿湿热本盛，至期忽见增加，故有溢而欲出之势也。或曰：血气，日渐增加者也，何三十二日而突发耶？不知小儿水谷未入，悍气未生，经络柔脆，血液充盈，气机缓弱，其生气之发于元根者，未尝不日周于身而犹有所余小儿生气极旺，其发动流行之力未能强悍，而生生之机日进不已，发抒不尽，故日用而有余也，积于元根，积之既久，满于骨中，发于肌肉矣。小儿筋骨所以日见增长者，全恃此气为之外撑而内炼，其日行之气不过助运动，消饮食而已。所以不从三百二十骨节之义者，以其不定三十二日也。月空月满，义本《八正神明论》。盖人身精血之盈亏与月体之盈亏相应，故妇人月信三十日而一泻，小儿变蒸三十日而一发，皆血分之事。变蒸者，气炼血以撑长筋骨也。

痘证辨略

看耳筋

两耳后见红筋者，痘必轻也；紫筋者，痘必重也；兼青兼黑者，凶也。用药得法，亦有生者。《铁镜》。或云红筋多而乱，向下向内者，皆凶。

看形色

食指有紫纹隐起者，内有蓄热也；腹上有青筋胀硬者，内有食积也。山根青者，痰多而常患惊风也；面色青者，元亏而素多吐泻也。发稀毛逆者，疳也；唇淡肢倦者，虚也。目光炯炯，内精足而水火交辉；瞳子沉昏，元神亏而脾胃有滞。毛枯则血枯，发黑则血盛。囟门阔者，胎元未足；囟门小者，胎元甚充。《种痘新书》

辨 脉

总不外于浮沉迟数，以决其寒热虚实。自发热至起胀，时毒从内出，阳之候也，脉宜浮洪而数，不宜沉细而迟；自收靥以后，毒从外解，阴之候也，脉宜和缓，不宜洪数。张景岳

既见发热，脉必滑数。但微见滑数而有神，不失和缓之气者，其痘必轻而少。若滑数加倍而犹带和缓者，痘必重而无害。若滑数太甚，而兼弦躁芤急无神者，必危。故初发热而即可断其吉凶也。凡诊小儿脉，但全握小儿之手，而单以拇指诊其三部，亦最易也。景岳

此于发热后决其吉凶，在天行则可。若插种[1]者，不若于未放之先审其顺逆也。诊其脉之和滑，来去分明，无弦、涩、芤、迟诸象，兼视其形色善恶，庶知所趋避，而不致妄种招谤矣。大抵此脉以缓滑为贵，缓为胃气充，滑

① 插种：人工种痘。据载我国宋代即有“人痘法”，明清时盛行。

为血盛，痘全恃血作浆，而胃气达之于外也。

辨 证

痘疹发热，太抵初时与伤寒相似。然伤寒之邪从表入里，故见各经之证；痘疹之毒从里达表，故见五藏之证。如呵欠顿闷，肝证也；乍凉乍热，手足梢冷，多睡，脾证也；面燥腮赤，咳嗽喷嚏，肺证也；惊悸，心证也；尻冷耳冷，肾证也。心窝有红色，耳后有红筋，目中含泪，或身热，手指皆热，独中指冷，两颧之间隐隐有花纹现，是痘证也。又曰：五指梢俱冷为惊，俱热为伤寒，中指独冷为痘，男左女右。张景岳。所谓冷者，因热相形而见也。

观其面色红白明润，无异平日者，吉。如忽见红赤而太娇，或㿠白而无彩，又额有青纹，目有赤脉，口有黑气，耳有尘痕者，凶。张景岳

陈修园曰：环口青黧，莫治无根之肾；山根黑暗，休医已绝之脾。

吐泻腹痛，为毒内攻，脾逆证也；喘息气逆，喉中涎响，肺逆证也。惊搐，肝热也，有逆有顺。烦渴咬牙上窜，心热也。发热便觉腰痛，为肾阴虚，毒陷入也，多不救。张景岳

小儿布痘，壮火内动，两目先见水晶光，不俟痘发，大剂壮水以制阳光，俾毒火从小便一线而出，不致燎原，可免劫厄。古今罕见及此者。喻嘉言

此燥极似润，内无所余，全迫于外也。惟脉亦然，涩

极似滑，躁极似缓。阴者阳之守也，有阴以守之，则阳虽锐往，而有纡徐之度矣。无阴则阳驶，故似滑也。阴胜则紧，阳胜则缓，无阴以敛之，则形不能圆劲，而有涣散弛长之象矣，故似缓也，最宜细辨。

倒陷变黑，肾火炽而水竭也，钱氏百祥丸下之，薛氏六味丸补之。

麻疹辨略

辨 脉

凡出疹，自发热至收功，但看右手一指脉洪大有力，虽有别证，亦不为害。此定存亡之要法也。若细软无力，则阳证得阴脉矣。景岳

瘫疹初起脉见浮洪，收功多见浮涩，以疹本出于肺，又发于皮肤肺之部也，热伤津液矣。故麻疹始终以清热养液为第一义。其脉始终皆数，但宜浮缓，不宜沉实细紧，亦不宜太数，至数不清。景岳所谓无力者，来势不盛也，此元阳不鼓。史载之曰：脉重手取之，隐隐有骨力，如重夹绫绢裹之，此发斑之候。皮肤微肿，故脉如此。

辨 证

发热之初，寒热往来，咳嗽喷嚏，鼻塞声重，且流清涕，其证与伤寒无异。但麻疹则眼胞略肿，目泪汪洋，面浮腮赤，恶心干呕，此为异耳。若见此证，即宜谨风寒，

节饮食，避厌[1]秽，热至三日，痧当出矣。一日出三遍，三日出九遍，至六日当出尽矣。《验方新编》

痧子出没，常以六时为准。子后出即午后收，此阴阳生成之义也，凡依此旋出旋收者吉。连绵三四日不收者，阳毒太甚。若巡不出者，或是风寒外束。若已出而忽没者，必为风寒所逼，急宜防毒内攻。景岳

旧说细如蚊咬迹者为麻，大如苏子，小如虫子，成粒成片者为痧，全不分粒，红紫如云如锦者为瘫。瘫出相火，痧出君火，麻即痧之轻者也。又曰心主瘫，脾主痧，皆不必泥，不过直发于毛窍者成点，横行于肌肤者成片而已。大抵此证见于天气清和，又先无寒暑伏毒，乃人生所应有，肺胃血热乘时而发者也。若因瘟疠而发者多逆，伤寒热病误治而转属者亦多逆。治法始终以清热养液为主，初兼表散，虚者略用参、芪托里，后兼清降，使余热从大小便出，总无温补之法。但不可妄行攻下，致伤脾元耳。

凡寒暑伏毒蓄愈久则发愈烈，多不可救。惟于未发之先察知其隐，而豫[2]为消解最妙近日西医有种痧法，与种痘同，甚妙。若已见端倪如前列诸证，以火照之，皮内隐隐红点，以手摸之，掌下累累如粟，是痧已成也。急以胡荽酒前后自胸项以下四肢遍搽，即易出也。头面切不可搽，四肢尤宜多搽。凡斑痧聚于头面者谓之戴阳，聚于脊背者即为连

---

① 厌：厌物，指令人憎恶的东西。

② 豫：事先。

藏，或不出，与出不至足者，俱不治。瘢疹发出后即自作利者顺。痘忌利，疹宜利也。若利太早，恐伤中气，不能扶毒外出，宜设法培补中气，不必止利，惟疹已退尽利不止者可止之。若热盛便秘喉肿者，可下之。

瘢疹，内有胎毒，外乘风热而发也。清热息风，解毒养液，尽厥旨矣。又有内伤阴证见瘢疹者，微红稀少，此胃气极虚，逼其浮游无根之火散于肤表也，必四肢清，口不渴，脉不洪数，宜益气补血，忌用升散。又有白瘖一种，色如水晶，肺气虚也，色如枯骨，胃液竭也，亦有湿郁卫分，汗出不彻而然者，一宜温血，一宜理气，俱忌清凉。

凡夙有痞积而发痘疹者，平日脾胃强健无他病者，犹有可救，且或痞积由此而去。若脾胃薄弱，面青唇淡，百无一生。

小儿一科，古人难之者，谓《灵》《素》不言，无所承据也，今日之难，则又在书多而议论纷出，无所适从。夫《颅囟》有方而无论，巢氏有论而无方，草昧初开，未遑藻饰也。至宋，钱氏殚精研思，深造自得，辨证立方，高义入古，《直诀》一帙，卓乎与仲景《伤寒论》并千古矣。历代述者率多依例推排，无所精切不磨之义。吾郡夏禹铸先生，独探秘旨，其《铁镜》书所言，一一皆出自亲历，本末源流，委曲详尽，既不蹈前人敷衍门面之陋习，而又能语语切近适用，使人读之，确有所据，庶几从此呱呱[①]脱于夭枉，厥功伟矣，岂非仲阳后一人也欤？吾辑此卷，翻阅儿科书二十余种，无有能逾二书范围者。二书固治儿科者所必全读而熟研也，卷中不敢摘录。录其不在二书者，若牵连类及，则有之矣。小儿辨证，须是内外左右会合看来，不独切脉一法不足恃也，于定法中参出变情，于变情中仍归定法，方能胸中有主，动合机宜。故是卷于儿科诸书收录甚略，反取大方脉诸诊法搀入者，欲世明于小大相通之故也。然则是卷也，虽平淡若无可奇，搜辑之心顾不苦耶？其于钱氏、夏氏之书，有当焉否耶？有能读二书者，吾将从而质之。

儿科杂病痘疹专书目录：

《巢氏小儿病论》

《颅囟经》

《钱氏小儿直诀》

《薛氏保婴撮要》

《夏氏幼科铁镜》

《叶氏儿科要略》

《万氏育婴家秘》

张景岳《儿科则》

王宇泰《儿科准绳》

---

① 呱呱：婴儿哭声，指代孩童。

《幼幼集成》

翁仲仁《痘疹金镜录》

许橡村《痘决六种》

陈文中《痘疹方》

汪石山《痘证治辨》

《冯氏痘疹全集》

《痘疹会通》

此皆幼科中金科玉律之书也，良法美意，不胜采录，故著其目于此，使世知此一卷者特诊法之大略而已。至于病证之变，治法之详，固别有在也。

校注后记

一、关于作者

周学海，字澄之，建德（今属安徽东至）人，生于清咸丰六年（1856），卒于清光绪三十二年（1906）。其父周馥，初为李鸿章文牍，协办洋务三十余年，多有建树，官至闽浙总督。据周学海之弟周学熙《周氏医学丛书》序，周学海"自幼入塾，沉酣经史词章之学"，"乙酉应拔萃，戊子举于乡，壬辰成进士"。按此则周学海于光绪十一年（1885）取得生员身份，光绪十四年（1888）乡试中举，光绪十八年（1892）考中进士。周学海考中进士后，曾授内阁中书，任浙江候补道，但因"口不绝吟，手不停批，往往寒不思衣，饥不思食"，以致"积劳多病"，于是发奋于医学。《清史稿》称其："潜心医学，论脉尤详，著《脉义简摩》《脉简补义》《诊家直诀》《辨脉平脉章句》，引申旧说，参以实验，多心得之言。博览群籍，实事求是，不取依托附会。慕宋人之善悟，故于史堪、张元素、刘完素、滑寿及近世叶桂诸家书，皆有评注。自言于清一代名医，服膺张璐、叶桂两家。证治每取璐说，盖其学颇与相近。可见其对医学精研入深。周学海喜刻书，《清史稿》称其"刻古医书十二种，所据多宋元旧椠，藏家秘笈，校勘精审，世称善本云"，对中医古籍文献的整理与保存多有贡献。民国时纂修《清史稿》，采访舆论而为之立传，列于高鼓峰和张志聪之间，可见其社会影响之大。周学海不仅精研整理医学文献，也精于临证。周学熙《周氏医学丛书》序称其“自僚友以至齐民，遇奇险之症，踵门求诊，无不应手辄验”，《清史稿》称其“宦游江淮间，时为人疗治，常病不异人，遇疑难辄有奇效”，可见周学海擅长临证，且善治疑难之病。以其显宦弟子的身份，应属难能。

《中国中医古籍总目》著录周学海所辑《周氏医学丛书》，凡三集，三十二种。初集为周氏校刊的医著，计《神农本草经》《本草经疏》《脉经》《脉诀刊误》《难经本义》《中藏经》《内照法》《诸病源候论》《脉因症治》《小儿药证直诀》《阎氏小儿方论》《董氏小儿瘢疹备急方论》十二种。二集、三集以周氏所著及其评注的医书为主，计《脉义简摩》《脉简补义》《诊家直诀》《辨脉平脉章句》《内经评文》《读医随笔》《诊家枢要》《藏府标本药式》《金匮钩玄》《三消论》《温热论》《幼科要略》《叶案存真类编》《印机草》《评注史载之方》《慎柔五书》《韩氏医通》《伤寒补例》《形色外诊简摩》《重订诊家直诀》二十种。由于卷帙浩大，该书自从1891年起陆续刊行，至1911年始得完成。

二、成书及刊行

《脉义简摩》书前有王步蟾撰于光绪十八年（1892）

的他序。王步蟾，同安（今属厦门）人，举人出身，喜吟咏，有《小兰雪堂吟稿》十一卷。王步蟾序称自己曾“搜辑叔和佚书，手录数过，即思付梓行世”，但因“未窥全豹，加以阮囊羞涩”而未成。至“壬辰秋末，路过袁江，获睹澄之司马于官寓”，此时周学海已“撷前贤数十家脉学之精华，参以己所阅历者，细心讨论，辑成《脉简》八卷”，可知《脉义简摩》当时已经成书，王步蟾于是有感而欣然为《脉义简摩》作序。该序署为“光绪壬辰秋九月下浣海盐懒闲居士秋圃王步蟾拜识时年七十有三”，据此王步蟾当生于1823年，即清道光三年，较之周学海应属长辈。王步蟾序前有许兴文所作的他序。许兴文应为歙县人，生平未详，其序中称：“曩者先大人善以医术济人，生平持脉精审，壹以古经为断。兴文谫陋，愧不能承家学。”可知许兴文之父亦为医，善脉诊，尊经典。许兴文在署名时自称“年侍”，应为周学海的晚辈。

王、许二序皆作于为光绪十八年（1892），王步蟾序后为周学海自序，亦作于“光绪壬辰”，则《脉义简摩》应于是年或稍早成书。

周学海作《脉义简摩》，系认为：“濒湖李氏著《脉学歌诀》，其书于脉理何所发明？而天下争奉之为圭臬者，徒以其简而已……李氏之书其太简矣，吾之书以简治简，所谓从治者也。夫斯简也，其原出于《内经》《难经》《伤寒论》《金匮方论》《脉经》《甲乙经》《千金方》《翼方》，及宋元以来至于近世名贤，与夫日本、泰西诸国著述，参阅者五六十种，凡四百余卷，撮而记之，而后乃成斯简者也。考之于古而有所本，反之于身而有可信，征之于人而无不合，斯施之于病而无不明矣，夫是之谓简。”实为执简驭繁之义。

《脉义简摩》与《脉简补义》《诊家直诀》《辨脉平脉章句》合称“《周氏脉学四种》”，周学海称此四书“皆依旧义而衍释之。《简摩》，正义也；《补义》，余义也；《直诀》，本义也；《辨脉平脉章句》，古义也”，可知为脉学“正义”是《脉义简摩》的宗旨。

《脉义简摩》刊行于清光绪二十二年（1896），见于《周氏医学丛书》中。《中国中医古籍总目》著录陕西省中医药研究院、青岛大学医学院图书馆、黑龙江省图书馆、上海图书馆等馆有藏。另，《中国中医古籍总目》著录齐齐哈尔市图书馆藏有清光绪十二年丙戌（1886）贵州刻本，应非《脉义简摩》而为他书。

陕西省中医药研究院图书馆藏有《脉义简摩》清光绪二十二年（1896）刻本，八册，半页十一行，行二十一字，白棉纸印，四周双栏，白口，单鱼尾。

三、体例及内容

《脉义简摩》书前有许兴文序、王步蟾序及周学海自序，其后为凡例，再后为《脉义简摩》总目。正文卷一为部位类，8 篇，卷二为诊法类，9 篇，卷三为形象类，13

篇，卷四、卷五为主病类，凡14篇，卷六为名论汇编，44篇，卷七为妇科诊略，凡23篇，卷八为儿科诊略，凡脉诊法33篇。全书凡144篇。

该书凡例称“每篇正文引用经文及前贤名论皆顶书，其下一格及夹杂小注则拙注也”，则每篇先引经典及前贤论述，后加注以阐说之。如“三部九候”篇：

三部者，寸关尺也；九候者，浮中沉也。(《难经》)

此亦发明《内经》诊脉之正法也。《脉要精微论》略见此义而未明言者，盖当时相习以为常法，不待缕叙，而又其时重在针刺，故著《三部九候论》，以人身分上中下三部，每部分天地人三候，以明针刺察病取穴之法，非以明诊脉之法也。后世乃执此以诋越人，试思《内经》察脉决病，用《三部九候论》之法者有几耶？况人迎、趺阳、太溪，要脉之必诊者也，而不列于其中，抑又何耶？寸关尺三部，每部有浮中沉三候，三而三之，故曰九候。《刊误》曰浮以候府，沉以候藏，中以候胃气，又有谓浮候经，中候府，沉候藏者，皆不必拘。大概寸关尺候身之上中下，浮中沉候经络藏府之表里，而上下去来候阴阳血气之升降嘘吸者也。详见第二卷阴阳、藏府两篇。

“三部者，寸关尺也；九候者，浮中沉也”为《难经·十八难》原文，以为提纲。此下阐说首先认为该句为《难经》“发明《内经》诊脉之正法”，因为“《脉要精微论》略见此义而未明言”，而《三部九候论》则“非以明诊脉之法”，于是阐说之，最后提出“寸关尺候身之上中下，浮中沉候经络藏府之表里，而上下去来候阴阳血气之升降嘘吸”的观点。

《周氏医学丛书·脉学四种》凡十四卷，而以《脉义简摩》八卷为首，称“皆依旧义而衍释之”，而“《简摩》，正义也”，可见为着力所在。全书内容丰富，是清代后期理论性与实用性皆强的脉学专著，有较大学术影响。

总书目

医　经

基础理论

伤寒金匮

伤寒论类方
伤寒论特解
伤寒论集注（徐赤）
伤寒论集注（熊寿试）
伤寒微旨论
伤寒溯源集
订正医圣全集
伤寒启蒙集稿
伤寒尚论辨似
伤寒兼证析义
张卿子伤寒论
金匮要略正义
金匮要略直解
高注金匮要略
伤寒论大方图解
伤寒论辨证广注
伤寒活人指掌图
张仲景金匮要略
伤寒六书纂要辨疑
伤寒六经辨证治法
伤寒类书活人总括
张仲景伤寒原文点精
伤寒活人指掌补注辨疑

诊　　法

脉微
玉函经
外诊法
舌鉴辨正
医学辑要
脉义简摩
脉诀汇辨
脉学辑要
脉经直指
脉理正义
脉理存真
脉理宗经
脉镜须知
察病指南
崔真人脉诀
四诊脉鉴大全
删注脉诀规正
图注脉诀辨真
脉诀刊误集解
重订诊家直诀
人元脉影归指图说
脉诀指掌病式图说
脉学注释汇参证治

针灸推拿

针灸节要
针灸全生
针灸逢源
备急灸法
神灸经纶
传悟灵济录
小儿推拿广意
小儿推拿秘诀
太乙神针心法
杨敬斋针灸全书

本　草

药征
药鉴
药镜
本草汇
本草便
法古录
食品集
上医本草
山居本草
长沙药解
本经经释
本经疏证
本草分经
本草正义
本草汇笺
本草汇纂
本草发明
本草发挥
本草约言
本草求原
本草明览
本草详节
本草洞诠
本草真诠
本草通玄
本草集要
本草辑要
本草纂要
识病捷法
药性提要
药征续编
药性纂要
药品化义
药理近考
食物本草
食鉴本草
炮炙全书
分类草药性
本经序疏要
本经续疏证
本草经解要
青囊药性赋
分部本草妙用
本草二十四品
本草经疏辑要
本草乘雅半偈
生草药性备要
芷园臆草题药
类经证治本草
神农本草经赞
神农本经会通
神农本经校注
药性分类主治
艺林汇考饮食篇
本草纲目易知录
汤液本草经雅正
新刊药性要略大全

淑景堂改订注释寒热温平药性赋

方　书

医便

卫生编

袖珍方

仁术便览

古方汇精

圣济总录

众妙仙方

李氏医鉴

医方丛话

医方约说

医方便览

乾坤生意

悬袖便方

救急易方

程氏释方

集古良方

摄生总论

摄生秘剖

辨症良方

活人心法（朱权）

卫生家宝方

见心斋药录

寿世简便集

医方大成论

医方考绳愆

鸡峰普济方

饲鹤亭集方

临症经验方

思济堂方书

济世碎金方

揣摩有得集

亟斋急应奇方

乾坤生意秘韫

简易普济良方

内外验方秘传

名方类证医书大全

新编南北经验医方大成

临证综合

医级

医悟

丹台玉案

玉机辨症

古今医诗

本草权度

弄丸心法

医林绳墨

医学碎金

医学粹精

医宗备要

医宗宝镜

医宗撮精

医经小学

医垒元戎

证治要义

松厓医径

扁鹊心书

素仙简要

慎斋遗书

折肱漫录

济众新编

丹溪心法附余

方氏脉症正宗

世医通变要法

医林绳墨大全

医林纂要探源

普济内外全书（附 增补治痧全编）

医方一盘珠全集

医林口谱六治秘书

温　　病

伤暑论

温证指归

瘟疫发源

医寄伏阴论

温热论笺正

温热病指南集

寒瘟条辨摘要

内　　科

医镜

内科摘录

证因通考

解围元薮

燥气总论

医法征验录

医略十三篇

琅嬛青囊要

医林类证集要

林氏活人录汇编

罗太无口授三法

芷园素社痎疟论疏

女　　科

广生编

仁寿镜

树蕙编

女科指掌

女科撮要

广嗣全诀

广嗣要语

广嗣须知

孕育玄机

妇科玉尺

妇科百辨

妇科良方

妇科备考

妇科宝案

妇科指归

求嗣指源

坤元是保

坤中之要

祈嗣真诠

种子心法

济阴近编

济阴宝筏

秘传女科

秘珍济阴
黄氏女科
女科万金方
彤园妇人科
女科百效全书
叶氏女科证治
妇科秘兰全书
宋氏女科撮要
茅氏女科秘方
节斋公胎产医案
秘传内府经验女科

儿　　科

婴儿论
幼科折衷
幼科指归
全幼心鉴
保婴全方
保婴撮要
活幼口议
活幼心书
小儿病源方论
幼科医学指南
痘疹活幼心法
新刻幼科百效全书
补要袖珍小儿方论
儿科推拿摘要辨症指南

外　　科

大河外科
外科真诠
枕藏外科
外科明隐集
外科集验方
外证医案汇编
外科百效全书
外科活人定本
外科秘授著要
疮疡经验全书
外科心法真验指掌
片石居疡科治法辑要

伤　　科

正骨范
接骨全书
跌打大全
全身骨图考正
伤科方书六种

眼　　科

目经大成
目科捷径
眼科启明
眼科要旨
眼科阐微
眼科集成
眼科纂要
银海指南
明目神验方
银海精微补

咽喉口齿

养　　生

医案医话医论

养性轩临证医案

养新堂医论读本

祝茹穹先生医印

谦益斋外科医案

太医局诸科程文格

古今医家经论汇编

莲斋医意立斋案疏

医　史

医学读书志

医学读书附志

综　合

元汇医镜

平法寓言

寿芝医略

杏苑生春

医林正印

医法青篇

医学五则

医学汇函

医学集成（刘仕廉）

医学集成（傅滋）

医学辩害

医经允中

医钞类编

证治合参

宝命真诠

活人心法（刘以仁）

家藏蒙筌

心印绀珠经

雪潭居医约

嵩厓尊生书

医书汇参辑成

罗氏会约医镜

罗浩医书二种

景岳全书发挥

寿身小补家藏

胡文焕医书三种

铁如意轩医书四种

脉药联珠药性食物考

汉阳叶氏丛刻医集二种